JN321026

実践MOOK・理学療法プラクティス

運動連鎖〜リンクする身体

常任編集
嶋田 智明
大峯 三郎

ゲスト編集
山岸 茂則

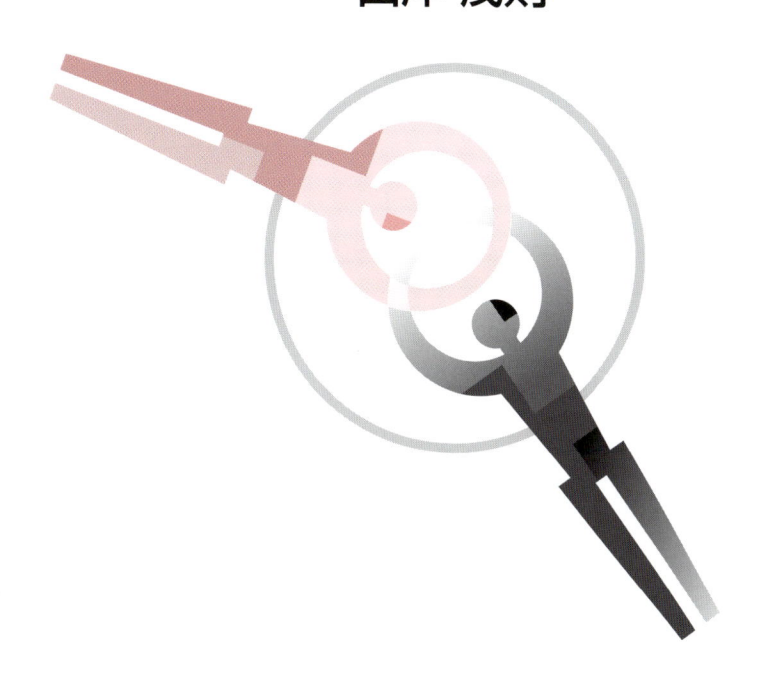

文光堂

常任編集

嶋田	智明	神戸国際大学リハビリテーション学部理学療法学科教授・神戸大学名誉教授
大峯	三郎	東筑紫学園専門学校九州リハビリテーション大学校理学療法学科教授

ゲスト編集

山岸	茂則	飯山赤十字病院リハビリテーション科リハビリテーション第一係長

執筆者一覧（執筆順）

山岸	茂則	飯山赤十字病院リハビリテーション科リハビリテーション第一係長
小田	伸午	関西大学人間健康学部教授
村上	成道	相澤病院スポーツ障害予防治療センター長・医師
青木	啓成	相澤病院スポーツ障害予防治療センター
児玉	雄二	相澤病院スポーツ障害予防治療センター
成田	崇矢	健康科学大学健康科学部理学療法学科講師
小池	聰	長野赤十字病院リハビリテーション科部理学療法課主任
鈴木	智	船橋整形外科病院理学診療部技術課長
奥山	哲	北村山公立病院機能回復訓練室
宮本	大介	飯山赤十字病院リハビリテーション科
対馬	栄輝	弘前大学大学院保健学研究科准教授
前角	滋彦	長野医療技術専門学校附属リハビリテーションクリニックリハビリテーション科主任
北出	一平	福井大学医学部附属病院リハビリテーション部
坂口	雄司	飯山赤十字病院リハビリテーション科
安達	拓	東京女子医科大学病院リハビリテーション部主任
吉野	克樹	東京女子医科大学第一内科学（呼吸器内科学）教室准教授
杉本	諭	帝京平成大学健康メディカル学部理学療法学科教授
舟波	真一	諏訪赤十字病院理学療法技術第一課係長
杉原	敏道	山形医療技術専門学校教育部部長
森田	浩庸	JA長野厚生連北信総合病院リハビリテーション科
上杉	雅之	神戸国際大学リハビリテーション学部理学療法学科教授
西村	晃	飯山赤十字病院リハビリテーション科
福士	宏紀	いわてリハビリテーションセンター機能回復療法部理学療法科長
北山	哲也	山梨リハビリテーション病院理学療法課主任
長井	一憲	竹重病院リハビリテーション部

序

　「運動連鎖」とは，1800年代には既に機械工学で用いられてきた用語のようである．1955年にSteindlerがこれを人体に適応して発表することとなる．機械における歯車やシャフトがそうであるように，ある関節における運動の影響が単一関節のみならず他関節に波及することを，人体における「運動連鎖」として定義した．身体運動を単関節のみならず多関節の影響を加味して捉えるようになったという意味で，当時は大変画期的な発表であったのではないだろうか．

　人体は全身を覆う構造的なつながりを持ち，課題達成に必要な力学的要求に応えるために，中枢神経系がある程度の冗長性を持って運動制御を行っている．したがって，機械では可能な「純然たる単関節運動」を起こすことは不可能である．人体では，どのような運動においても複数分節が協応して制御されているということが理解されている現代においては，もはや「運動連鎖」という用語自体が不要なのかもしれない．

　したがって，本書では「身体運動学」そのものを「運動連鎖」として扱っており，課題達成のための身体運動を，身体構造・中枢神経性制御・生体工学・心理などの背景因子別に解説している．また姿勢・動作障害や，不合理な運動方略を「運動連鎖不全」として捉えており，決して特別なものの観かたであるとは考えていない．したがって，骨関節疾患やスポーツ障害のみならず，脳卒中や慢性呼吸器疾患，後期高齢者の生活，小児発達障害など，様々な疾患や場面における評価・治療サイクルやアイデアが提示されている．実践編においてすべてのご執筆の先生方に共通するのは，全身の姿勢・運動制御が合目的的に行われるように治療を展開・統合しているという点である．しかし，診かたや切り口には臨床家の色があり，様々な色を見ることができるのも本書の魅力の一つであると考える．これをお読みになった方が，自分に合った評価・治療展開方法を見つけることができれば幸いである．そして，本書が理学療法の未来に光を差す一冊になればと切に願っている．

　この序文は，東日本大震災からちょうど1週間が経ったときに書いている．今，執筆いただいた先生方には校正をお願いしているところで，中には震災で不自由な生活を余儀なくされている先生もおられる．このような状況下，理学療法の発展のためにご尽力いただいたすべての執筆者の先生に心より感謝いたします．

平成23年3月

ゲスト編集　山岸茂則

目次

パート1：運動連鎖をどう捉えるか？

2	1. 運動連鎖とは？	山岸茂則
8	ミニレクチャー 四肢運動と力発揮	小田伸午
12	2. 運動連鎖不全とは？	山岸茂則

パート2：運動連鎖実践編～評価から治療へ

1. スポーツ障害

24	(1) スポーツ障害の評価と治療の基本的な考えかた	村上成道
33	(2) 投球障害（肩・肘障害）	青木啓成
46	(3) 腰痛症	児玉雄二
58	(4) ジャンパー膝	児玉雄二
68	(5) 足関節捻挫後遺症	青木啓成
82	ミニレクチャー イメージと連鎖	成田崇矢

2. 上肢の障害

84	(1) 非外傷性腱板断裂保存療法	小池 聰
91	(2) 頸肩腕症候群	鈴木 智
105	ミニレクチャー 環境設定と運動連鎖	奥山 哲

3. 下肢の障害

107	(1) 変形性膝関節症	宮本大介
119	(2) 変形性股関節症	対馬栄輝
135	ミニレクチャー hip-spine syndrome	対馬栄輝

4. 脊柱障害

137	（1）腰椎分離すべり症	前角滋彦
146	（2）脊柱後彎疾患	北出一平
155	ミニレクチャー　インソールの話	坂口雄司
158	5. 慢性閉塞性肺疾患―換気運動の連鎖―	安達　拓・吉野克樹
169	6. 脳卒中片麻痺	杉本　諭
180	ミニレクチャー　皮膚刺激と連鎖	舟波真一

7. 後期高齢者

182	（1）在宅における日常生活活動不全	杉原敏道
190	（2）寝たきりの高齢者に対して	森田浩庸
197	8. 小児の発達障害	上杉雅之

パート3：運動連鎖のメカニズム

206	1. 体は1つにパックされている	西村　晃
212	ミニレクチャー　分節の動きはどこが作る？	西村　晃
214	2. 外力に影響を受ける身体	福士宏紀
225	3. 姿勢調節メカニズム	北山哲也
238	ミニレクチャー　眼球運動と運動連鎖	長井一憲
240	4. こころに影響される身体	山岸茂則
245	ミニレクチャー　身体運動の右ネジの法則	小田伸午

251　索　引

「理学療法プラクティス」発刊にあたり

　理学療法士の資格制度がわが国に誕生してから40年が過ぎた今,「リハビリテーション」という言葉は国民に浸透し,理学療法士の行為である理学療法も広く一般にも理解されるようになってきた.そして近年の社会構造や疾病構造の大幅な変容によって,理学療法士に対する社会的期待や要望も大きく膨らんできている.理学療法はいまや医療分野にとどまらず,保健福祉分野においても大きな期待とその需要が増加しており,今日ではこの領域には欠くことのできない専門職として認識されるに至っている.

　保健・医療・福祉の分野では,今や理学療法士には「中核的な専門職」としてその独自性を発揮することが強く求められている.そのためには理学療法士には生涯にわたる知識・技術の修得・蓄積と貪欲なリサーチ・マインドが必要となるだろうし,高いコミュニケーション能力や豊かな人間性に加え,大きな説明責任能力が求められる.また,理学療法士の専門職としての品性もますます問われる時代となっている.つまり診療において知識や技術の研鑽のみではなく,人間性溢れる態度の涵養やモラルの向上を常に心がけることが強く望まれる.

　ただそうはいっても理学療法士養成施設を卒業し,国家試験に合格して念願の理学療法士免許を取得したばかりの新人理学療法士にとっては,初めて勤める臨床の現場は不安と戸惑いばかりであろう.学校で習ったことは即応用できるとは限らないし,医療現場のルールや人間関係は複雑で自らの肌身で感じ体験しなければわからないことも多い.

　こうした点を踏まえ,本シリーズは,新人理学療法士が専門職としてのキャリアを着実に形成していくためには,その土台となるべく理学療法士のスタート段階で,基本的な理学療法知識・技術を十分習得した上で臨床現場に臨むことが何よりも重要と考え,ムックの形で定期的に発刊される新人理学療法士の「指南書」として企画されたものである.

　このシリーズでは新人理学療法士の皆さんにとってかけがえのないこの時期にしっかりと理学療法の基本的知識と技術を身につけてもらうよう,一度に多くのことを詰め込まず,重要でプライオリティの高い順序で,段階を踏みながら成長できる内容を企画・用意した.また診療上のポイントや「極意」たるべきアドバイスを各執筆者にお願いしたが,これは特に経験の浅い理学療法士にとっては,理解不足がなかったかを振り返り,フォロー研修を行う上できっと役に立つに違いないと確信している.

　一人ひとりに個性があるように得意不得意も千差万別である.自分にもっとあった形で理学療法士として着実に成長し,臨床でのキャリア形成に本シリーズが少しでも寄与できれば編者としてこれ以上の喜びはない.

平成20年5月

常任編集者　嶋田智明
　　　　　　大峯三郎

パート1

運動連鎖をどう捉えるか？

1 運動連鎖とは？

山岸茂則

> 身体にみられる姿勢保持や運動は，必ず全身の連動性というものを持っている．私たちは無意識に動作をしているが，そこには必ず多分節のリンクした運動が生じている．これが運動連鎖であると言える．様々な具体的事例を通して，身体の運動はまさに全身の運動の集合として成り立っていることを知ろう．

運動連鎖って何？

　運動連鎖は統一された定義がないまま汎用されている奇妙な用語である．そのため運動連鎖の定義を明確に言い当てた文献を探すのは非常に困難であり，『理学療法学事典』（医学書院，2006）にも記載がない．元来，人体は連続した一構造体であり，神経系と全身の運動器が一体となって環境や外力に対して身体活動を制御している．したがって，多分節の連鎖的運動を伴わない動作などあろうはずもない．そこで本書では，運動連鎖の定義を「複数の分節が時間的・空間的に協応して合目的的かつ合理的な動作を行うことができること」とし，運動連鎖とは身体運動に伴う複数分節の協応した動きすべてを指すと考えたい．したがって，「運動連鎖」という用語に踊らされることなく，解剖学，生理学，生体力学，神経科学などに基づく身体運動学的視点に立って，全身がどのように協応して身体運動を達成しているのかを考えていただきたい．

> **メモ　運動連鎖ことはじめ**
>
> 1955年にSteindlerは「ある関節で運動が生じると，その運動の影響が隣接関節に波及すること」を運動連鎖（kinetic chain）として発表した．この定義からは，ある肢節からある肢節へと，まさに鎖（チェーン）のように運動が連なっていくことが連想され（図1），このような現象は日常生活やスポーツなどにおけるすべての運動でみることができる．しかし，身体運動にみられる連鎖した運動は，必ずしもチェーンの一端を動かしたときのように一定の時間差を伴って連鎖が波及しているだけではないので，これだけでは人体における運動連鎖を言い表すことはできない．

POINT　人体の動きには必ず運動連鎖が生じている．私たちが何かしようとするとき，1ヵ所のみ動かしているつもりでも全身がリンクして動いている．複数分節が協応せずして達成される身体運動などあり得ず，身体運動は運動連鎖そのものであるとも言える．したがって，理学療法において運動連鎖を考慮しないでよい疾患など存在しない．そして連鎖した動きは，筋膜の連結，重力や床反力などの外力の影響，姿勢調節のための神経基盤，こころなどの要素の複合的な影響を受けると考えられる．

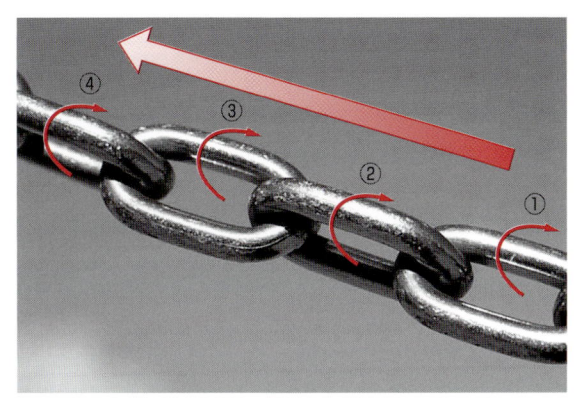

図1：チェーンにおける運動の波及
チェーンの右端を右にねじると左の鎖に順次右回旋が波及する.

運動連鎖の種類

　身体運動における複数分節のリンクした運動（運動連鎖）には，どのようなものがあるだろうか．以下に具体例を示しながら様々な角度から分類したので，参考にしていただきたい．また，なぜこれらの運動連鎖が生じるのかについては，「パート3．運動連鎖のメカニズム」に詳細な解説があるので，ぜひ参考にしてほしい．

●肢体遠位端固定の有無による分類

　open kinetic chain（OKC）は，「開放［性］運動連鎖」と訳され，肢体の遠位端が自由な状態で生じる運動連鎖のことである．closed kinetic chain（CKC）は，「閉鎖［性］運動連鎖」と訳され，肢体の遠位端の動きが抵抗によって抑止されている状態で生じる運動連鎖のことである．OKCは1関節単独により近い運動が可能である．例えば股関節内旋をOKCで行うと，下腿・足部とも連動して爪先が内側を向くので，股関節以外の関節運動は非常に少ない．しかし，CKCではより多関節の協応した動きが生じるので，下肢CKCである立位において股関節を内旋すると，相対的に下腿外旋運動が生じることになる．また，膝の外反および距骨下関節の回内運動も連鎖的に生じることが多い（図2）．

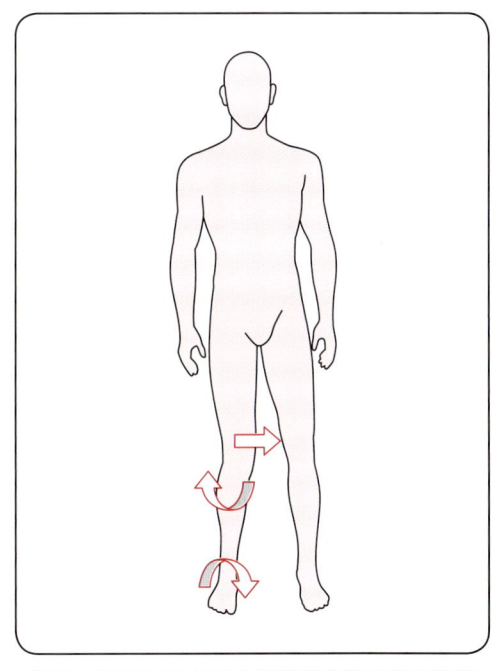

図2：CKCにおける右股関節内旋に伴う連鎖
矢印は関節運動を表す.

● **タイミングによる分類**

　まず，**事前準備としての運動連鎖**がある．例えば，立位において単純に両上肢を前方挙上しようとした場合にも，身体重心の動揺を最小限に抑えるため，その直前にヒラメ筋の活動が生じることは有名である．そしてこのような準備活動は先行随伴性姿勢調節（「パート3-3．姿勢調節メカニズム」参照）の代表例である．また，四肢運動においては，事前に必ず骨盤と胸郭を連結するため，腹横筋，多裂筋，骨盤底筋群，横隔膜などの腹圧を高める筋がユニットで活動を起こしてコアスタビリティーの形成に寄与する．

　同時に起こる運動連鎖もある．例えば，歩行における胸郭と骨盤の逆回転運動や，テニスでボールを捉える直前のラケットを把持してない上肢の逆運動などがこれに当たる（**図3**）．

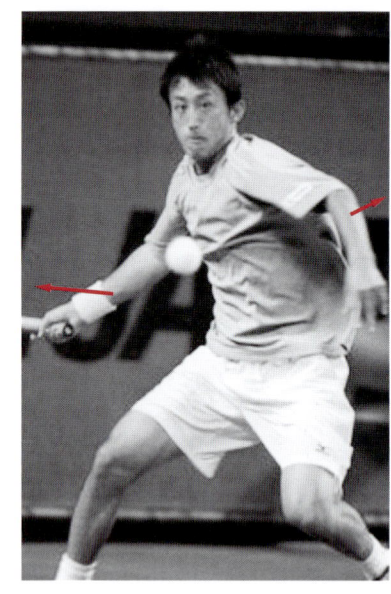

図3：テニスにおける上肢の連鎖的逆運動

　最後は，**経時的に運動を受け渡していく運動連鎖**である．投球やバッティングのように下肢から順次運動が受け渡され，エネルギーを上肢へと伝えていくような連鎖などがこれに当たる（**図4**）．

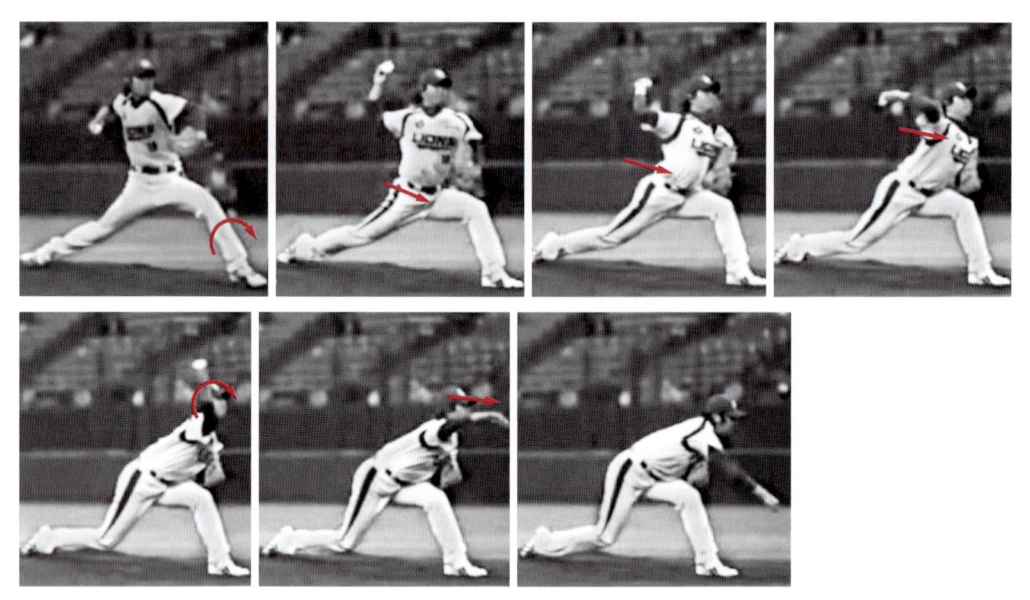

図4：投球動作における運動の受け渡し

> **メ モ**　歩行にも運動の受け渡しがある
>
> 立脚初期，距骨下関節は回内運動を起こす．これにより横足根関節の可動域は増大し足部の柔軟性が高まり衝撃を緩衝する．しかし，荷重応答期直後にはすでに生じている骨盤の後方回旋が，大腿骨から脛骨の外旋運動へと順次波及し，立脚後期には距骨下関節の回外運動まで波及する．これにより横足根関節可動域は減少して足部は剛性が増し，円滑な推進を行うことができる（図5）．

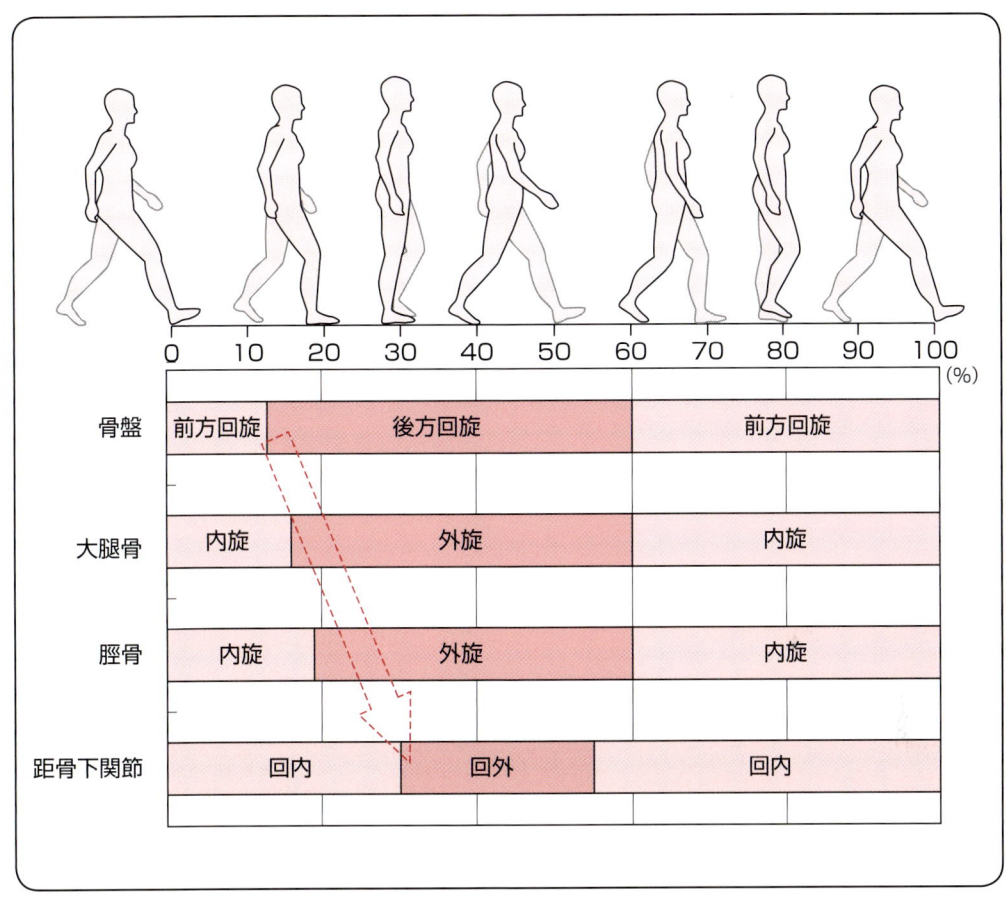

図5：歩行における水平面上の運動
矢印は運動の波及を表す．絶対的な関節位置とは限らない．

●観察が可能かどうかによる分類

　肢節の動きを伴う運動連鎖は，目視により確認することができる．しかし，全身が皮膚や筋膜の並列的または層状の連結で覆われている人体においては，**1分節の運動に伴い，必ず全身の皮膚や筋・筋膜同士のスライドが同時に生じている**（「パート3-1．体は1つにパックされている」，「パート3-ミニレクチャー　分節の動きはどこが作る？」参照）．筋の遊び（muscle play）が生まれ筋同士の滑動がなければ関節運動は生じ得ないが，これは筋膜の滑走があるからにほかならない．しかし，このような筋膜などの運動連鎖は目視による観察が困難である．

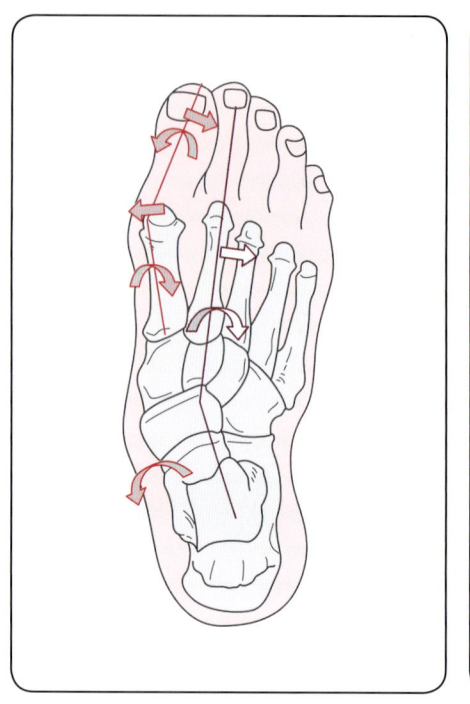

図6：距骨下関節回内による足部への荷重連鎖の波及
矢印は関節運動を示す．

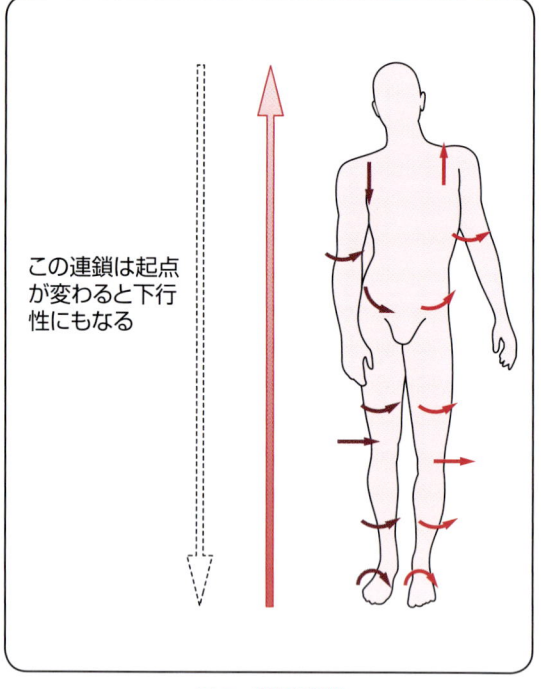

図7：荷重連鎖
右：距骨下関節回内連鎖，左：同関節回外連鎖．→，➡は肢節の空間における運動方向を示す．

代表的な荷重連鎖パターン

　ここでは代表的な連鎖として荷重連鎖を紹介する．距骨下関節の回内運動を強めると，足部としては剛性が低い状態に変化していく．距骨は内転し，横足根関節は内反・外転・背屈を生じる．第一列は背屈・内転・内反を呈して，横アーチは低下しながら開張が起こり，母指は回内と外反傾向を強めていく（図6）．一方，距骨下関節から上行性にも連鎖は波及する．脛骨は空間の中で内旋かつ内方傾斜し，大腿骨もつられて空間の中で内旋する．このとき膝関節では外反方向への動きと下腿外旋が生じていることになる．骨盤は前方回旋・前傾し，腰椎は前彎を強めながら同側へ側屈する．したがって，股関節は屈曲・内旋運動を起こすことになる．同側の肩甲骨は下制・外転・下方回旋し，肩関節は内旋する．一方，距骨下関節が回外運動を強めることによる連鎖は，距骨下関節が回内運動を強めたときの連鎖の反対となる（図7）．これらの連鎖はどの分節が起点となっても，上行性または下行性に起こり得るものである．しかし，連鎖の起点になった分節から遠ざかるほど，他関節の機能の影響などによって連鎖パターンの多様化が生じる．特に，体幹や前足部の連鎖パターンには個人差が生じやすい．

> **メモ** ゆとりのある運動のときと動きを強めていったときの連鎖は異なる
>
> 関節運動が生理的可動範囲内でゆとりを持っているなかで生じる連鎖は，関節運動を強めていったときとは全く逆の連鎖パターンを生じることが知られている．例えば前述の荷重連鎖において，距骨下関節がゆとりを持って回内運動を起こせているときは，同側骨盤後方回旋・腰椎対側側屈・同側肩甲骨挙上といったような連鎖をとることが多い．これは，距骨下関節は回内運動を起こしているにもかかわらず，図7の回外連鎖が生じていることになる．このようにゆとりがある運動における連鎖では，分節間で互いの運動を補償し合うようにカウンターバランスをとるというシステムが備わっている．
>
> しかし，回内運動を強めていき距骨下関節にゆとりがなくなると，図7のような過回内連鎖パターンにシフトする．

●新人理学療法士へひとこと●

運動連鎖という言葉を聞いても，決して難しく考える必要はありません．

運動連鎖は身体運動学（キネシオロジー）そのものであると言っても過言ではないので，解剖学，生理学，生体力学，神経科学など，基礎的な学問をきちんと学習していけば，きっと道は拓けてくるはずです．

📖 *Further Reading*

筋骨格系のキネシオロジー，Neumann DA（著），嶋田智明・平田総一郎（監訳），医歯薬出版，2005
　☞ 各関節の機能解剖と生体力学，歩行の運動連鎖を学習することができる．

ミニレクチャー

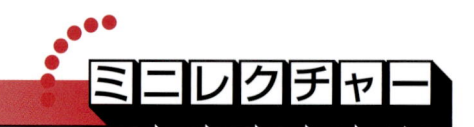

四肢運動と力発揮

小田伸午

　力発揮は，上肢，下肢の肢位に大きな影響を受ける．このことに関して十分な学術研究がなされているとは言えない．本稿では，上肢，下肢の肢位に大きな影響を受ける"力発揮"という身体の知を，ボディーワークを通じて体験していただくことにする．

■肩関節の外旋と内旋

　その場でパートナーと向かい合って押し合いをしてみよう．1人は，上肢の肢位を肩肘を張った脇が甘い状態にする．もう1人は，脇を締めた肢位で対抗する（**図1a**）．男性でも脇が甘いと，脇を締めた女性に簡単に押されてしまう（**図1b**）．脇が甘い状態は，解剖学的には，肩関節が内旋位にある．脇を締めた肢位は，肩関節が外旋位にある．

　バスケットボールのチェストパスも，肩関節には適度な外旋力をかけるのが良い．しかしながら指導現場では，肩関節内旋で球を押し出す動作を教える体育教師やコーチが多い．パスした後で手背が互いに内を向くように内絞りで押し出すと，力が入って，球がよく飛ぶと言われることがある．しかし実際は，力感が大きい割には，球は飛ばない．一流選手は，脇を締めるように肩関節に外旋の力をかけ，前腕を回内しながら球を押し出す．内絞りの感覚は肘から先の前腕の感覚であって，上腕は外旋する．剣道の面打ちなども，脇が甘く肩関節が内旋する動作が絞りの利いた良い動作だと教わることが多い．しかし，本当の力感の抜けた素早い一流の打突では，脇を締めるように肩関節に外旋をかけ，前腕を回内するように打つ．前腕にも回外の力をかける方が良いと言う有段者もいる．

　サッカーやバスケットボールのコンタクトにおいても，上肢の肢位は重要である．サッカーで球をキープしている選手に後ろから相手がプレッシャーをかけてきた場合，一般の選手は肩関節を内旋させて手掌を相手に向ける．これでは相手のプレッシャーに簡単に負けてしまう（**図2a**）．肩関節を外旋させて，手背を相手に向けるようにすると（**図2b**），あるいは肩を外旋させて，前腕だけ回内して手掌は真下を向くようにすると（**図2c**），相手に対抗する力が大きくなる．一流選手はこの肩関節外旋の肢位の威力を暗黙のうちに身体で理解している（身体知）．

■股関節の外旋と内旋

　力士は，入門すると，股割と四股を繰り返す．昔から力士は，股関節の外旋の柔らかさと強さを鍛えることを基本としている．国技の相撲は，股関節の外旋肢位の威力を知っている．

　その場でパートナーと向かい合って押し合いをしてみよう．1人は膝を外に向けた股関節外旋の肢位で，もう1人は膝を内側に絞った股関節内旋の肢位で押し合う．外旋肢位をとった方が圧勝することがわかるであろう（**図3a**）．実は，世界のトップスプリンターの

MINI LECTURE

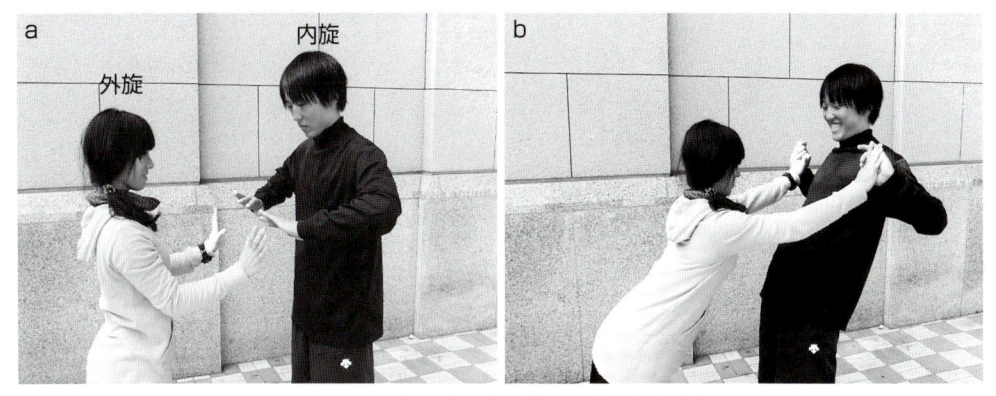

図1：肩関節の外旋（女性）と内旋（男性）①

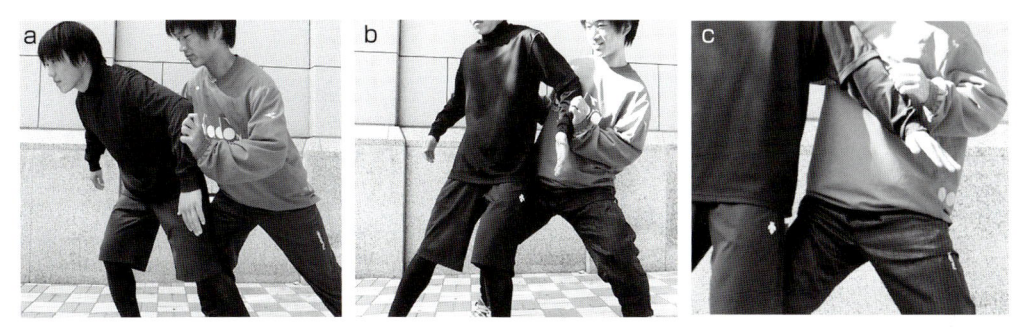

図2：肩関節の内旋（a）と外旋（b）②

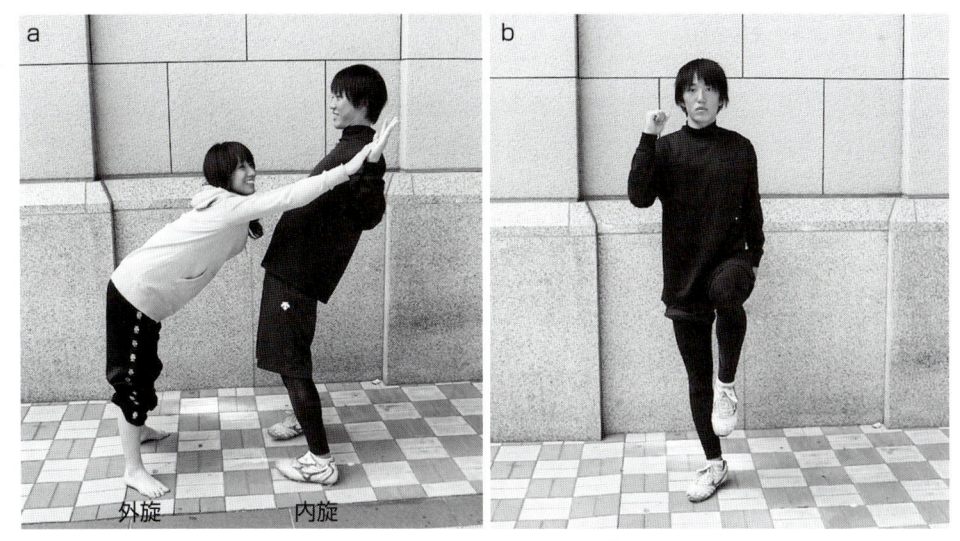

図3：股関節の内旋と外旋①

全力疾走でも，着地した脚の膝と足先は外を向き，股関節は外旋位にある（**図3b**）．日本の多くのスポーツ選手は，膝と足先をまっすぐ前に向けないと力が逃げるなどと思い込み，わざわざ意図的に弱い肢位をとろうとしている場合がよくみられる．

MINI LECTURE

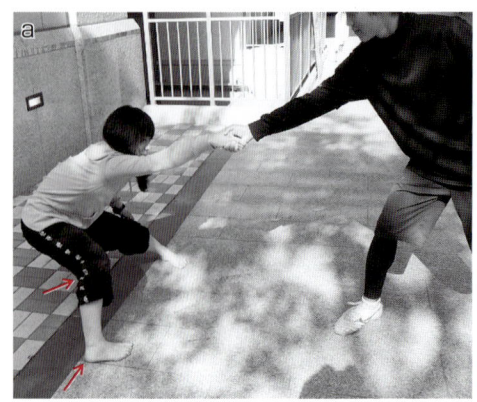

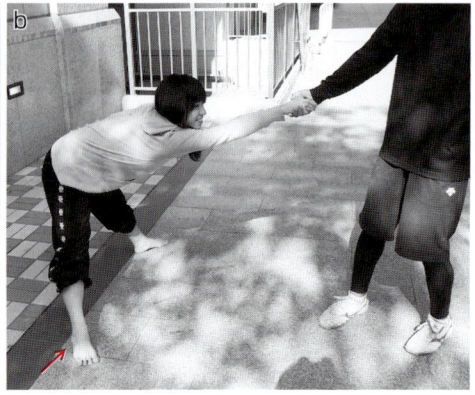

図4：股関節の内旋と外旋②

　外旋ばかりを称えたようであるが，内旋にもメリットがある．前に押す，あるいは前に進むには，股関節の外旋肢位が有利であることを解説したが，後ろに下がるには，股関節の内旋肢位が有利である．足先と膝を内に向け，股関節に内旋の力をかけ，パートナーに引っ張ってもらい，最大の力でとどまれるところで止める（図4a）．その状態で膝と足先を外に向けて股関節を外旋させる．すると，あっさり引っ張られてしまう（図4b）．スキーやスケートで，静止立位から前に進むには，爪先を開いて股関節に外旋力をかける．爪先を閉じて股関節に内旋力をかけると後ろに下がる．外旋位が強くて，内旋位が弱いのではない．発揮できる力の性質が違うのである．

　図5aのように，背中側で棒を持ち，股関節を外旋して立つと，他者から棒を真下に押されても，びくともしないで立っていられる．ところが，身体の前で棒を持ち，股関節を外旋して立った場合，棒を真下に押されると，あっさり前に崩れてしまう（図5b）．今度は，股関節内旋で立って，同じことをやってみよう．びくともしないのは，身体の前で棒を持って立ったときで（図5c），背中側で棒を持ったときは，あっさり後ろに崩れてしまう（図5d）．このボディーワークも身体知の一つだが，股関節外旋の立ちかたは，身体重心を後方にシフトさせる外力に対して，重心を前方に移動させて外力に対抗しやすい肢位であると言える．逆に，身体重心を前方にシフトさせる外力が加わったときには，重心を後方にシフトさせて外力に対抗することは難しい肢位であると言える．股関節内旋ではその逆の現象が起きることも，同様に説明できると考えられる．

　身体全体で押す，引くなどの力発揮に，肩関節や股関節の肢位が影響することを知っておくことは，理学療法士にとって必須である．

MINI LECTURE

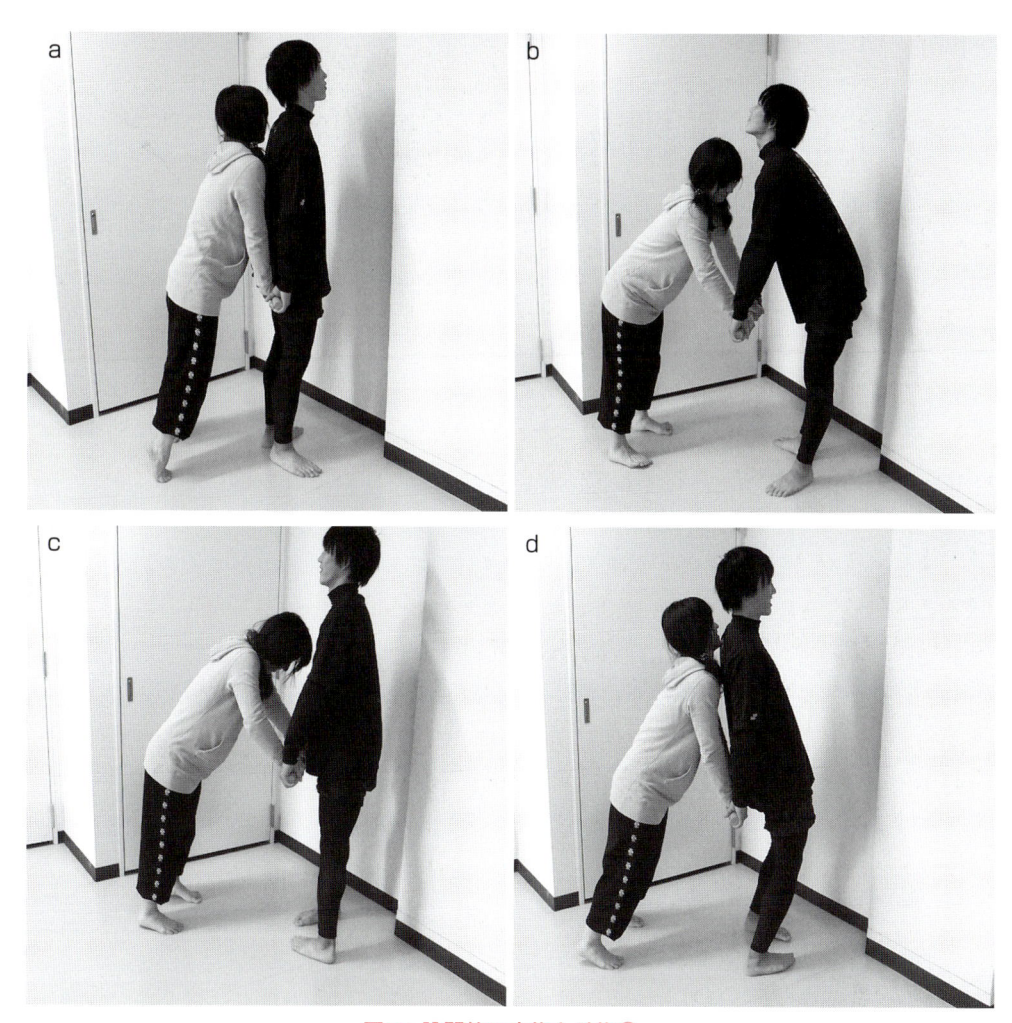

図5：股関節の内旋と外旋③

MINI LECTURE

2 運動連鎖不全とは？

山岸茂則

> 運動連鎖不全は，関節障害のみならず，バランス障害やエネルギー効率の低下など，動作自体の障害と深く結びついていることを知ろう．
> また具体例を参考にしながら，臨床家が対象とすべき運動連鎖不全にはどのようなものがあるのかを整理して，評価や治療に生かせるようにしてほしい．

運動連鎖を「複数の分節が時間的・空間的に協応して合目的的かつ合理的な動作を行えること」とするならば，このような合目的的かつ合理的な動作が阻害されていることが運動連鎖不全と言える．運動連鎖不全の視点はいくつか考えられるが，代表的なものをできるだけ具体例を挙げながら論じていく．それぞれの運動連鎖不全の考えかたは全く独立したものではなく，重複した部分や関連性を持っているので，具体例を異なる動作や分節に当てはめて考えてみてほしい．

運動連鎖不全あれこれ

●衝撃緩衝系としての視点

20cm程度の台から飛び降りて着地する場合，通常は何の衝撃も感じないが，身体を直立にしたまま力を入れて着地すると，頭部まで衝撃が伝わってくるのがわかる．$F(力) = m(質量) \times a(加速度)$という簡単な力学の式があるが，この式から，同じ質量・落下速度であっても，より時間をかけて緩衝した方が加速度を少なくできるため，身体に加わる力（衝撃）が少なくて済むことが説明できる．ジャンプ着地や走行・歩行時の荷重応答時などの衝撃緩衝システムとして，抗重力筋の遠心性収縮や，腹圧（コアスタビリティーを形成する一要素）の高まりなどが必要である．そしてこれらはそれぞれの関節や分節が衝撃力を分け合うように，適切なパワーとタイミングで働く必要がある．これは同じ硬さのボールを重ねて衝撃を加えたときのモデルで例えることができる（図1a）．例えば着地時に大腿四頭筋の遠心性収縮が不十分であった場合，膝関節による衝撃緩衝系の破綻が近隣関節で代償されるため，膝関節以外の股・足関節などの障害が続発しても不思議ではない（図1b）．また，同じ床反力を受けるとしても，身体各分節（セグメント）の配列が床反力作用線上からより大きく逸脱しているほど，そこに発生する外的トルクが増大して，機械的ストレスが高くなるばかりか，動作時のエネルギー効率を低下させる（図2）．例えば，片側の腹圧が低下するだけでも，代償的方略により各関節の外的トルクは増大することが多い（図3）．

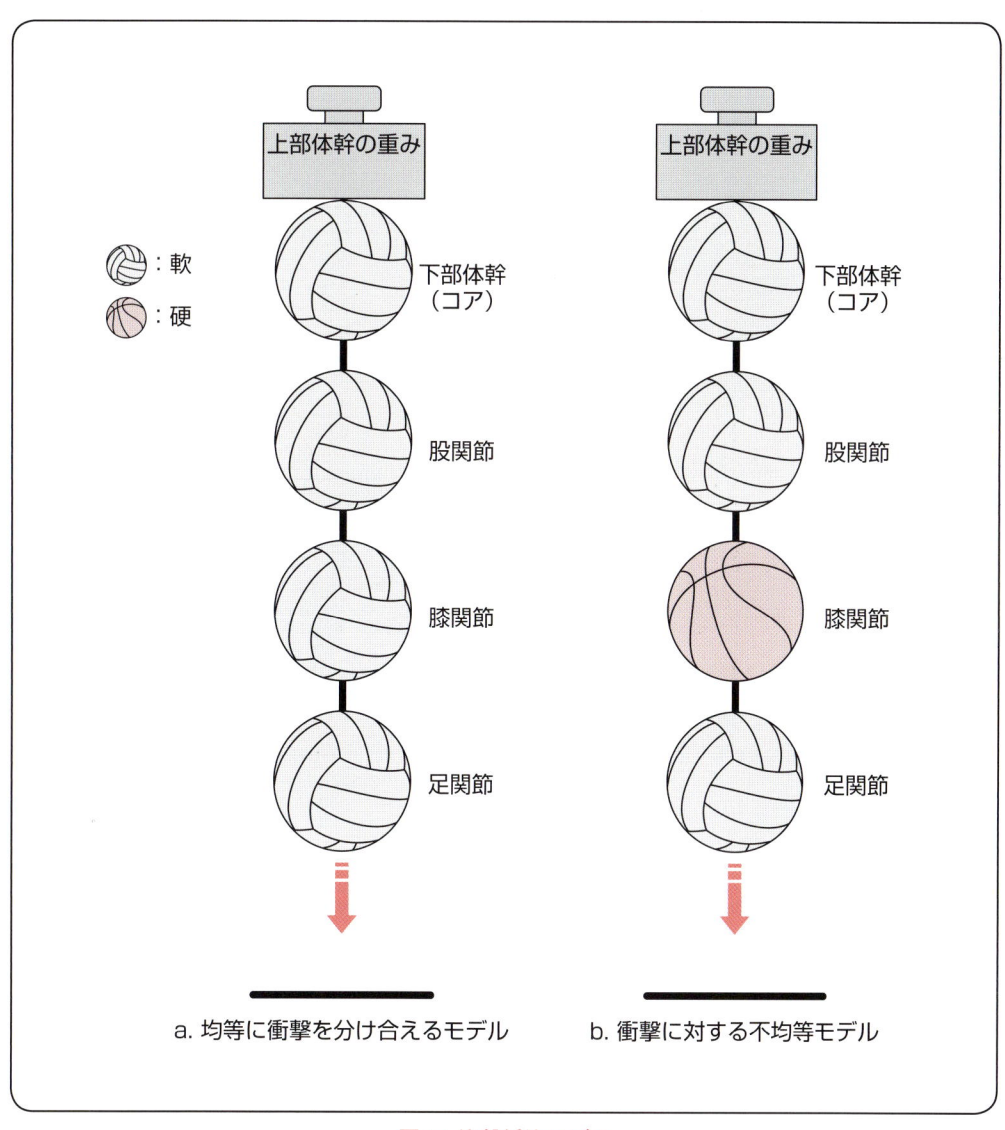

図1：衝撃緩衝モデル

a：「硬さが同じボール（伸筋の遠心性収縮能が同程度の関節）」を持つモデルでは，上部体幹の運動エネルギーを4つのボールで均等に分け合うことができる．
b：硬さが異なるボールを持つモデルでは，落下による上部体幹の運動エネルギーの緩衝は，より軟らかいボールで代償される．

●運動性と安定性の視点

動作においては，身体各分節が，あたかも竹がしなるように可能なかぎり曲線的に配列される必要がある（図4a）．これは動作時の身体重心の偏位を最小限に抑えて有利なバランス反応を作り出すだけでなく，身体各分節の配列の大きな逸脱を抑え，局所的に加わるストレスを最小限にするのに役立っていると考えられる（図4b）．例えば，前屈動作において股関節屈曲に制限がある場合に，これを腰椎で代償するために腰椎にストレスが生じることや，上部体幹の屈曲制限により腰椎に不安定性が生じることもある．

また，ある部分の可動域制限が離れた分節の運動制限を作ることもある（「パート3-1．体は1つにパックされている」参照）．つまり，ある部分の可動域制限が別の関節のストレ

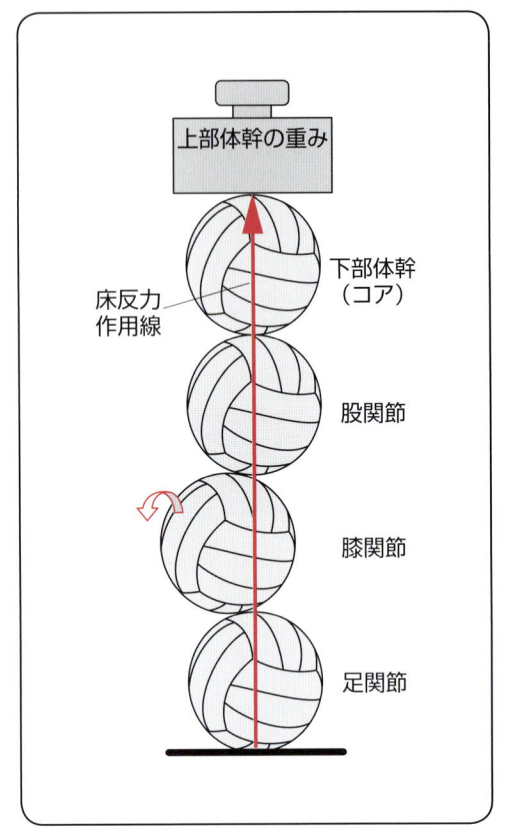

図2：身体セグメントの配列異常に伴う衝撃緩衝モデル
床反力作用線からより大きく逸脱したセグメントがあると，そこに，床反力による外的トルクをより大きく発生させる．

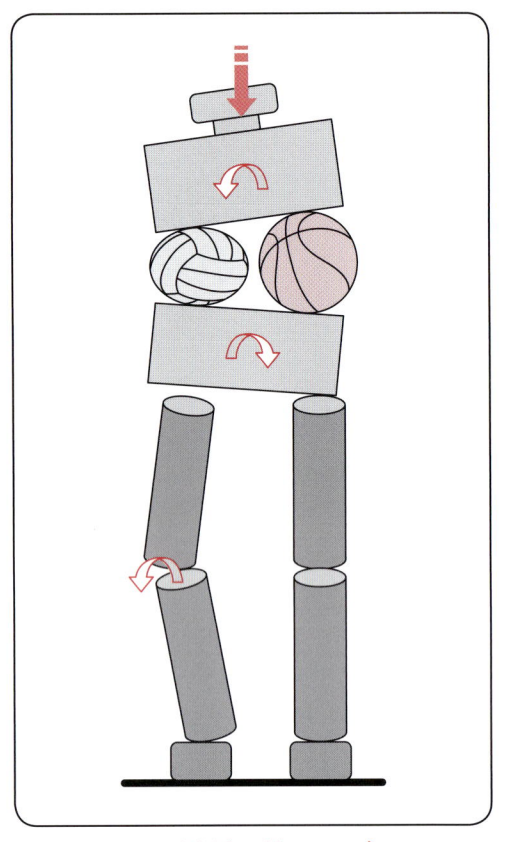

図3：右側腹圧低下のモデル
骨関節疾患であっても，神経支配上，片側のみ腹圧が低下することはよくある．片側の腹圧の低下は荷重関節の外的トルクをも増大させる．

スを増大し不安定性を作り出すこともある一方，別の分節の可動域制限を作り出すこともあるということである．どのような影響により異なる結果が作り出されているのかは不明であるが，現時点では，全身に目を向けて可動域制限を一つ一つ治療しながら運動連鎖パターンを確認するなどの理学療法戦略が必要であることも念頭に置いておく必要がある．

> **メモ　関節不安定性をどのように捉えるか？**
>
> 関節安定性は，関節本来の安定機構を担う「靱帯，関節包」，反射的・随意収縮によって安定性を担う「筋」，そしてそれをコントロールする「神経系」の3つの機能を頂点とする三角形の面積で表すことができる．新体操の選手は可動性が大きいが，そのこと自体が直接障害に結びつくわけではない．可動性が大きい，あるいは動揺性があるとしても，動作時に神経や筋で関節を制御できて障害や疼痛などの症状に結びつかないのであれば，臨床上問題とすることはない（図5）．

●ある分節のアライメント異常が影響を及ぼす運動連鎖不全

　身体においては，ほぼ定型的な連鎖パターンがいくつか知られている．その一つが

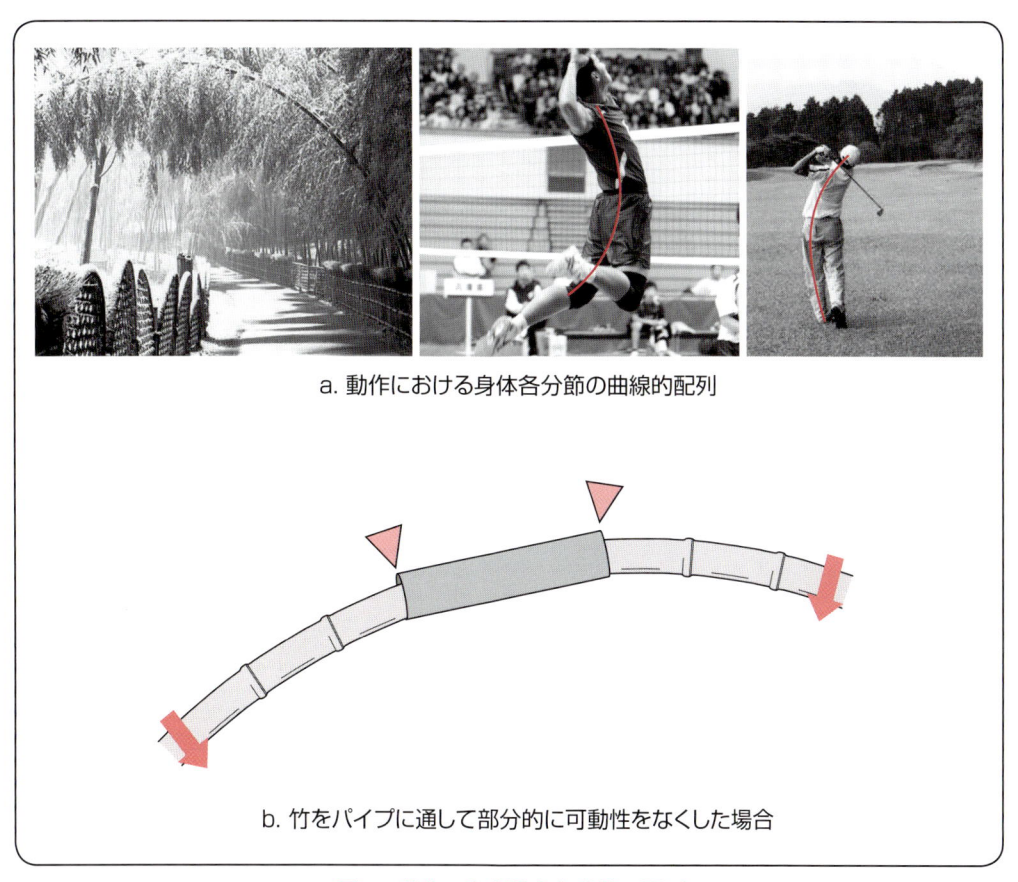

a. 動作における身体各分節の曲線的配列

b. 竹をパイプに通して部分的に可動性をなくした場合

図4：動作の安定性と各分節の配列
a：竹はしなることで外力を全体に分散させることができる．人体にもこのようなシステムが備わっている．
b：➡のように外力を加えると，▼の部分にストレスが集中してそこで折れやすくなる．

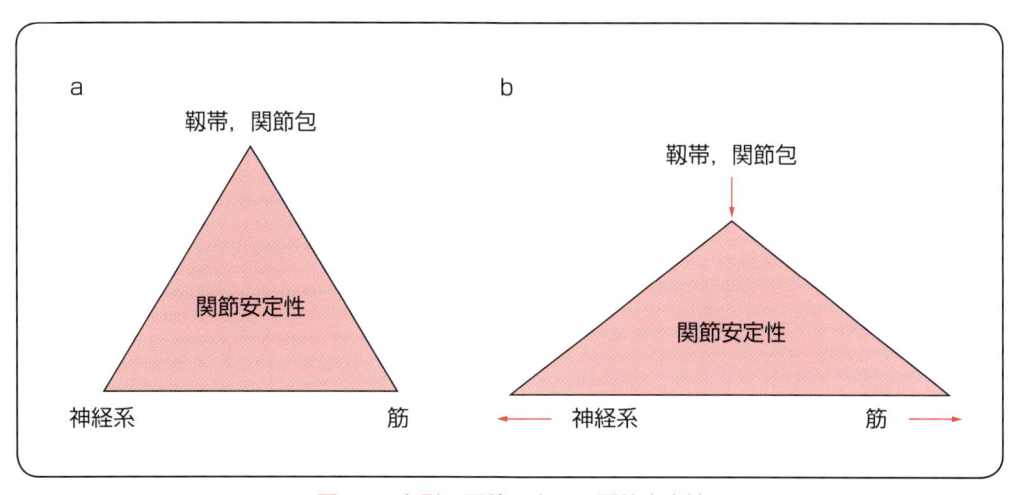

図5：三角形の面積で表した関節安定性
a：3つの機能がすべて正常で，関節安定性も正常である．
b：靱帯，関節包による制動システムが不十分であるが，神経系および筋の機能により高く補償されているので，関節安定性は正常な場合と変わらない（面積が等しい）．

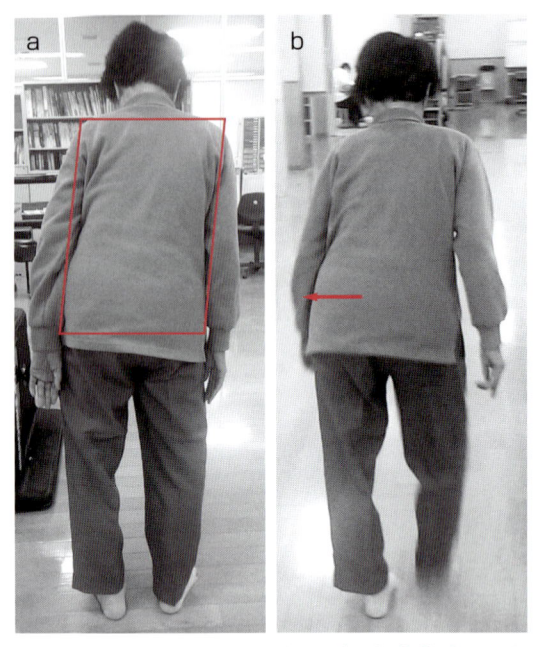

図6：体幹の平行四辺形型偏位（上部身体重心の右偏位）の影響
a：右股関節外転・外旋位で力学的平衡性を保っているため，膝伸展のための下腿外旋が得られにくい．
b：左立脚期では力学的平衡性を保つために骨盤の側方動揺が顕著になることが多く，lateral thrustがある場合は助長され，足部は過回内となる．

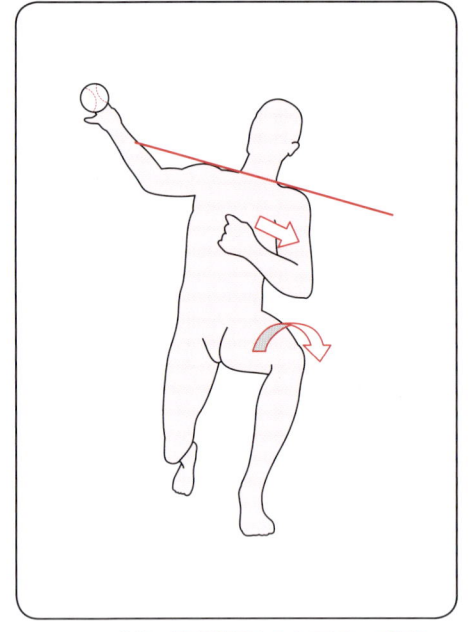

図7：非投球側股関節内転不全の影響
図は極端に描いてあるが，このような方略では，身体重心は非投球側に移動する．それに対して力学的平衡性を保つために投球側上肢をより遠くに離そうとして，肘は下がったり伸展傾向となったりする．これは肩甲上腕関節水平外転や肘外反ストレスを発生させる．

「パート1-1．運動連鎖とは？」の項で述べた下肢荷重連鎖である．この項にある図7の右側は，足部回内を強めていった場合の典型的な運動連鎖パターンのひとつであるが，**正常な人体で生じる運動連鎖パターンも強調されてくると障害が発生する原因となる．** 同図において足部回内が強まると，右肩甲骨は下制・下方回旋するので，上肢挙上において肩関節障害を引き起こしやすくすると思われる．また，骨盤は前傾し腰椎は同側に側屈するので腰痛などのリスクを増大させる．更に，knee inは膝内側に伸張ストレス，外側に圧縮ストレスをかけてしまう．過度な足部回内は，足内側の伸張ストレスと外側の圧縮ストレスを生むほかにも，外反母趾や開張足を引き起こしてしまう可能性がある．そしてこのような定型的連鎖はどこが起点になっても起こり得る．片側の腹圧が低下して，体幹がつぶれることが起点になることもあるし，中殿筋機能不全によるDuchenne現象が起点になることも考えられる．

　仮に，骨盤に対して胸郭が右に偏位していた場合，力学的平衡性を保つために股関節や足関節のアライメントが変化する．この不合理な下肢アライメント変化は下肢障害に結びつくことがよくある（図6）．また投球動作において，非投球側股関節内転が生じずに股関節外転位で加速期に入る場合では，力学的平衡性を保とうと肘下がりが生じ，肩の障害に発展するかもしれない（図7）．

● 運動連鎖波及障害としての運動連鎖不全
　運動連鎖が波及しているとき，ある関節の可動性が乏しい場合（筋過活動や運動のタイ

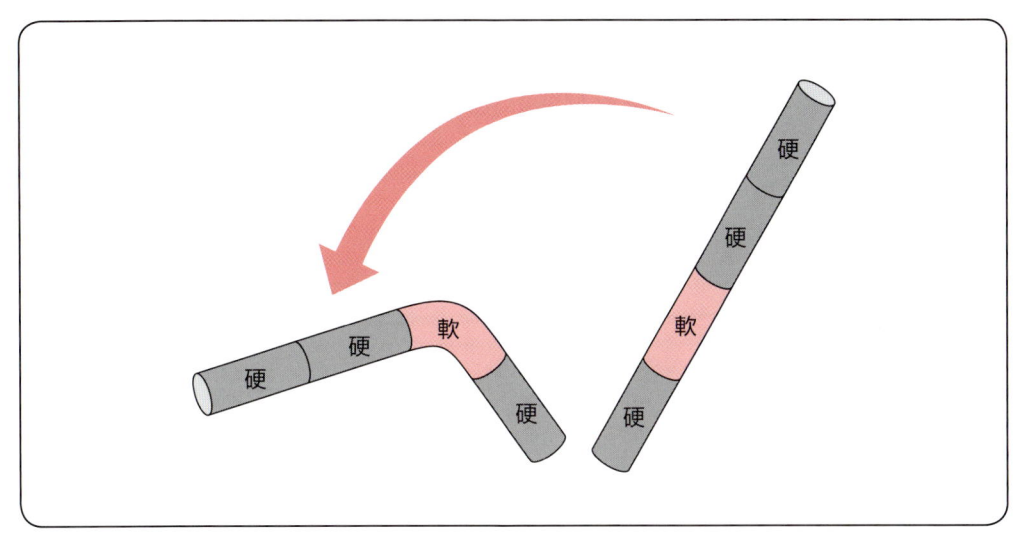

図8：筋力低下，過可動性，不安定性のある部分において波及が吸収される
図のように硬さが異なる円柱をつなぎ合わせた棒の下端を持って急速に振り下ろした場合，より軟らかい部分で過度な動きが生じてしまう．

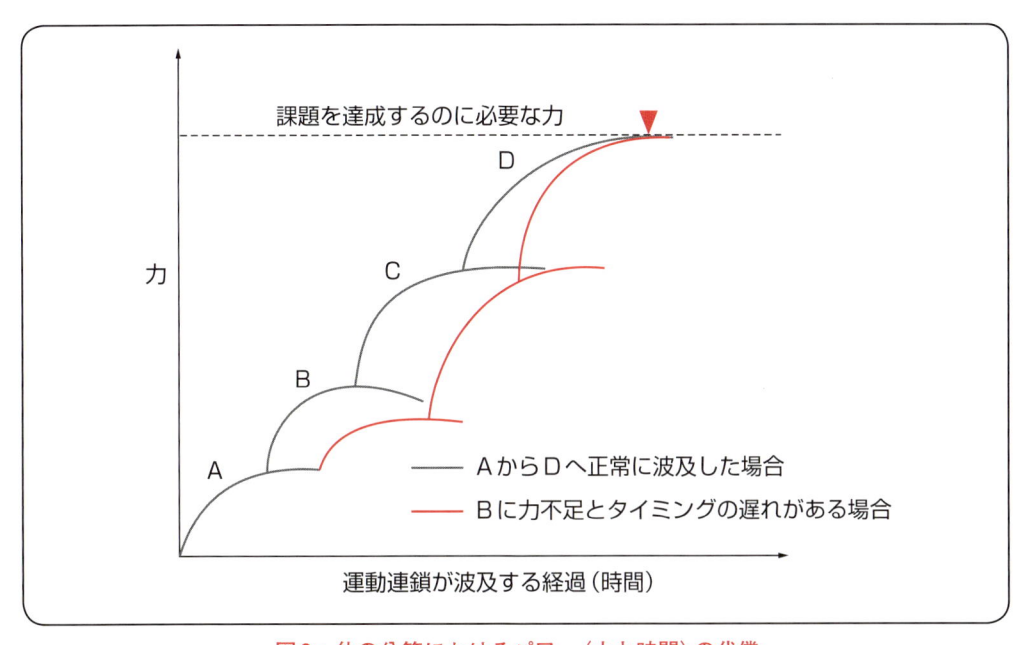

図9：他の分節におけるパワー（力と時間）の代償
分節AからDへと力が加わりながら運動連鎖が波及していき，▼のタイミングで課題達成のために必要な力に到達する模式図．分節Bの力不足とタイミングの遅れを分節CとDのパワーにより補っている．

ミングが早すぎるときも同様）は，隣接した関節でストレスが増大することになる（図4b）．反対に，筋力低下や過度な可動性（過可動性）または不安定性がある関節（通常，運動のタイミングは遅い）においては，そこで波及してきた連鎖が吸収されて更なる過可動性が生じ，不安定性を招来してしまうか（図8），逆にほかの分節に過剰努力が要求され，筋過活動が生じる（図9）．例えば投球動作のように，下肢から上肢へと力や速度が加わりながら運動連鎖が波及していく場合，非投球側の股関節内転制限により，体幹の側屈・回

理学療法プラクティス

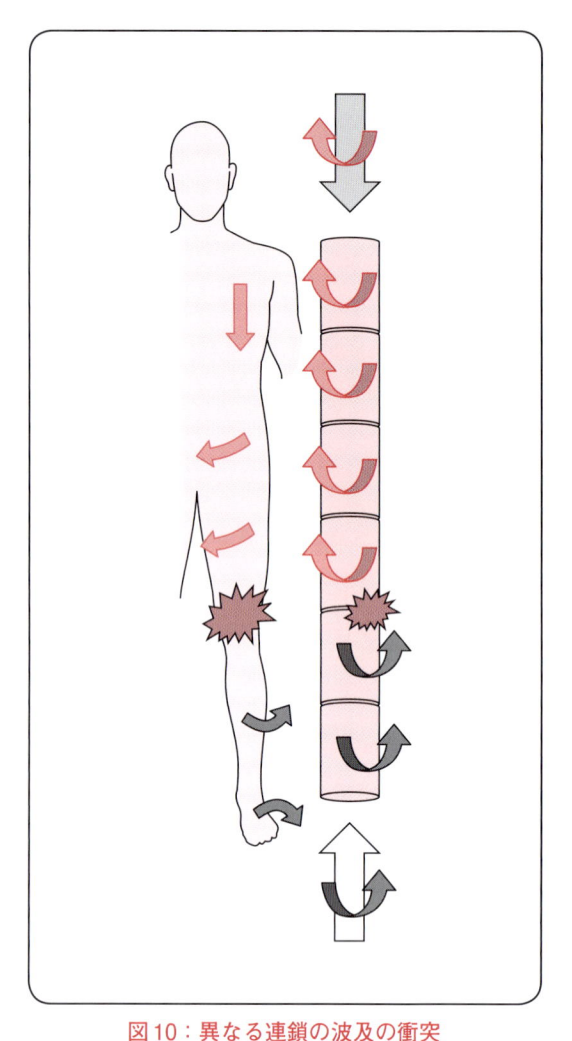

図10：異なる連鎖の波及の衝突
両端から全く逆の連鎖が波及してきたとき，逆行する連鎖がどこかで衝突し，そこに多大なストレスが加わる．
例えば，足部から上行性に距骨下関節回外の連鎖が波及し，逆の連鎖が体幹から下行性に波及し，これらが膝で衝突すると，膝には多大なスストレスが生じる．

旋が増大して腰痛を発生させるかもしれない．また，下肢や体幹に土台として安定するだけの筋活動がなければ，上肢の過剰努力に結びつく．

　逆行する連鎖の波及がぶつかり合ったところにストレスが生じる場合もあり，これは膝の疾患などによくみられる（**図10**）．

> **POINT** 「複数の分節が時間的・空間的に協応して合目的的かつ合理的な動作を行うことが"できない"こと」が運動連鎖不全であるので，運動連鎖不全は必ず姿勢や動作の障害を引き起こす．特に，特定の関節にストレスが集中することで関節障害が生じたり，正常な姿勢調節やバランス反応が障害されたり，動作時のエネルギー消費が増大したりすることが問題になると思われる．運動連鎖不全は，動作の協調性を損なわせるばかりか，動作の速度性，安定性，持久性，応用性などの障害をも引き起こす．

機能障害からみた運動連鎖不全

　運動連鎖不全を引き起こす原因には様々なものが考えられるが，理学療法士が介入できる代表的な原因を解説する．

●筋活動の問題

　筋力低下（低緊張を含む）や筋過活動（過緊張）といった量的な要素による代償パターンとして運動連鎖不全が生じることは容易に想像できる．筋力低下があればその筋活動を最小限に抑えるような代償パターンが，筋過活動があればその筋がまたがる分節の動作時可動性が低下するのでほかの分節で可動性を代償するようなパターンが発生する可能性があることは先に述べた．しかし，臨床では質的要素が問題となることも非常に多い．動作障害や関節障害を有する症例に共通して多くみられるのは，❶中枢の活動より末梢の活動が高く，中枢の先行した活動が観察されない（例：腹圧と四肢の運動），❷深層筋（インナーマッスル）の活動が浅層筋（アウターマッスル）に比較して不十分であり，深層筋の先行した活動が観察されない（例：棘上筋と三角筋），❸単関節筋の活動が不十分で，姿勢制御に二関節筋を動員しすぎてしまっている（図11），❹拮抗筋の活動が主動筋に対して高すぎるために主動筋に多くの筋活動が必要となったり，拮抗筋の活動が少なすぎるために関節運動が必要以上に大きくなったりする（図12），の4点である．これらの質的問題には，共通して対応するための原則がある（表）．

Advice

①神経の命令により，筋活動（発揮する力，速さ，タイミング，活動筋の組み合わせ）は作られる．
　➡活動の偏りは運動器組織の硬さなどを変化させる（過活動のところは硬くなり，低活動のところはすべりが悪くなる）．
②皮膚や運動器からの情報をもとに，神経は筋活動の組み合わせやタイミングを決定する．
　➡硬い組織（過緊張筋を含む）の領域の筋活動は，相対的により早く強く起こり，軟らかすぎる組織（低緊張筋を含む）の領域の筋活動は，相対的に遅く弱くなりやすい．
　すべては力学的法則に則って身体を制御できるよう備わっている機構である．神経系と運動器は切り離すことができず，相互に関連している．私たち理学療法士が対象とするのが姿勢や動きである以上，疾患に関係なく運動器と神経系は複合体として捉えるべきである．

●硬さの問題

　どの結合組織であれ，その硬度が正常な場合より高まると動作時の可動性を低下させるので，ほかの分節の過可動性を招来し得る．拘縮や強直のほか，筋過活動（過緊張）も当然，筋の硬度を増すことにより運動連鎖不全を引き起こし得ることは先に述べた．このほか，身体のどの分節であれ，運動が生じるためには「膜の滑走性（筋の遊び；筋の滑動性と本

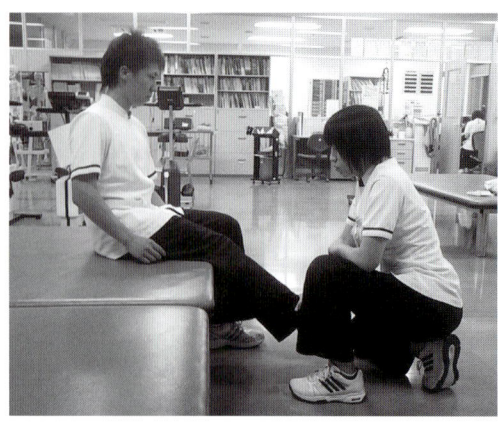

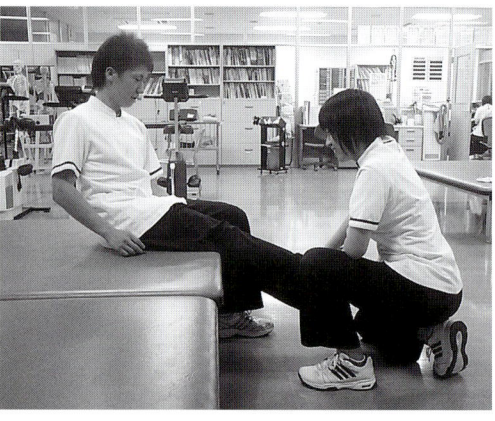

図11：大腿直筋の活動が優位な場合の膝伸展運動

二関節筋の活動が優位な場合は，筋力テストにおいて，二関節筋の起始を遠ざけて筋出力効率を高めようとする反応がみられることが多い．このような反応は身体重心位置を四肢関節から遠ざけて関節モーメントを増大させるため，関節障害につながりやすい．また，大腿直筋の活動が優位な膝伸展運動の場合，たとえ膝伸展トルクが正常であっても，股関節伸展筋との協調が阻害されるため，立ち上がり動作の障害を招くことがある．

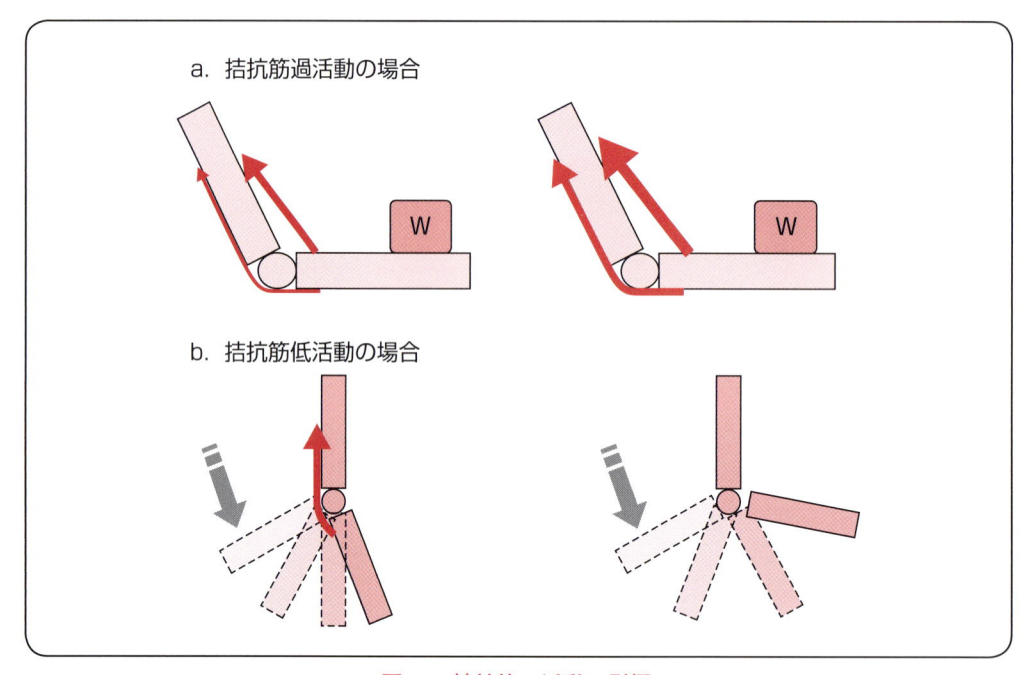

図12：拮抗筋の活動の影響

a：同じ重さを持ち上げるのにも，右のように拮抗筋の活動が高すぎると主動筋の活動がより多く必要となる．
b：➡方向に分節を落下させた場合，拮抗筋によるブレーキがないと，右のように慣性により関節運動が大きくなる．

表：筋活動の質的問題に対する共通の治療戦略

① リラクセーションを図ってから行う
② 軽負荷（肩に力が入ったり，呼吸が止まったりしないように）で行う
③ ゆっくりとした動きから開始し，連続的に行いすぎない
④ 腹圧の高まりを確認してから，体幹は中立位で保持したまま四肢の運動を行う
⑤ 単関節筋の選択的な運動を行う（方向制御に注意．図13）
⑥ 荷重をかけながら選択的な運動を行うと効果的である
⑦ 開放[性]運動連鎖（open kinetic chain：OKC）での抵抗は近位抵抗とする

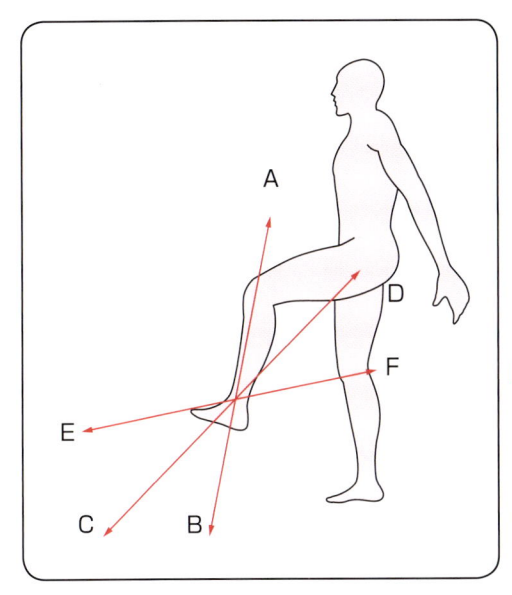

図13：方向制御による筋の運動特異性（下肢．上肢も同様）
下肢のコントロールをしなくてよいと仮定した場合の特性である．
A：股関節屈曲単関節筋，B：股関節伸展単関節筋，C：膝関節伸展単関節筋，D：膝関節屈曲単関節筋，E：大腿直筋，F：ハムストリング（二関節筋部）

（文献1）より引用）

質的に同義）」が必要である．したがって，膜の滑走性低下も二次的に可動性を低下させる（「パート3-1．体は1つにパックされている」参照）．

● バランス反応の障害

加齢や中枢神経系の障害により，バランス反応は障害される．バランス反応の障害は，効率良く支持基底面内に身体重心を収めることや新たに支持基底面を作り出すことを困難にするため，転倒リスクや動作障害と大きく関係する．バランス反応の障害は運動連鎖不全と直接関係している．詳しくは「パート3-3．姿勢調節メカニズム」を参照されたい．

● こころの影響

運動連鎖はこころの影響を受けることもある．詳しくは「パート3-4．こころに影響される身体」を参照されたい．

Advice

機能・構造障害はすべて完全に治せるものばかりではない．時には「どのようにつじつまを合わせるか」という発想も大切である．**図14**は右の高度な臼蓋形成不全を伴う両側変形性股関節症患者であるが，右に膝内側痛と右外反母指による痛みを訴えていた．右大腿骨頭被覆率を高めるための戦略と思われる骨盤前傾と右傾斜を呈しており，また右の骨頭の変性は右短下肢を招来していた．したがって，右立脚期では下行性連鎖がknee inおよび足過回内を招来していた．この症例の骨盤傾斜という代償は右股関節にとって必要なことであり，これを正すと股関節痛を招来する可能性がある．この症例は脚長差補正と足過回内是正を兼ねて，右側のみに足過回内是正のためのインソールを処方した．また大腿骨外旋方向の連鎖を作り出すために右上肢を軽度外旋位で歩行させることでknee inも消失し，症状はなくなった．

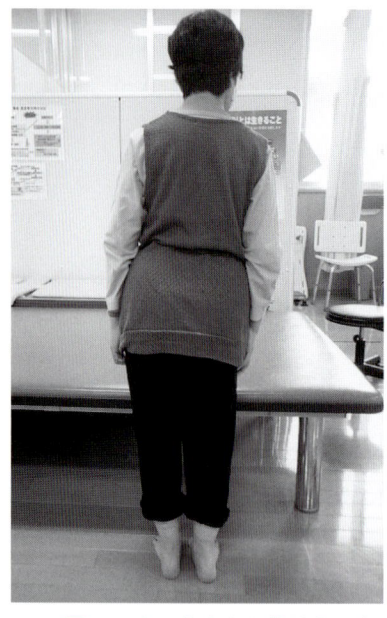

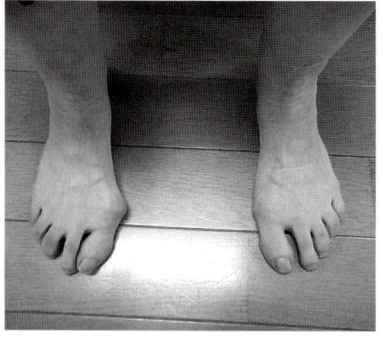

図14：右の高度な臼蓋形成不全に伴う両側変形性股関節症（末期）

●――文献――●
1) 奈良　勲（監修）：二関節筋，医学書院，2008

●新人理学療法士へひとこと●

　私たちが治療の対象とするのは運動連鎖不全であり，運動連鎖不全とは「複数の分節が時間的・空間的に協応して合目的的かつ合理的な動作を行うことができないこと」です．運動連鎖不全の状態の場合，対象者の動作のリズムや滑らかさに問題があったり，力感を強く感じたりと，観察者が違和感を覚えるものです．

Further Reading

①臨床足装具学，Michaud TC（著），加倉井周一（訳），医歯薬出版，2005
　☞ 足部および歩行におけるバイオメカニクスの整理ができる．また足部の病態が荷重連鎖を介してどのような障害を生じ得るのか，バイオメカニカルな視点から学習できる．
②二関節筋，奈良　勲（監修），医学書院，2008
　☞ 関節モーメントの視点のみでは不十分であった，身体運動の出力特性と制御機能特性を，二関節筋と単関節筋の協調といった視点から学習できる．
③実践MOOK・理学療法プラクティス　肩関節運動機能障害，立花　孝（編），文光堂，2009
④実践MOOK・理学療法プラクティス　膝・足関節障害，杉原敏道（編），文光堂，2010
　☞ ③，④は，運動連鎖不全とその治療アイデアが多く盛り込まれている．

パート2

運動連鎖実践編
～評価から治療へ

1: スポーツ障害
(1) スポーツ障害の評価と治療の基本的な考えかた

村上成道

> スポーツ障害の治療は，運動連鎖の考えかたから，疼痛部位のみの評価ではなく全身の評価が重要である．しかし，全身を評価することは時間もかかるうえ，たくさんの所見から何が最も大切なのかわからなくなり，混乱が生じやすい．本稿では，全身を評価するに当たって，ポイントの絞りかたを説明する．

しっかりと話を聴こう〜問診の重要性

　スポーツ障害の治療は，受診した選手との会話，スポーツ現場で疼痛を訴えてトレーナーのもとにきた選手との会話から始まる．まず，たいていの選手は「膝が痛いです」などと疼痛，違和感のある部位のみの状態を表現する．初めから症状を詳細に語ってくれる選手は少なく，こちらから情報を引き出す必要がある．もし"膝が痛い"という情報だけで所見をとるとどうなるだろうか？　明らかに，「昨日，膝をぶつけてから痛い」という場合は，その打撲部に皮下出血を認め，これが原因であると推察をつけやすいであろう．しかし，更に所見をとった際に，疼痛を持つ膝と反対側の股関節に筋力低下が存在し，肩関節の可動域制限を見つけた場合，これを"運動連鎖"の影響として捉え，それらを加療しなければ，疼痛は除けないとあなたは考えるだろうか？　打撲による痛みであれば，クーリングを指示し，出血をそれ以上ひどくしないよう圧迫する．つまりRICE (rest, icing, compression, elevation) を踏まえて加療をすることの方がずっと重要であり，きちんとケアをすれば，数日から数週間でその部位の疼痛は軽減してくる．3，4年前から常に膝痛を自覚し，最近，練習を追い込んで痛みが強くなったというパターンの"膝が痛い"という場合こそ，運動連鎖の考えかたが生きてくるのである．更によく言われる，"いつ，どこで，どのように，どうして"という問診の基本がここに生きてくる．スポーツ障害治療のスタートも，なんら通常の診療と変わることはないが，より詳細に情報を選手から引き出すことが重要となる．

問診のとりかた〜誘導尋問でなく，うまく選手から情報を引き出そう

　痛み，違和感を訴えてきた選手からどのように情報を入手していくか？　練習できないほどの痛みで来院することもあれば，練習にはほとんど支障のない程度の違和感で来院することもある．どちらの場合も，初めから先入観を持って診断，判断をすることは，最も避けなければならない．例えば，「膝が痛い，練習が全くできない，不安定な感じがする」

と選手が訴えて来院した場合,「靱帯が切れている可能性があります．すぐにMRIを撮って評価した方がよいでしょう．切れていたら手術が必要です」とその選手が初めに出会った医療従事者から言われたらどうなるだろうか？　選手は大きな不安を抱え，"手術"というキーワードから抜け出せなくなる．運動連鎖的な考えかたのもとで治療を行っていけば良くなるはずの障害も，手術しなければ治らないという暗示にも似た不安には勝てず，手術をしてくれる病院を探し歩くようになってしまう可能性がある．逆に,「時々膝に違和感がある．練習は問題なくできている」という場合，安易に「大丈夫，大丈夫，気にしすぎだよ」というような声かけを行い，そこに潜む問題を無視した場合，かばい続けて練習を行い，結果として，大きなけが，例えば肉離れや前十字靱帯損傷などを受傷する原因となる可能性も否定はできない．主訴が大きい痛みであっても小さい痛みであっても，同じように詳細に話を聴くことが重要である．具体的にどのようなところをポイントにして情報を引き出すべきだろうか．スポーツによる障害に対して，運動連鎖の考えかたから治療法を導き出すためには，初めから局所と全身双方に目を向けつつ，情報を入手していくことが重要である．

●外傷の有無を聴き出す

痛みのある部位に明らかな受傷機転があるのかないのかを聴き出す．時に痛みの出た日時ははっきりとしているが，明らかにねじったとかぶつけたといった機転がないときがある．そのようなときもいつ，どのような環境下で痛みが生じたか，しっかりとカルテ上に記載しておく．明らかな外傷の機転がある場合は，疼痛部位にどのような方向から，どのくらいの力が加わったか，聴き出せる範囲で情報を入手する．例えば，その後プレーが継続できたのかどうかは，外力の大きさを推察する大きな情報となる．

●背景を聴き出す

実際にプレーをしている競技をどのくらいのレベルで，どのくらいの年数やっているのか，現在どのような立場なのか（レギュラーか補欠か，あるいは将来職業にしたいなど）も重要な情報である．痛みは心理的要素が大きく関与する傾向にあるため，その選手の置かれているレベル，立場を理解することは治療目標を立てるためにも必須である．また，身体的な所見は，スポーツの特性により大きく異なり，同一種目内でも時期（オンシーズンか，オフシーズンか）や，トレーニングの内容（追い込みの時期か，調整の時期か）によって全く変わってしまうものである．そのため，選手の治療時のスケジュールや練習内容を知ることは治療メニューの作成にも関与する重要な要素である．

●希望を聴く

選手がどのような目的で来院しているかは，それぞれ異なる．休んでもいいからとにかく痛みを治したいこともあれば，治療はどうでもよいから検査してほしいということもある．希望を聴かずに治療を開始すると，お仕着せの治療になってしまい，どうしても自己管理が捗らず，最終的に再診しなくなってしまう可能性もある．私たち医療従事者は，選手にどのような希望があるのかを十分に聴き，それを受け止める必要がある．そのうえで，十分な説明をして，希望どおりにできない場合は妥協点を探り，理解・納得をしてもらったうえでの加療を行えるかどうかが，治療の成績に大きく関与する．

このようにして集めた情報から，何が原因なのか推察をする．たとえ自信を持って，これだと思うことができなくとも，必ず原因の推察を行う．そして，この原因の推察をベースとして身体的所見をとり，評価を行っていく．

スポーツ障害の評価，基本的な考えかたは？

スポーツ障害の治療を行うためには，当然評価が重要になる．評価については，数々の成書に書かれ，その方法は多岐にわたる．膝関節の評価法に関しても，世に出回っているものすべてで評価すれば，それだけで長時間が過ぎ去っていく．更に全身の評価ともなれば，いくら時間があっても足りない．また，十分な時間があり，その評価がすべてできたとしてもその膨大な情報の中から重要かつ必要な情報を引き出すことを考えると，それだけで途方に暮れる状態になってしまうだろう．

"原テスト"と呼ばれ，現在野球選手の検診などでも使用されている投球障害の評価方法は，この問題の解決方法の一つである[1, 2]．評価項目を作成し，それがどれだけできたか，あるいはできなかったかで，おおよその道筋をつける．筆者らもこの問題に直面し，解決方法を検討するなかで，原テスト的な手法を取り入れることとした．評価項目に基づいた全身評価法は，スポーツ現場におけるメディカルチェックから作り上げてきた[3]．そして経験を重ねながら，重要かつ障害の予防，状況によってはパフォーマンスの向上に役立つものとして，軸の評価，体幹の評価を基本として構成することを行ってきた．これを局所の評価と組み合わせて，治療方針を検討していくのである．

● 問診から局所評価のポイントを絞る

膝痛を主訴に来院すれば，当然膝関節の評価を行う．同時に，問診上で同側の足関節捻挫の既往があれば，その局所の評価も詳細に行う必要がある．局所の圧痛点を探し，腫脹の有無をみる．そして関節可動域の制限があるかどうかをみる．更に膝関節の場合は，前十字靱帯損傷をスクリーニングする目的でLachmanテストを行い，半月板の評価目的でMcMurrayテストやApleyテストなどを行う．これらの評価の中で，治療を行ううえで最後まで重要な要素として関与してくるのが関節可動域である．スポーツ選手の評価では，より厳密な可動域の評価が重要となり，この評価なくして後に続く軸の評価，体幹の評価はあり得ない．理学療法士として，正確な可動域評価ができるか否か，そしてその制限を改善させることができるか否かが，スポーツ選手の治療成績を左右していると言っても過言ではない．

● 股関節可動域を評価する

どの部位の疾患であっても，必ず股関節の可動域は評価する必要がある．股関節可動域の正常化，少なくとも左右均等化は，後に述べる軸と体幹の評価，それに対する治療に欠かすことができない要素である．通常計測する，背臥位の屈曲，股関節90°屈曲位の内・外旋評価に加え，腹臥位での股関節伸展と内・外旋は，必ず所見をとる．この際に，骨盤の代償運動に注意をして，純粋な股関節の動きを見極めるよう留意する．

● 筋の張り，圧痛を評価する

筋の張りを評価していく．これは大筋の評価で構わない．ここで言う筋の張りは，皮膚

表面から直接筋を触れたときに感じるtensionである．種目により張りやすい部位は異なることから，どのようなスポーツをしているかにより，張りを評価するポイントも変わる．例えば，野球選手の場合，前腕・上腕・肩周囲，背部，大腿外側・大腿後面・殿部などの張りをみる．重要なのは，左右差があるかないかを把握することと，問診でイメージした筋の張りと実際の所見が一致するかをみることである．ある野球選手に膝の痛みがあり，痛みが出る前に走り込みをしていたと本人が話していた場合，軸足にのみ張りが強かったとすれば，走り込み以前からプレー上での疲労蓄積が影響を与えていた可能性を考える．筋の張りに対する評価は詳細に行えば，時間がかかりすぎるので，大筋のイメージを作ることが重要である．しかし，問診で描いたイメージと合致するかどうかは，その後の治療戦略に大きく影響を及ぼす．

● 原因の推察は合っているだろうか？

ここまでの評価で，問診時に推察した原因と，自分のとった所見がおおよそ合っているかどうかを検討する．例えば，膝痛が主訴，走り込みをした後に痛みが現れた，2ヵ月前に同側足関節を捻挫している，投手である，という情報から，"原因は足関節の捻挫をかばいながら投げているうちに膝に負荷がかかっていた．それが走り込みにより痛みとして現れた"と推察したとする．そのときに所見として，膝関節内の腫脹および可動域制限はなし，圧痛が膝蓋靱帯部，疼痛側の股関節と足関節の可動域制限と大腿外側の張り，などという身体的な情報が集まってくれば，その推察は正しいという方向に進むことができる．しかし，疼痛側の股関節や足関節に全く可動域の制限がなく，膝関節に関節液の貯留などを認めた場合，情報として収集できていない他の機会にかなり強い外力が生じた可能性を考え，そのことについて再度選手から情報を収集し，原因の推察をし直す必要がある．推察した原因が合っているようであれば，軸の評価，体幹の評価という全身スクリーニングをかける評価に移っていく．

● 軸，体幹を評価しよう

筆者らが行っている軸，体幹の評価法を紹介する．基本的に簡便な運動動作から評価を行っている．まず，体の使いかたや動きを，スクワット姿勢と片脚起立姿勢で評価する．そして，肩甲骨を中心として体幹-肩甲帯-上肢の機能評価と，骨盤を中心として体幹-骨盤帯-下肢の機能評価を行う．運動連鎖を念頭に置き，全身の評価をすることが難しいことは前述した．その解決方法として，まず身体全体の使いかたを評価し，その後に運動連鎖の肝となる肩甲帯と骨盤帯を，その上下との連続性を意識して評価し，検討することで，どのユニット間の機能不全が問題なのかを評価できるようにした（図1）．

1）運動姿勢評価（軸の評価）

スクワット姿勢評価と片脚起立姿勢評価（図2）は，正しくその動きがとれているかを評価ポイントとした．特に骨盤の位置，傾きに留意し，詳細に左右差を観察する．

スクワット姿勢は，まず浅いスクワット姿勢で骨盤後傾があるかないか，骨盤過前傾になっていないかの評価を行う．膝関節のみを強く屈曲し，股関節の動きが悪い状態も評価が必要である（図3）．更に深くスクワットした状態で，最後までしゃがみ込めるかどうかを評価する．その際に，下肢を外旋位にしなければしゃがみ込むことができなかったり，踵を浮かさなければしゃがめなかったりするような動きをスクリーニングする．そのよう

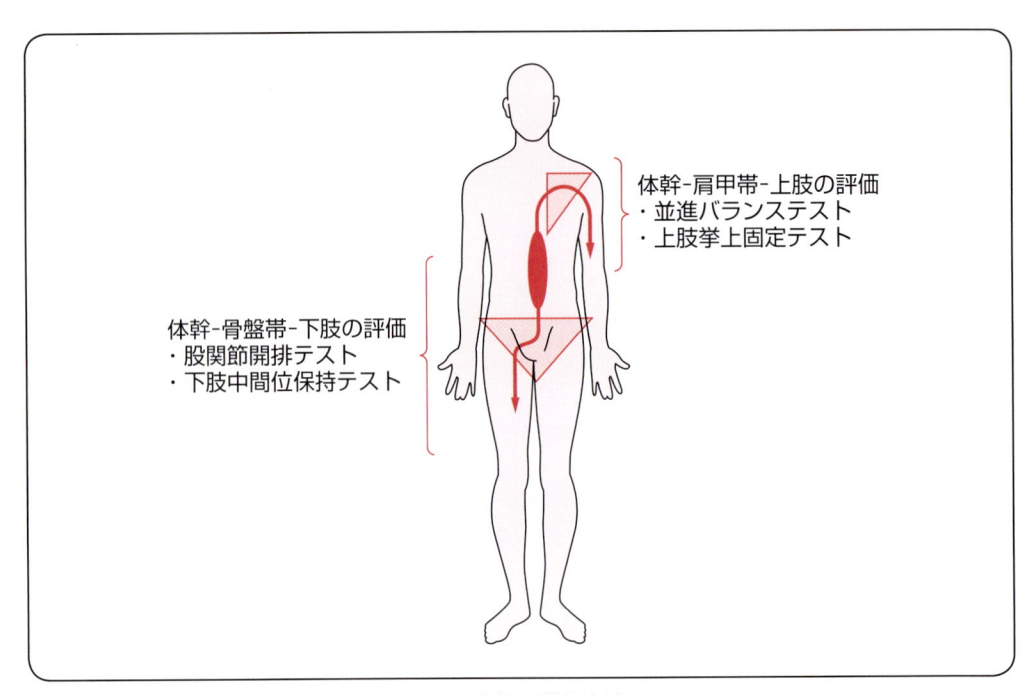

図1：体幹の評価方法
体幹を中心として，肩甲骨から上肢に力が伝わっていくイメージ，骨盤から下肢に力が伝わっていくイメージを持つ．それぞれの評価で，どこで力の連続性が途切れているのかを評価する．

a．スクワット姿勢評価　　　b．片脚起立姿勢評価

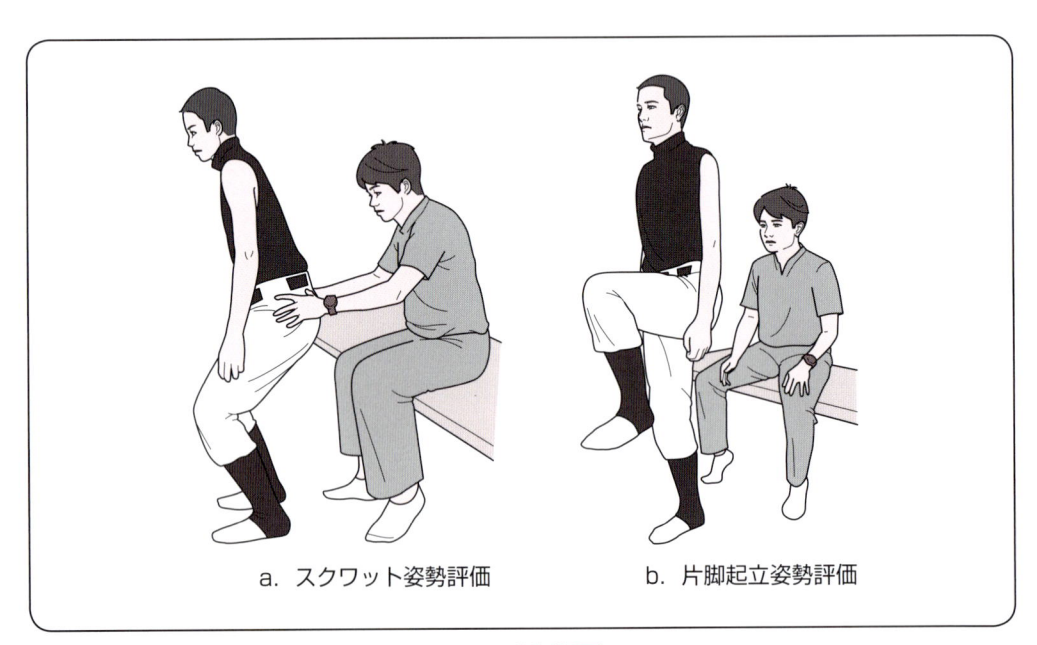

図2：運動姿勢評価

な動きは，股関節可動域，足関節可動域が低下している例が多い．

　片脚起立姿勢では，前後，左右の軸が適切にとれているかを中心に評価する．頭部から踵までが直線上に置かれ，側面からみても，耳から足関節内果までが，直線上に置かれていることが必要である．中殿筋不全様の動きになっていないか，上半身が起立側に傾いていないかを評価する（**図4**）．

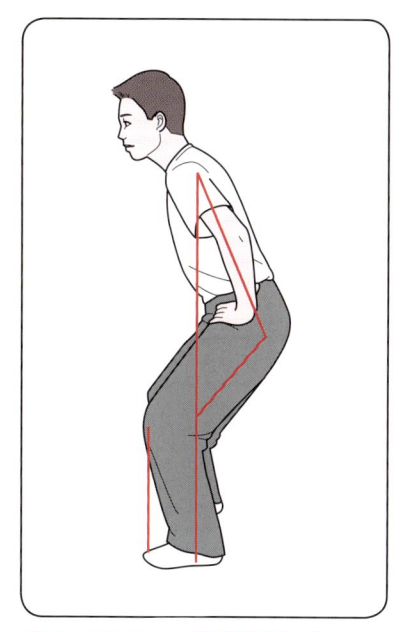

図3：スクワット姿勢評価のポイント 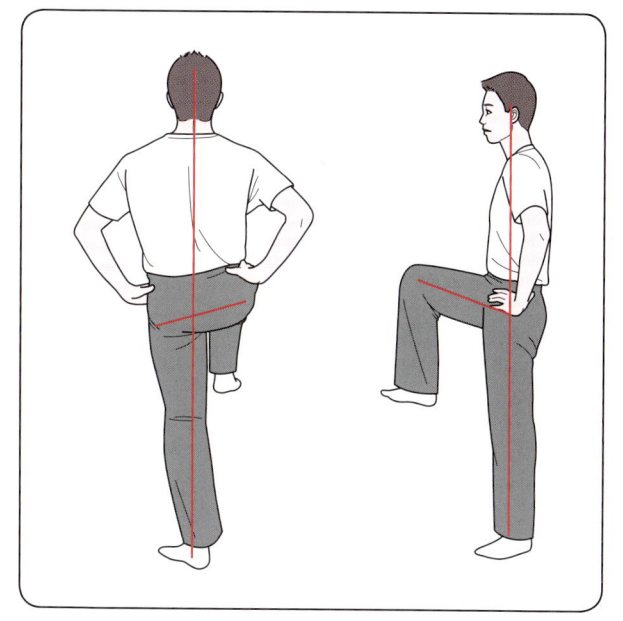　　図4：片脚起立姿勢評価のポイント

メモ

骨盤は前傾位が最も良いと信じている傾向がスポーツ選手にはある．もちろん後傾位より良いが，前傾しすぎの状態，ここで言う過前傾位はかえって腹横筋，腹斜筋が機能を発揮できない状態になり，腰椎の前彎も強くなりすぎ，障害の原因にもなる．下腹部にしっかりと力を入れた状態で骨盤前傾位をとることが望ましい．

2）体幹-肩甲帯-上肢の機能評価（体幹の評価①）

　ここで述べる2つのテストは，肩甲帯を介した上肢-体幹間の固定力をみるものである．したがって，評価のポイントは，肩甲上腕に機能低下が生じているのか，肩甲胸郭に機能低下が生じているのか，その双方かを判断することである．肩甲骨の動きを視覚的に，あるいは触診で追い，異常な動きをスクリーニングすることが必要である（図5）．

　上肢挙上固定テストは，座位で一方の上肢を最大挙上，他方の上肢は腰に置き，挙上している上腕を横から徒手的に押す．被検者には体全体で押し返すよう指示し，押される力に耐えられるかどうかを評価する．

　並進バランステストは，座位で一方の手を水平に伸ばし，同側の股関節付近に頭部が来るまで重心を移動させる．他方の手は腰に置く．検者は，水平に伸ばした上肢の肩上方からストレスを加え，これに耐えてバランスをとり続けられるかを評価する．

　どちらのテストも背面からみた場合，肩甲骨と対角の骨盤をつなぐ軸がストレスをかけられた状態でも保たれていることが重要である（図6）．

3）体幹-骨盤帯-下肢の機能評価（体幹評価②）

　ここで述べる2つのテストは，骨盤帯を介した下肢-体幹間の固定力をみるものである．この固定力には，腹斜筋，腹横筋，腰方形筋が重要な要素となる（図7）．

a. 上肢挙上固定テスト　　　　　　b. 並進バランステスト

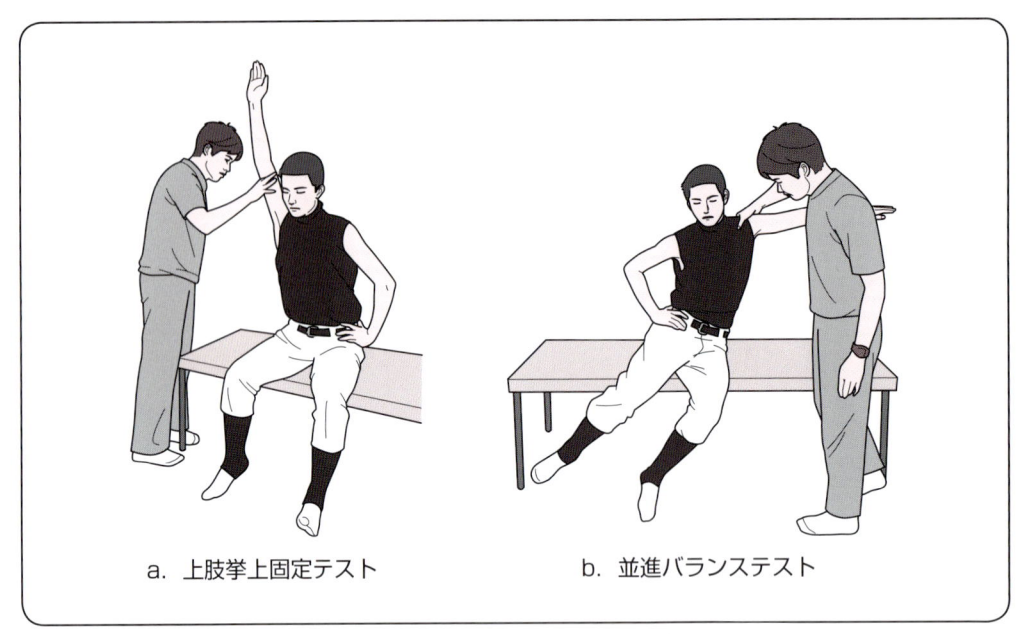

図5：体幹-肩甲帯-上肢の機能評価

　　　a. 上肢挙上固定テスト　　　　　　b. 並進バランステスト

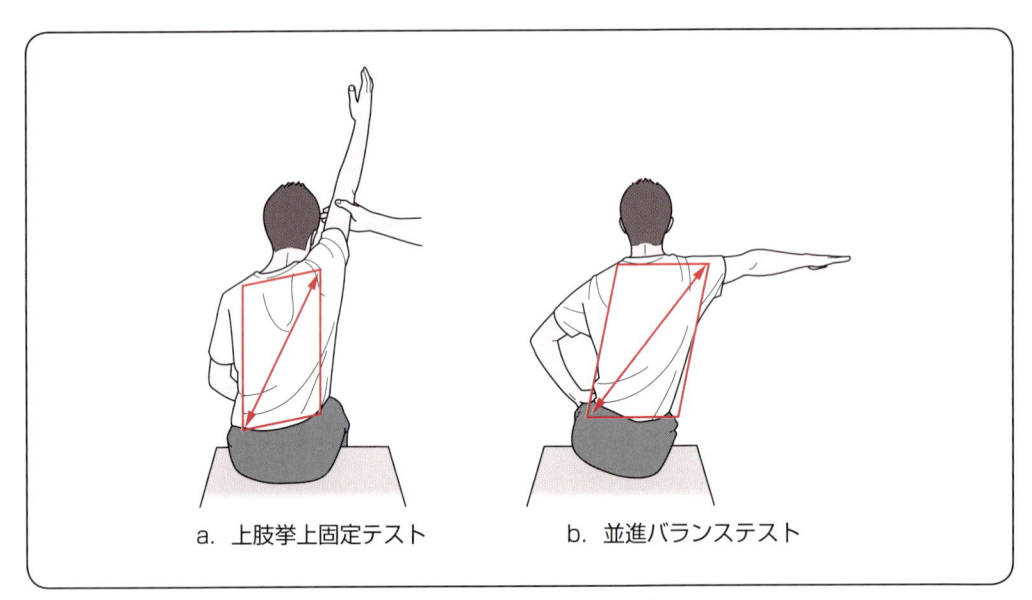

図6：体幹-肩甲帯-上肢の評価のポイント

　股関節開排テストは，背臥位の状態で，膝関節屈曲位，股関節を開排した状態で，上肢は下垂位で腹部もしくは床に置く．検者の手は，膝付近に置き，ストレスを加えそれに抗して持ち上げさせる．体幹を安定させた状態で持ち上げることができればよい．

　下肢中間位保持テストは，側臥位の状態で下になる膝・股関節は90°屈曲位とし，上方は上肢から足部まで直線を保持するよう指示し，大腿骨にストレスを加えるテストである．この際に，直線を保つことができず，股関節を軽度屈曲位にして無理に下肢を固定しようとしたり，上肢をねじった状態で体幹を固定使用としたりすることが多い．まっすぐ

a. 股関節開排テスト

b. 下肢中間位保持テスト

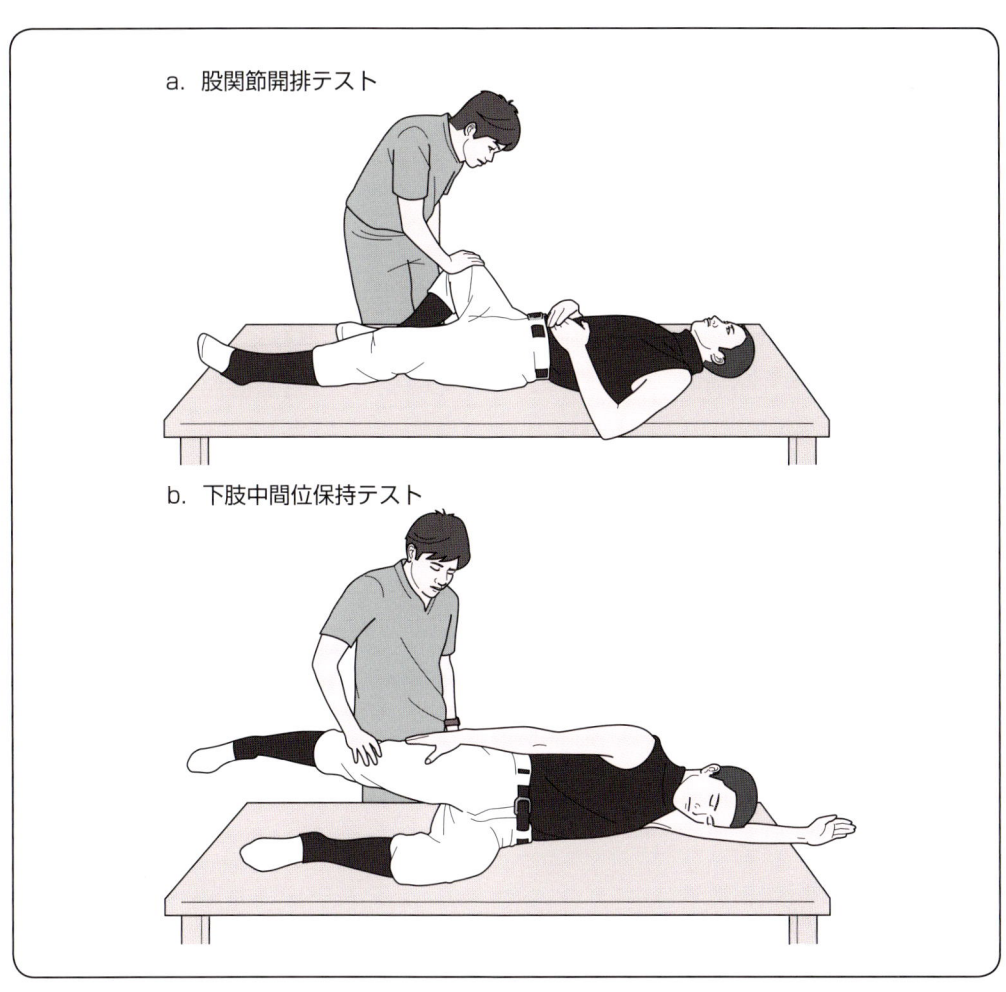

図7：体幹-骨盤帯-下肢の機能評価

な直線を保った状態でいられるかどうかがポイントとなる．

1)〜3)の評価において想定している正確な動きと固定力が発揮できるか否かで，運動連鎖のなかでの全身の使いかたが適切であるかどうかが評価できる．

スポーツ障害の治療，基本的な考えかたは？

十分な問診から原因の推察を行い，それをもとに評価を行うことの重要性は先に述べた．評価を行いながら，推察から想定される所見に矛盾が出るときには，もういちど問診に立ち返り，原因を考え直す必要がある．ここである程度のめどが立てば，すなわち原因の推察と所見が遠からず一致していれば，治療に入っていく．スポーツ障害の治療は，局所の治療のみならず，全身に対してのアプローチが重要である．しかし，全身の問題，運動連鎖という言葉に引きずられ，局所の問題がおろそかになっては，問題の解決はできない．あくまでも重要なのは局所である．疼痛を生じている局所にはそれなりの理由がある．その多くは可動域の制限である．ここで言う可動域の制限は，例えば膝関節の屈曲や伸展

のみを述べているのではない．膝関節周囲で言えば，下腿の内・外旋や，膝蓋骨の可動性も含んでいる．純粋な屈曲や伸展に左右差が認められなくとも，膝蓋骨の動きが健側に比し制限されていることはよく見受けられる．日常生活では最大可動域まで使用しない関節の動きも，スポーツ活動，特にそのレベルが高くなればなるほど，関節の持つ最大域までの動きが必要となる．関節の動きに制限が生じれば，それを代償する動きが必ず出てくる．この代償的な動きこそが運動連鎖であると筆者は解釈している．とにかく，疼痛の出ている局所の動きにはこだわってほしい．可動域の制限が改善できれば，疼痛の70％以上は軽減すると経験的には感じている．しかし，その改善した可動域が持続するかどうか，あるいは疼痛が減少した状態が持続するかどうかは保証できない．疼痛を生じている問題は局所にあっても，その問題の原因は，軸や体幹の問題に起因することが多いと感じている．つまり，軸や体幹機能を整えることをしなければ，再び疼痛は再発，場合によっては治療を行った翌日には元に戻ってしまう可能性もあるということである．

　次稿以下で述べられる各論は，局所に対するアプローチと軸・体幹機能に対するアプローチをどのようにしていくかということに言及している．繰り返しになるが，スポーツ障害の疼痛治療の基本はあくまでも局所に対するアプローチにあり，特に可動域は重要である．そして，そこで作った可動域を維持させるために，また，疼痛の出ている局所に負荷をかけないようにするために，軸や体幹機能を整えることが必要である．この2点をベースに筆者らの治療方法は展開している．

文献

1) 原　正文：復帰に向けて何を目安にどう選手を指導したらよいか─肩の投球障害を中心に─．関節外科 22：1189-1194，2003
2) 大沢敏久，高岸憲二，他：原テストによる高校野球投手のメディカルチェック．肩関節 31：437-439，2007
3) 村上成道：中学生スキーチームにおける障害予防への取り組み．日本整形外科スポーツ医学会雑誌 29：159-163，2009

●新人理学療法士へひとこと●

　スポーツ障害の評価と治療が的確にできるようになるには，経験が必要であると言わざるを得ない．新人理学療法士として経験を積んでいくに当たり，スポーツ選手を評価するチャンスはあまり多いと言えない．もし，障害予防の検診を行っている医師や理学療法士の先輩が周囲にいれば，ぜひその方々とともに，検診事業に携わっていただきたいと思う．スポーツ選手に触れることができ，かつ先輩方の評価法などが実際に近くでみられるからである．スポーツ現場に関わることで，少しずつでも経験を積んでいくことをお勧めしたい．

Further Reading

肩の診かた治しかた，昭和大学藤が丘リハビリテーション病院（編），メジカルビュー社，2004
　☞ 肩関節に関する書であるが，評価から治療への流れが参考になる．肩関節は特に評価が難しいので，治療に迷ったときには参考にするとよい．

1. スポーツ障害
(2) 投球障害（肩・肘障害）

青木啓成

投球障害による肩・肘障害は，症状は違うものの，その原因については円滑な全身運動の破綻による場合が多いとされ，投球障害の発症要因に関する報告は多数ある．報告の中には3次元動作分析などもあり，その分析結果から「運動連鎖」の破綻が指摘されている．高価な動作分析装置や動画分析を行わないと「運動連鎖」が破綻した状態は評価できないのでは？と考える理学療法士は少なくないだろう．そのため野球経験のない理学療法士は，投球動作・障害の分析は難しいと考えてしまいがちであり，結果的に投球障害の保存的治療成績に関する臨床報告が少なくなってしまうのが現状のように思われる．

臨床の現場では，投球障害をより簡易的で有効かつ具体的に評価する方法が求められているが，方法論が構築されているとは言い難く，筆者らもそうした評価を試行錯誤してきた．

本稿では，投球動作・障害をよりシンプルに理解するための考えかたの基盤と，その評価方法を紹介しながら，基本的な治療概念について理解を深めることを目的としたい．

投球障害肩とは

投球障害肩は，反復される投球動作によって発症する肩関節障害の総称である．投球障害肩には，little leaguer's shoulder（上腕骨の近位骨端線離開），肩腱板損傷，肩関節唇損傷，上腕二頭筋腱炎などがある[1,2]．しかし，来院する選手の多くは画像診断上問題のない，いわゆる投球障害肩である場合が少なくない．

競技では野球が最も多く，テニス，バレーボールといった，いわゆるオーバーヘッドスポーツでも同様な症状をきたす場合がある．その要因については，運動連鎖が破綻することにより，肩に過度な負担が生じ発症する場合が多いとされる[3]．

投球障害肘（野球肘）とは

野球肘は，投球動作が原因で肘関節に発症する疼痛性障害の総称である．野球肘は，成長途上の骨端を中心とした骨軟骨に生じる成長期型野球肘と，成長完了後の関節軟骨や筋腱付着部に生じる成人型野球肘に大別できる[4]．更に，内側，外側，後方の各障害に分類される．圧倒的に内側である上腕骨内側の障害が多いが，外側の障害である離断性骨軟骨炎（osteochondritis dissecans：OCD）には注意が必要である．

発育期は骨端線の力学的脆弱性によって様々な障害が発生する可能性が高く，特に野球肘は，骨成長に伴う筋短縮や柔軟性の低下と，技術的な未熟さから生じる投球フォームの乱れに起因するものが多い．

　野球肘は日常生活に支障をきたさないため，一般整形外科ではスポーツ中止と安静を主体とした治療しかなされないことが多かったが，スポーツ障害の頻度としては決して少なくない．

投球障害をシンプルに考えるためには

●身体運動と投球位相を理解する

　一般的な物体の運動は，物体の並進運動と回転運動が同時に起きた（合体された）ものとなっている．バイオメカニクスの分野では，身体や身体各部の動きを，その重心の並進運動と重心回りの回転運動に分けて考えることが多い[5]．

　また，エネルギーの転換の観点からみると，投球動作の初めに左脚を上げ，軸足と言われる右足で地面を蹴って，身体重心を投球方向へ移動させる（右投げの場合）．この動作で身体は並進運動エネルギーを持つこととなるが，上げた左脚を着地したとき（フットプラント）にこのエネルギーを回転運動エネルギーに転換するとされる[5]．

　投球位相については様々な報告があるが，信原らは投球動作を，第Ⅰ相：wind up phase，第Ⅱ相：cocking phase，第Ⅲ相：acceleration phase，第Ⅳ相：follow through phase，の4つの相に分類し，第Ⅱ相におけるフットプラントがボールリリースとともに重要な区切りであると述べている[6]．

　つまり，以上のことを総合すると，エネルギーが転換される第Ⅱ相のフットプラントまでをポイントにして投球動作を観察し，投球動作を並進運動から回転運動への組み合わせ（つながり）として考えることで，投球動作をシンプルに理解することにつながると考えられる．

●投球位相と「投球動作の運動軸」の考えかた

　そこで，筆者らはacceleration phaseの前段階の安定性と，投球に必要な体幹・下肢の安定性を「投球動作の運動軸」として次のように定義した[7]（図1）．

① wind up phaseにおける軸足・体幹の安定性を「片側軸」とする．
　➡これは軸足下肢と体幹の安定性を指すものであり，いわゆる重心軸である．
② cocking phaseにおけるフットプラントまでの体幹・骨盤・肩甲帯の安定性を「対角軸」とする．
　➡これは，軸が入れ替わるまでの骨盤帯から肩甲帯までの部分的な安定性を指すものであり，重心移動に伴い変化する軸であると考えている．
③ acceleration phaseの上部体幹とステップ側の股関節の回旋可動性と安定性を「軸の入れ替え」とする．
　➡これは投球動作時の並進運動から回転運動へ転換するために必要な動きである．

　この3つの「投球動作の運動軸」の安定性のためには，運動に必要な関節可動域，安定

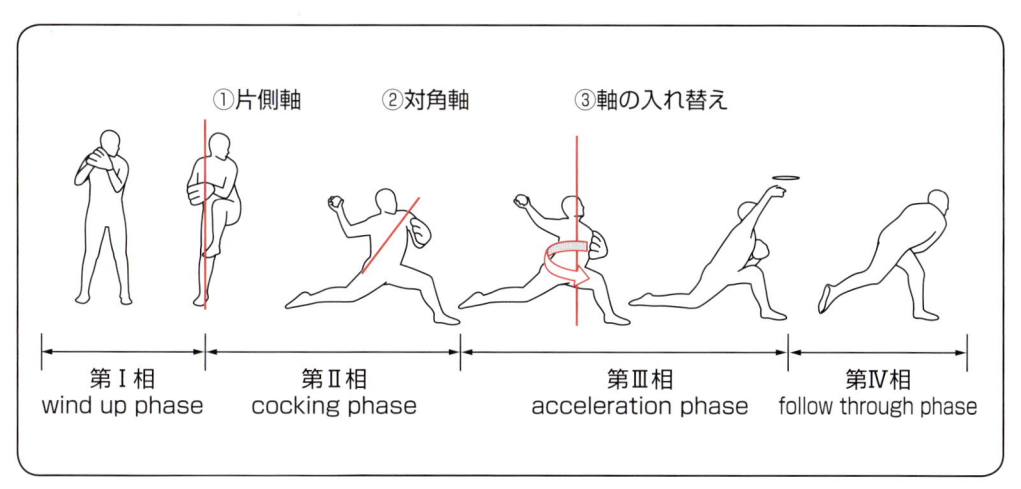

図1：投球位相と「投球動作の運動軸」

した体幹機能，運動を円滑にタイミング良く行うための筋力・筋の協調性の協働作業が必要であり，そうした条件を整えることがスムーズな投球動作につながる．つまり，「運動連鎖」へのアプローチはそうした条件が揃っていることが重要であり，初めからフォームを修正することが「運動連鎖」のアプローチにつながるものではない．

Advice

現場のコーチや指導者と理学療法士が医療の立場で良好な関係を構築していくためには，技術的な指導は現場の指導者やコーチに任せるとよい．そのうえで競技復帰までにパフォーマンス発揮に必要な身体条件をクリアさせていくことが，"選手"を現場と医療の間に板挟みにさせないために必要であると思われる．

投球障害治療に必要な評価とは

投球動作に必要な条件についての評価について説明する．

● 問 診

肩・肘関節の疼痛の部位，疼痛の出現する投球位相，疼痛の程度をNRS（numeric rating scale）にて評価する．疼痛の部位は，肩であれば前方，後方，上方のいずれの部位であるか，肘であれば内側，外側，後方のいずれの部位であるかを評価する．

肘関節は，投球時のみでなくバッティング時の肘関節疼痛の有無も確認する．疼痛の出現する投球位相は，前述した信原の分類[6]に沿って評価する．

受傷機転については，症状が緩徐に進行してきたものか，急性発症であるのかを確認する．投球直後に急激な痛みを生じ，投球困難となった場合などは，肩関節であれば上腕骨の近位骨端線離開，肘関節であれば剥離骨折や内側側副靱帯（medial collateral ligament：MCL）断裂の可能性が高い．

その他，肩・肘関節以外の障害歴については，各関節の違和感の発現や疼痛のエピソー

ド，背部の張り感や肩こり感の有無，足関節捻挫などの下肢の障害歴も聴取しておく．特に，走り込みなどの後の背部の張り感や股関節の詰まり感などは，股関節および体幹の回旋制限を示唆するものであり，投球障害肩・肘に至る前駆症状として認める場合があるため，以後の障害予防のためにも確認しておきたい．

● X線評価

医師の病態診断行為であるが，理学療法士としてもその内容を理解することは，理学療法（PT）プログラム作成において重要となる．特に，上腕骨の近位骨端線離開やOCDの場合は，発症からの期間によって，治癒修復段階であるのかを医師に確認したうえで投球禁止の必要性，治癒期間が設定される．

Advice

上腕骨の近位骨端線離開の場合は，受傷から投球可能となるまでに6週間程度必要となる．OCDは重症度によって主治医の治療方針が異なり，半年以上の投球禁止を余儀なくされる場合も少なくない．主治医と十分に協議し，投球禁止となれば投球許可が出るまでの期間を明確にしたうえで，選手のモチベーションを落とさないように配慮する．患部外トレーニングから投球に至るまで段階的にプログラムを組んでおくとよい．

● 関節可動域評価

運動軸の破綻とその影響が関節周囲筋に生じることによって，関節可動域に影響を与える．つまり，関節可動域制限は全身運動破綻の結果であり，全身運動破綻の直接的な要因ではないが，投球動作に大きな影響を与える要素ということになる．

ここでは評価のポイントと，体幹機能や運動軸の破綻によって生じる関節可動域の制限と筋の連結障害について考えていく．

POINT 「筋の連結障害とは？」

ここで言う筋連結とは，隣接する筋の筋膜・筋間中隔などを介した接続部分を指し，本稿では筋連結部分の滑動性の低下を連結障害と定義する[3]．

1）肩関節

肩関節の可動域評価で重要なのは内旋制限である（図2）．内旋可動域は，挙上位，外転位，屈曲位のみでなく，下垂位でも厳密に評価することが必要である．下垂位とは完全な下垂位ではなく，scaption 30～45°の肢位を選択している．この肢位では，周囲筋などの関節包外組織の緊張の影響が少ない状態で関節包を評価することが可能である（図3）[8]．下垂内旋の評価をベースに，後方関節包の拘縮による制限であるのか，関節包外の軟部組織による制限であるのかを見極める．外転位内旋，下垂内旋，水平内転がいずれも制限をきたしている場合は関節包の拘縮によることが多い．

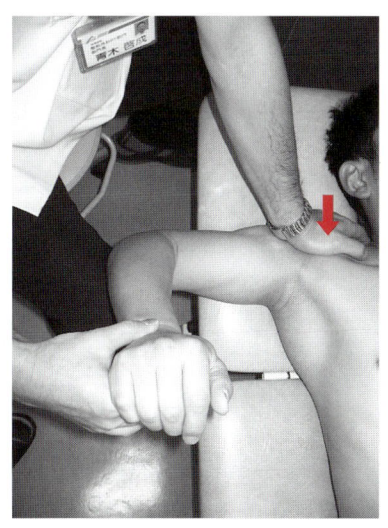

図2：肩関節内旋可動域の評価
肩甲骨の代償を抑制して厳密に測定する．

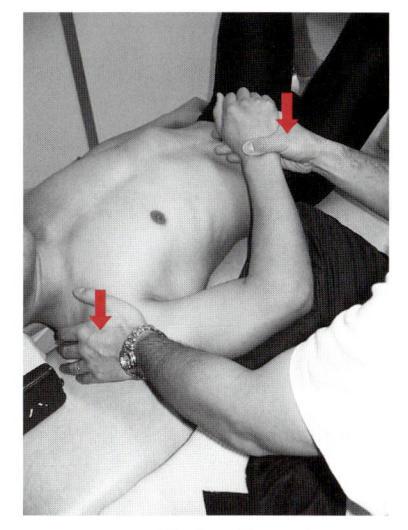

図3：関節包の簡易評価
scaption 30〜40°肢位で内旋制限の有無を評価する．

【投球障害の運動軸障害と肩の関節可動域制限の関係の例】
　片側軸が不安定になると，wind up phaseに必要な並進運動が障害される（図4）．崩れた体幹を補うために三角筋は過活動を強いられ，隣接する上腕二頭筋・三頭筋との連結障害を生じるために，肩の回旋（特に内旋制限）をきたすことになる．

2）肘関節
　肘関節の屈曲・伸展を前腕中間位で評価する．特に伸展制限は，前腕が回内位であると前腕屈筋群が弛緩するため正確に評価できない．二関節筋の障害は肘関節の可動域も制限する．特に，上腕二頭筋と三頭筋の筋間中隔から起こる腕橈骨筋の緊張が高い場合は，円回内筋や前腕屈筋・伸筋との連結障害をきたし，回内・回外を制限する．

【肩関節の可動域制限と肘痛の関係の例】
　肩の内旋制限が生じると前腕の回内で代償するため，投球の反復によって円回内筋，前腕屈筋の過緊張をきたし，肘痛が生じる（図5）．更に過剰な回旋ストレスは腕橈関節の可動性を低下させてしまう．

3）股関節
　並進運動を回転運動に転換するためには，両側の股関節の可動性が必要になる．特に回旋可動域は重要である．軸足側は伸展位，ステップ足側は屈曲位となるため，回旋可動域は伸展位，屈曲位の両方で評価しておく．

4）体　幹
　体幹の可動性は座位での回旋可動性と結髪肢位での回旋の両方から評価する（図6）．前者は胸椎・胸郭の可動性を，後者は前者に加え，広背筋の緊張を評価できる．

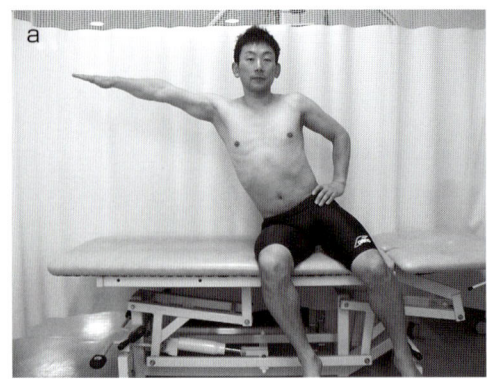

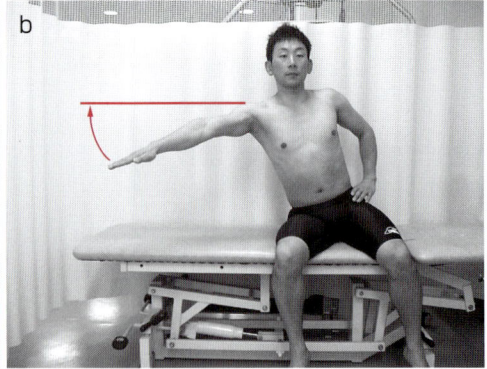

図4：並進運動の障害
並進運動が障害されると，bのように上肢が下がるため，体重移動側の肩関節を外転させて代償する．

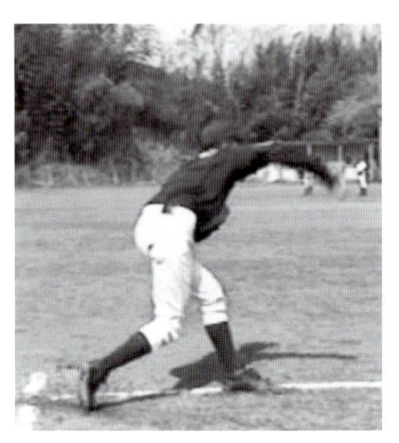

図5：肩の可動域制限を代償した投球フォーム
前腕の回旋による代償が生じている．

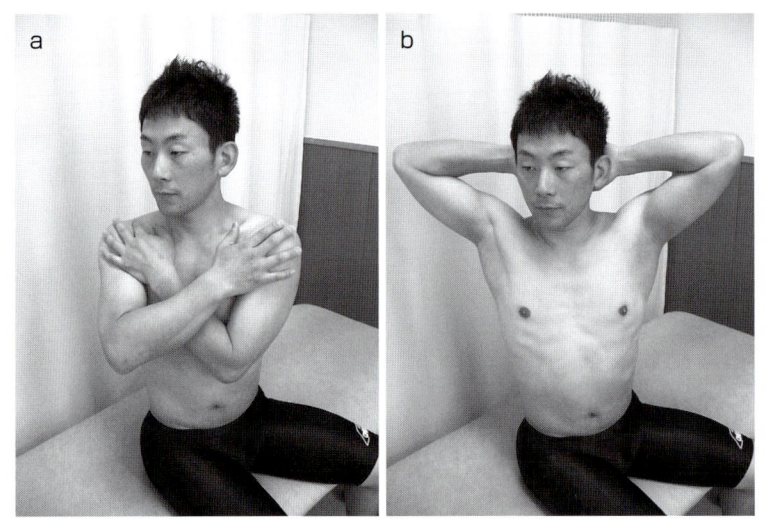

図6：体幹回旋の評価
bのように結髪肢位とすることで体幹回旋への広背筋の関与を評価する．

【運動軸障害と股関節と体幹の回旋制限の関係の例】
ステップ足側の股関節の回旋が疲労（大腿筋膜張筋や中殿筋の疲労）などによって制限されると，「軸の入れ替え」運動が障害される．並進運動を回転運動に転換できないため，体幹の回転と腕の振りで代償することになる．その結果，胸椎周囲の胸部回旋筋や菱形筋などの緊張が高くなり，最終的には肩甲骨の動きをも制限する場合が多い．

POINT 「関節可動域は厳密に評価しよう！」
全身運動に必要なものは，その運動に必要な可動域である．十分な可動域なくして円滑な並進運動や回転運動は困難と言っても過言ではない．常に非投球側との左右差を確認しながらバランスのとれた可動域を確保することが重要となる．
可動域制限は運動連鎖破綻の直接的な原因ではないが，運動時痛の原因であることが多い．投球障害の治療は運動時痛の改善と予防であることから，運動時痛改善のためにまず可動域を改善させることが先決である．

● 体幹機能評価

主要な体幹機能評価については先に説明してあるので，評価の方法はそれを確認していただきたい．ここでは投球動作との関係について説明する．

1）並進バランステスト

wind up phaseからcocking phaseに至るまでの左右の**片側軸**に必要な体幹機能を評価する．

2）上肢挙上固定テスト

挙上した上肢に抵抗をかけることで，対角方向の体幹の安定性を評価することができる．**対角軸**に必要な体幹機能を評価する．

3）股関節開排テスト

投球に重要な股関節の内旋運動に抵抗をかけた際の体幹の安定性を評価する．wind up phaseでの片側軸の安定性に必要な股関節内旋運動とacceleration phaseの「**軸の入れ替え**」に必要な体幹機能を評価する．

4）下肢中間位保持テスト

股関節中間位を保持することでwind up phaseでの軸足の片側軸に影響する体幹機能を評価する．股関節は体幹機能のベースであり，体幹を固定しながら下肢を運動させることが体幹と下肢を結びつけるうえで重要な役割を果たす．

1）～4）を組み合わせて考えることで，図1に示した片側軸や対角軸に必要な体幹機能の評価が可能になる．股関節の可動域制限やコアスタビリティーの低下があると，これらのテストで安定性は得られないであろう．

> **メモ**
> コアスタビリティーとは「安定した骨盤帯とそこに関与する下肢と上肢帯の筋群が効率良く機能している状態」と考えている．そのためには腹横筋の必要分の収縮，腰方形筋，腹斜筋，広背筋，肋間筋が機能し，骨盤から下部体幹が機能的な状態になっていることが必要である[7]．

● 徒手筋力評価－下肢筋の協調性評価

個々の筋の筋力評価については成書に譲ることとし，大腿四頭筋と殿筋群の協調した筋力，ハムストリングスと下腿三頭筋の協調した筋力について確認しておきたい（「パート2-1（5）足関節捻挫後遺症」参照）．後述する運動軸の低下をきたし，軸足のバランス，ステップ足の安定性に影響するのは，抗重力筋と二関節筋との協調性である．

● 運動軸評価（重心運動軸）

体幹機能評価と徒手筋力評価を終えたら，最後に重力に対する身体重心軸の評価を行う．身体全体の重心（合成重心）は姿勢が変わることにより変化する．ここでは姿勢により変化する身体重心軸を運動軸と定義する．基本的な2つの動作から評価する．

1）片脚起立姿勢評価

単に，片脚で立てるかどうかではなく，支持脚の股・膝関節が完全に伸展位を保持しているか，対側の骨盤帯が水平位以上を保持できるかを観察したうえで，重心軸が前後（図7a），左右（図7b）に逸脱していないかを評価する．

2）スクワット姿勢評価

骨盤帯の過剰な前後傾とその左右差，加えて，動作時の重心軸が前後に逸脱していないかを評価する（図8）．

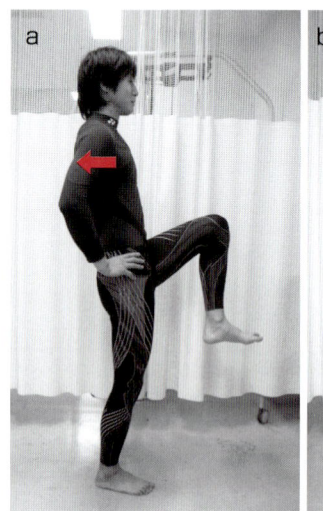

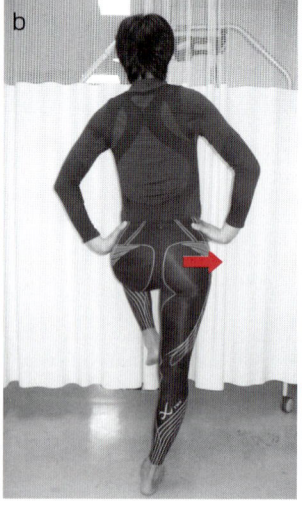

図7：片脚起立姿勢評価
a：重心軸が後方へ偏位している．
b：重心軸が側方へ偏位している．

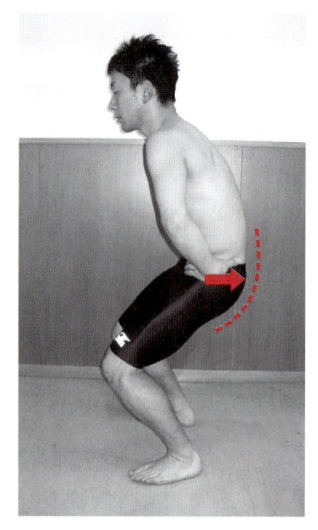

図8：スクワット姿勢評価
骨盤が後傾し，重心軸は後方へ偏位している．

Advice

運動軸評価を体幹機能評価と組み合わせて考えるとよい．体幹機能が低下している場合でも，運動軸が機能していない場合でも，円滑な投球動作は難しいので，動作の遂行を障害している要因がいずれの問題であるのかをそれぞれの評価結果から考える．体幹機能評価結果をベースに下肢の徒手筋力評価の結果を合わせて，運動軸の低下の要因について考えるとわかりやすいと思われる．冒頭の「投球動作の運動軸」はすべての要素を含んだ総合的な機能軸と言える．

投球障害をどのように治療していくか

治療は，まず局所の関節可動域の改善が重要である．関節可動域の改善を図った後に，体幹機能と下肢の協調性を改善させ，結果的に運動軸に改善が認められるかどうかを評価する．関節可動域と体幹・下肢の協調性が改善しているにもかかわらず運動軸が不良な場合は，軸を整えるための運動を指導する．これが一連の治療の流れとなる．

● 関節可動域改善のポイント

第一段階として連結障害の改善を図り，改善を認めない場合は，関節包の伸張性の改善へと進める．

1) 肩関節

図9のようにして三角筋と上腕二頭筋・三頭筋との連結障害を改善させることで外転・内旋位が改善する場合が多い．しかし，それでも下垂内旋制限が改善しない場合は，後方関節包の伸長を行う（図10）．

2) 肘関節

腕橈骨筋と回内筋および前腕伸筋群との連結障害を徒手的に改善させた後，肘の屈伸時

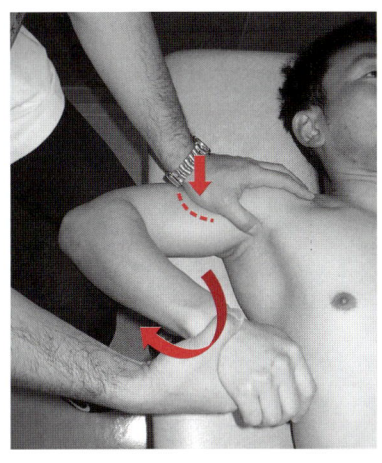

図9：三角筋と上腕二頭筋の連結障害へのアプローチ
三角筋を把持し，上腕二頭筋との連結部を圧迫しながら患者の肩を他動的に内旋させる．

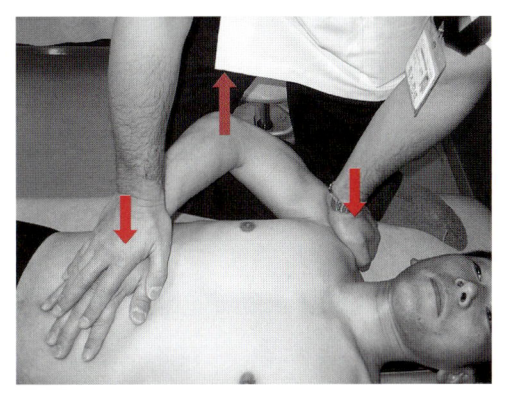

図10：後方関節包へのアプローチ
腹上に患者の上肢を内旋位で固定し，理学療法士は自分の下肢を使って更に内旋させる．

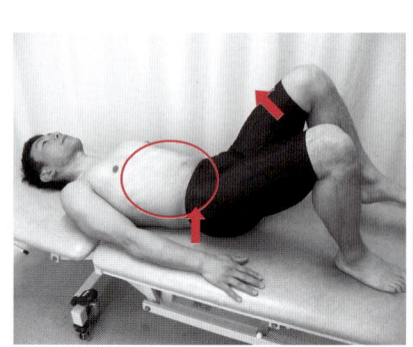

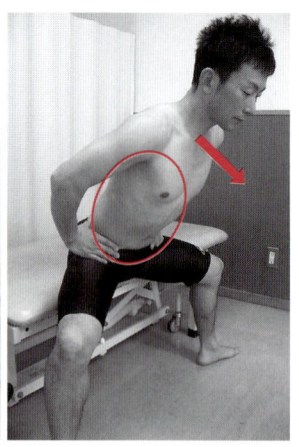

図11：体幹機能へのアプローチ
体幹の固定を意識しながら股関節の運動を行う．

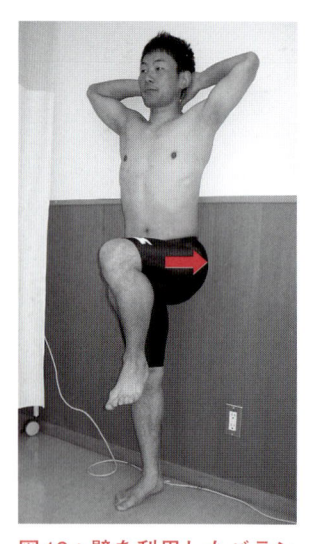

図12：壁を利用したバランス練習
体幹固定を意識し，殿部を壁に押しつけるようにしながら一側下肢を挙上する．

痛が残存する場合は，肘頭付近，肘頭窩付近の軟部組織の柔軟性を改善させる．必要に応じて橈骨頭のモビライゼーション（mobilization）を実施する．

3）股関節

大腿筋膜張筋と中殿筋，大腿筋膜張筋と内転筋・ハムストリングスの連結障害の改善を図ることで股関節屈曲位，伸展位での回旋制限に改善を認める．

4）体　幹

胸部回旋筋の緊張の緩和と肩甲骨の可動性の改善を図るためには，広背筋の柔軟性を十分に確保する必要がある．そのうえで胸部回旋筋を徒手的に圧迫する．

1）～4）の内容を必要に応じて組み合わせて実施することにより，関節可動域の改善を図ることができる．

● **体幹機能の再評価と体幹機能訓練のポイント**

前述した股関節と体幹の可動性を改善させることにより体幹機能が安定する場合があるため，再評価を行う．再評価しても改善が認められない場合は，基本的な体幹安定性のための運動（**図11**）を指導する．しかし，単に体幹の静的安定性を得るのではなく，体幹の安定性と股関節の運動を組み合わせるようにすることが運動軸の安定化につながると考えられる．

● **下肢の協調性と体幹機能改善のポイント**

図12のように壁を利用してバランス運動を行うとよい．ここでのポイントは骨盤が前傾しないように，下腹部に意識を置きながら殿部を壁に押しつけるようにして，ゆっくりと足踏み運動を行う．体幹を安定させ，抗重力筋の協調も促すことができる．容易に行えるようになってきたら，一側の上肢を挙上させ，体幹安定性を維持する際の難易度を上げていく．

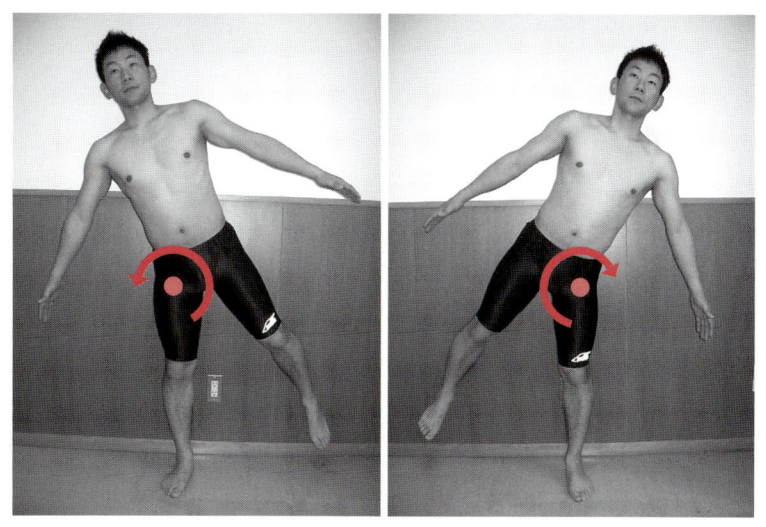

図13：balance toy exercise (side pattern)
体幹固定を意識し，股関節軸を中心に左右にバランスをとる．

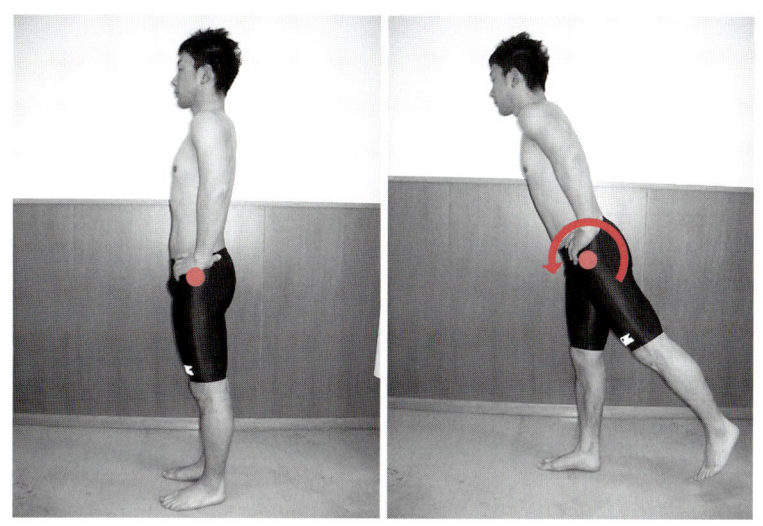

図14：balance toy exercise (front pattern)
体幹固定を意識し，股関節軸を中心に前後にバランスをとる．

● **運動軸安定化のためのポイント**

　可動域と体幹・下肢の協調性が改善しているにもかかわらず運動軸が不良な場合は，安定した上肢-体幹-下肢をベースに，股関節を中心とした重心移動運動を行う．

1) balance toy exercise（side pattern；図13，front pattern；図14）

　安定した体幹を股関節の軸上で使用させるためのバランス練習を行う．

2) ポールバランス，スクワット運動

　ポール上に立つことで軸感覚をつかみやすい．ポール上でのバランス保持とその状態からスクワット動作を行うことで，運動軸の崩れをフィードバックさせながら運動させる．

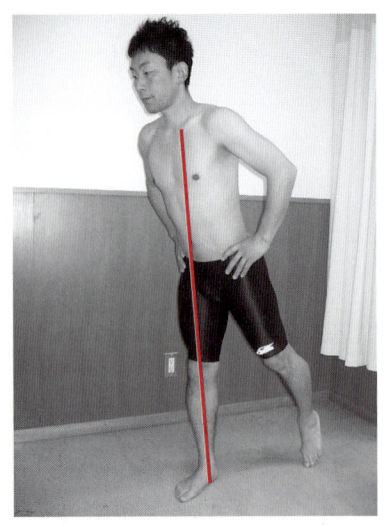

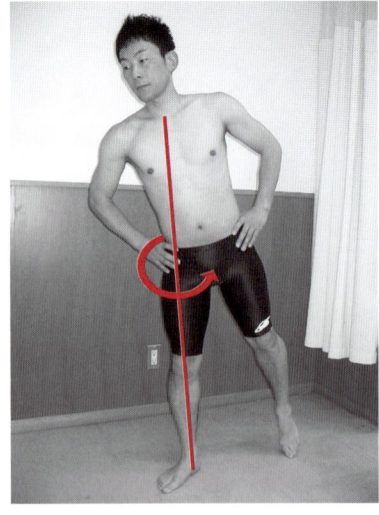

図15：ステップ肢位での回旋運動
体重移動されるステップ側の股関節を中心にした回旋運動による軸の入れ替え運動を行う．

3）ステップ肢位での回旋運動

　図15のようにステップ足の股関節を中心に回旋運動を行う．上部体幹の回旋が先行しないようにすることと，下肢動的アライメントが knee in-toe out しないように注意する．「**軸の入れ替え**」運動の安定性を高めることにつながる．

　以上の流れで治療を進め，投球に必須な可動域と，投球に必要な体幹機能と運動軸に改善を認めることによって，塁間投球が80％で痛みがない投球動作を目標とする．

Advice

　可動域を改善させ，運動軸を整えることで塁間80％までは痛みなく投球することが可能になる場合が多い．成長期の場合はそのまま全力投球が可能になることが多いが，高校生以降は80％の壁を超えることができない場合がある．その後の20％は股関節を中心とした回旋駆動力に低下がある選手や，ステップ足側下肢と上肢との連動のタイミングの不良な選手であることが多く，個別のアプローチが必要になる．
　最後の20％が重要ではなく，まず初めの80％をいかに早く獲得させ，現場復帰させるかが重要であると筆者は考えている．

●──文献──●
1) 筒井廣明：上肢．総合リハビリテーション　34：829-836, 2006
2) 三原研一：少年野球による上肢障害．Journal of Clinical Rehabilitation 15：156-159, 2006
3) 青木啓成，村上成道，他：肩のスポーツ外傷・障害再発予防への理学療法の取り組み．理学療法　26：400-408, 2009
4) 柏口新二，井形高明：上腕骨小頭障害の保存療法．Monthly Book Orthopaedics 10：67-74, 1997

5) 金子公宥, 福永哲夫：バイオメカニクス, 杏林書院, 2004, p114-116
6) 信原克哉：肩　第3版, 医学書院, 2001, p377
7) 児玉雄二, 村上成道, 他：野球の投球動作における運動連鎖とコアスタビリティトレーニング. 理学療法 26：1203-1210, 2009
8) Gohlke F, Essigkrug B, et al：The pattern of the collagen fiber bundles of the capsule of the glenohumeral joint. J shoulder Elbow Surg 3：111-128, 1994

●新人理学療法士へひとこと●

　投球障害の治療と運動連鎖へのアプローチでまず行うべきことは，局所の関節可動域改善である．その可動域制限の原因を触診，体幹機能評価，運動軸の評価から繙きながら，投球フォームを観察し，動作上の問題と組み合わせる．本稿で述べてきた運動軸を整える手順を踏んでいくことで，結果的にフォームに変化がみられるなど，「運動連鎖」にアプローチしていることが実感できると，新たな気持ちで投球障害へ向き合うことができる．

Further Reading

臨床スポーツ医学, Brukner P, Khan K（著），籾山日出樹・他（監修），医学映像教育センター，2009
　☞ スポーツ外傷・障害について，部位ごとに診断・治療がわかりやすく説明されている．具体的な治療方法・手技やトレーニング方法を多くの図・写真で説明している．

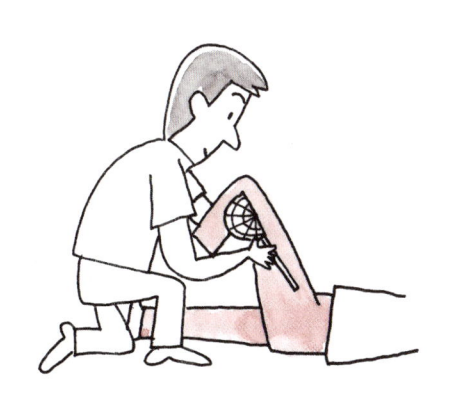

1. スポーツ障害
(3) 腰痛症

児玉雄二

腰痛は疼痛を訴えている腰部や仙腸関節，殿部周囲の局所的な除痛目的の治療のみでは完全な除痛に時間を要することが多い．また，高校の野球部のメディカルチェックを定期的に行い，評価結果を追うなかで，腰痛再発を繰り返す選手が多く予防ができていないことを経験してきた．結局，腰痛は疼痛部位にストレスを与えている原因を評価し治療しなければ完全な改善に至らないばかりか，症状が悪化したり，改善が遅延したりすることで日常生活にも支障をきたし，メンタル的な問題に陥ることもある．腰痛が原因でスポーツ活動をやめてしまう選手もみられるので，ゆっくり構えてはいられない障害であると思う．腰痛を診る場合，腰椎分離症，椎間板ヘルニア，筋・筋膜性腰痛などの診断名とは別に，腰部周辺に対してどのようなストレスが加わっているのかを評価する視点が重要になる．本稿では，成長期のスポーツ選手を対象として，私たちが臨床や競技現場で遭遇する腰痛を訴える選手に対する最も基本的な評価と治療について，運動連鎖の視点から述べる．

問診では情報量は多いほど良い

　障害を訴える選手を目の前にしたとき，まず何を優先に考えるだろうか．筆者らはその選手がスポーツ活動を継続できる状態か否かについて確認をしている．というのは，選手のスポーツ活動の休止は，廃用性の筋力低下や筋・関節の柔軟性の低下等の二次的な障害を起こしやすく，疼痛再発のリスクが残存するばかりでなく，ハイパフォーマンスの発揮を阻害すると考えているからである．問診では必要十分な情報を聴取しつつ，腰部局所の障害度について仮説を立てた評価と治療を行い，スポーツ活動の継続が可能か否かについての判断材料となるように心がけている．疼痛を感じ始めた時期，疼痛部位やその程度，感覚障害の有無，痛みを自覚し始めた頃の練習内容や自身の疲労度，腰痛やその他の障害に関する既往歴，現在は何をすると痛みが出るのか（動作全般，ダッシュのみ，軽いランニング等），現在の練習はどの程度できているのか，等について聴取し，その他の理学所見と照らし合わせたうえで医師の判断を仰ぎつつ総合的に判断を行っている．

　では，スポーツ活動の休止を余儀なくされた以下のような選手について，どのように考えるだろうか？

> **症 例**
>
> 　約3ヵ月前に急に腰が痛くなり，歩行時や座位時にも痛みを感じるようになってきた．病院の検査で急性腰痛症と診断された．医師にいったん練習休止と言われ，その後痛みが軽くなってきてからは，痛みががまんできる範囲でのランニングや筋トレなどの自主トレを行っている．長時間のランニングやダッシュ，ジャンプで痛みが出てくるが，軽いランニングならば少し違和感がある程度．日常生活では腰に痛みはなく，そろそろ運動を行いたくなってきた．
>
> **診断と処方**
>
> 　このような過程を経てきた選手に対し，医師は腰部にかかるストレスを管理しながらスポーツ復帰を許可した．医師からはリハビリテーションスタッフ（リハスタッフ）に対して，疼痛の緩和と再発を予防する目的でリハビリテーションが処方された．

　さて，この選手に対して私たちはどこまで評価と治療を深めることができるのだろうか？　症状としての腰痛が少しずつ改善すればよいのだろうか？　疼痛がなくなってきた選手がある日急激な腰痛の再発を訴え受診してきたときに，リハスタッフは自身の責任をどこまで感じることができるのだろうか？——これらの評価のよりどころとなるのが，全身を評価する運動連鎖の視点である．

Advice

　腰痛を有する身体は腰背部の筋肉が過緊張を呈する状態にもなりやすく，肩甲胸郭関節が機能しなくなる．結果として肩関節のアウターマッスルを過用することとなり，肩関節の可動域制限がみられることが多い．バレーボールやテニスなど片側の上肢を使用するスポーツは肩関節痛にも留意する必要がある（**図1**）．このほか，腰痛を有する場合は身体機能の破綻が腰部以外にもある可能性が高く，股関節痛や膝関節痛，足関節捻挫などの障害歴とその時期を問診にて聴取すると，意外と腰痛との関係性を見出せることがある．

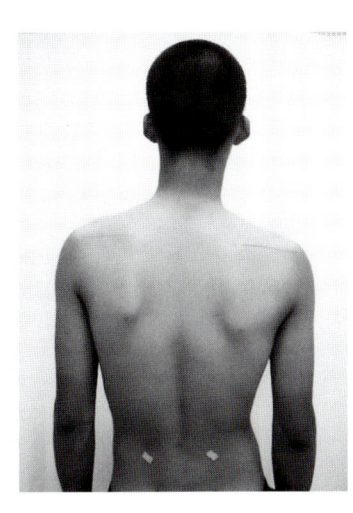

図1：腰痛と右肩痛を有する選手の背面
投球側（右）の下部体幹が崩れ，右肩甲骨が下制・外転位に偏位し，内側縁が浮いている状態．肩甲胸郭関節が機能しない状態で肩関節挙上を行うと三角筋等のアウターマッスルを過度に使用し疼痛を誘発しやすい．

画像分析は医師と相談し，安静度を確認する

　医師による画像診断結果をチェックし，診断名や問診結果と照らし合わせてみる．特に椎間板変性やヘルニア，腰椎分離症の確認を行い，何らかの異常所見が認められた場合は，スポーツ活動の休止か否かの判断を医師に仰ぎ，今後の治療プログラムの大まかな方向性を立てる．例えばバレーボールのアタッカーが腰椎分離症と診断されたとする．アタックやサーブ，レシーブの練習は腰にかかるストレスが大きいが，運動を休止するほどではないということでランニングまで許可になった．ここでの方向性とは，ひとまずランニングで腰部にストレスがかからないような身体機能にすればよい，ということになる．X線写真やMRI画像は局所の状態を客観的に示してくれるので，大変参考になる．もし異常所見がなかったとしても，胸腰椎や骨盤のアライメントは理学所見と大いに関係があるので必ず確認して随時医師と連携をとりつつ治療を行わなければいけない（図2）．

> **メモ**
> 　腰椎分離症は症状により神経根障害や椎間板変性を引き起こし，またこれが起因となって中年以降に脊柱管狭窄症等の脊椎変性疾患に至る可能性も否定できない[1]．疼痛と身体機能の変化を追いつつ管理をしていかねばならない疾患であるので，医師の定期的な診察と経験のあるリハスタッフによる管理下でのスポーツ活動を実施する必要があることを十分に理解してほしい．

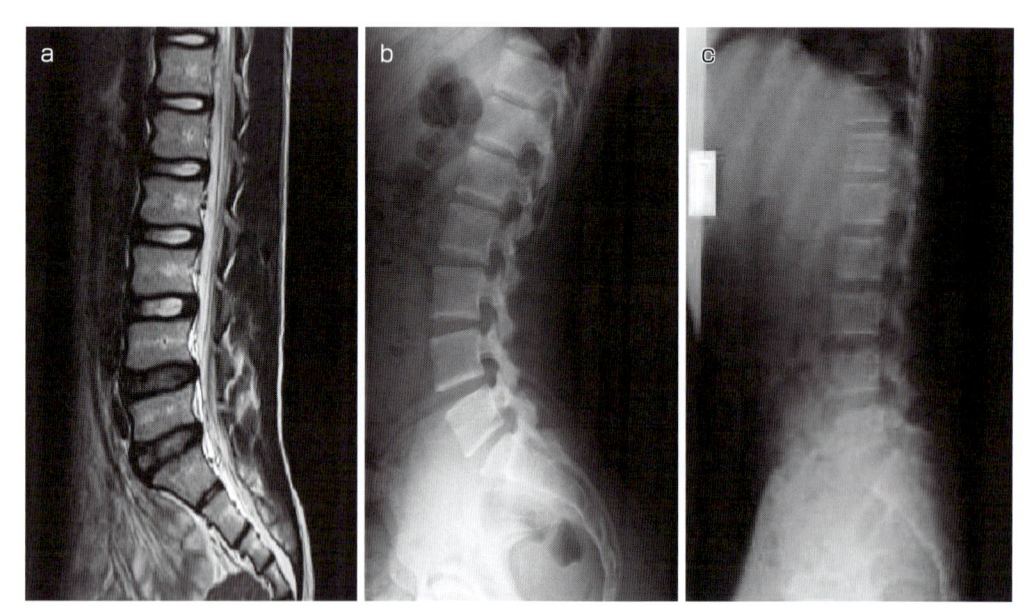

図2：画像所見の例

a：L4/5，L5/S1での椎間板変性，b：腰椎の過度な前彎，c：腰椎の前彎が消失しフラットな状態．
画像診断では局所所見のほかに，なぜ腰椎が前彎（またはフラット）なのか，なぜ椎間板変性に至ってしまったのかという視点から現在の身体機能を想定しつつ理学所見をとるようにする．スポーツ現場に関与するリハスタッフは，画像から身体運動の特徴まで想起できると評価に深みが増す．

理学療法評価では運動連鎖の視点を持ちつつ進めていく

●疼痛再現テストはひとまずの目安

　体幹の前屈，後屈，回旋の自動運動を行ってもらい，痛みの有無をチェックする．痛みの出るような動作を言葉と運動で再現してもらう．例えば野球選手の場合で，投球の加速期に痛みを感じるという選手はシャドーピッチング程度ですら痛みがあるのか，またその部位は腰部なのか仙腸関節付近なのか，あるいは腰よりやや上部の背部付近なのか，などの確認をする．実際には問診と並行して聴取してしまうことが多い．従来言われている伸展型，屈曲型に区別するのではなく，あくまで全身の運動パターンを評価し，腰部へのストレスをきたしているかの判断基準の一つとする（図3）．

●関節可動域測定では代償運動は厳禁！

　体幹は回旋，股関節は屈曲，伸展，内旋，外旋をみる．この時点で年齢や競技，練習内容を加味しても関節可動域（range of motion：ROM）制限や競技特性を超えた左右差がみられれば，必ず膝関節と足関節・足部のROMを確認しておく（図4）．

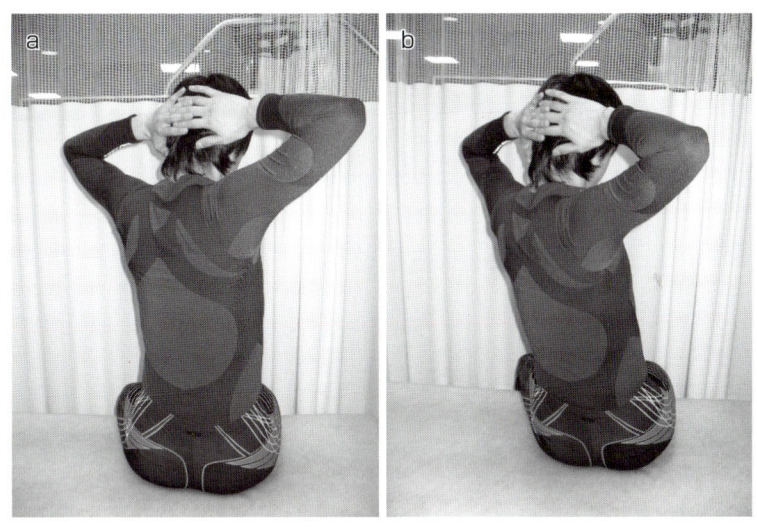

図3：上部体幹の運動パターンによる腰部へのストレスの例
股関節のみでなく上部体幹が硬いと，伸展時や回旋時に腰部へのストレスが増大する．aは正常だが，bは胸椎や肩甲骨の動きが乏しく，腰部に剪断力が加わっている．

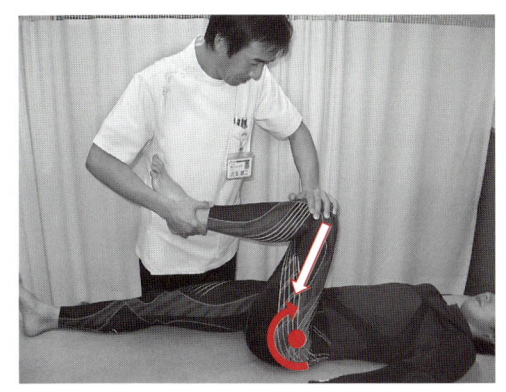

図4：股関節のROM測定
股関節軸の中心に向かって軸圧をかけつつ，骨盤後傾の代償動作が入らない状態のROM測定が基本．股関節以外でもROM測定は純粋な単関節の運動角度を測定する．

a. 下　肢

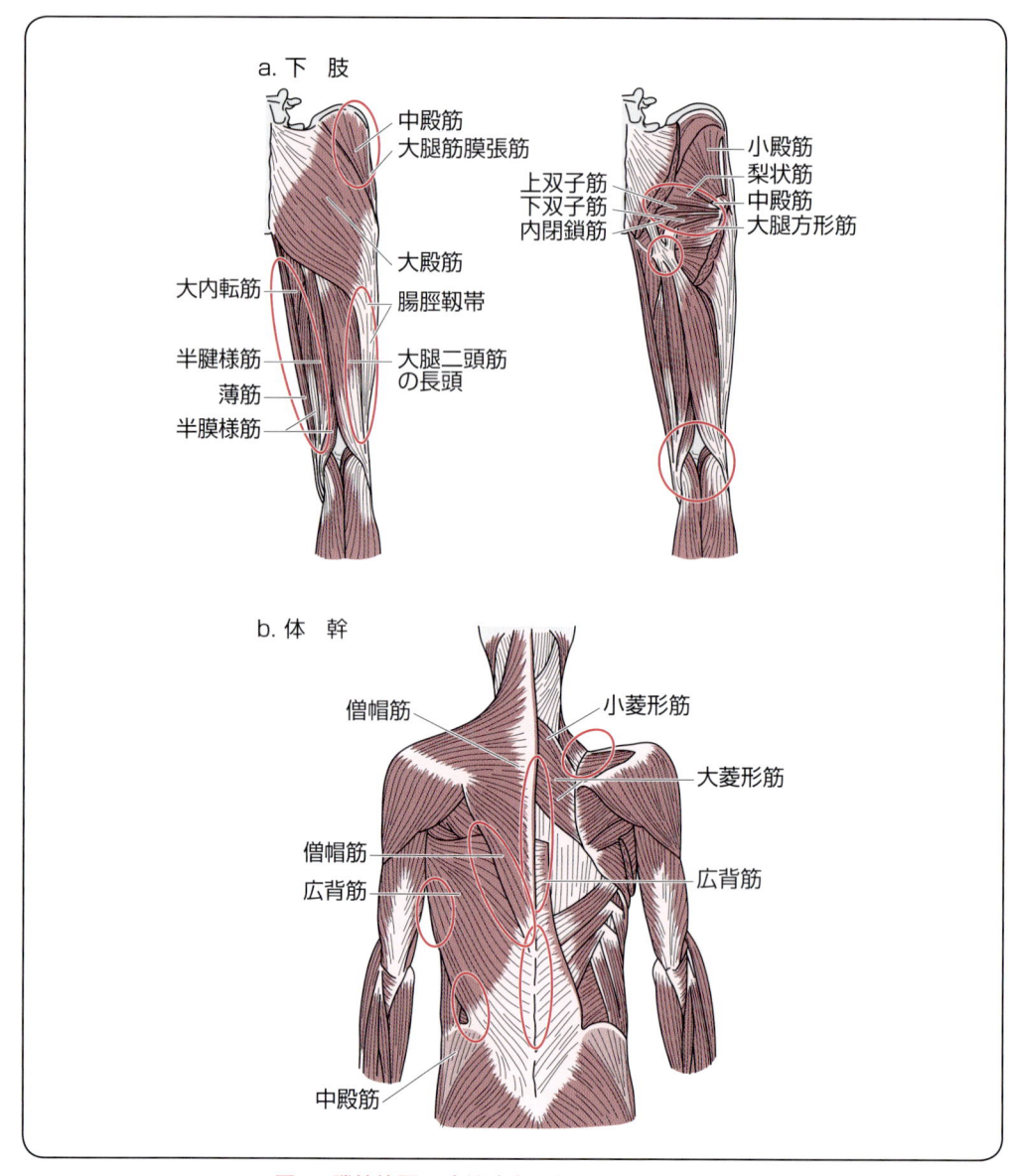

中殿筋
大腿筋膜張筋
小殿筋
梨状筋
上双子筋
下双子筋　中殿筋
内閉鎖筋　大腿方形筋
大内転筋
大殿筋
腸脛靱帯
半腱様筋　大腿二頭筋
薄筋　の長頭
半膜様筋

b. 体　幹

僧帽筋　小菱形筋
大菱形筋
僧帽筋
広背筋　広背筋
中殿筋

図5：隣接筋間で連結障害が起きやすいポイント

●触診ではリハスタッフの技量が問われる

　大腿筋膜張筋（tensor fascia muscle〈lata〉：TFL），腸脛靱帯（iliotibial tract：ITT），縫工筋，ハムストリングス，股関節外旋筋群・内転筋群，腰方形筋，腸腰筋，広背筋，僧帽筋，多裂筋，胸椎周辺（椎間関節と肋椎関節）のモビリティーについては最低限確認すべき筋群であろう．スポーツ選手なので，競技活動に必要な張りなのか，異常な過緊張なのか，それとも隣接筋間との連結障害があるのかについては，しっかり触って感じられるようにしてほしい．特に背筋群は一見緊張が高くなっている側よりも，萎縮し平板化している側が問題となることが多い．このときは同側の下肢にROM制限がみられる場合や肩甲骨周囲筋の連結障害が認められる場合がある（図5．連結障害については「パート2-1（2）投球障害（肩・肘障害）」参照）．

POINT 👉 ROMと触診は必ず関連させて評価する．ROM制限の原因が筋間の連結障害なのか，それとも関節包や靱帯等の関節構成体のモビリティーが低下しているためなのかは判断しなければいけない．何らかの原因でROM制限を残してしまうと，トレーニング効果が上がらないばかりか，二次的に筋緊張が高まってしまう部位や連結障害の部位が出てきてしまい，悪循環に陥ることがある（図6）．

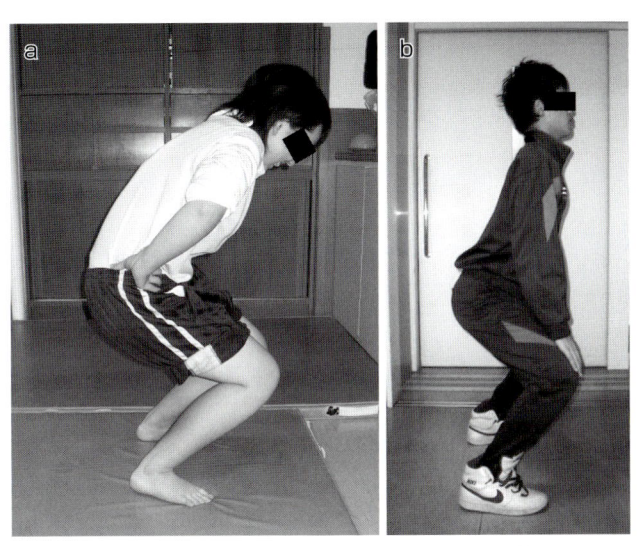

図6：ROM制限による異常動作と二次的な障害の例
aは股関節のROM制限があり骨盤後傾位，bは体幹のROM制限により骨盤過前傾位を呈している．どちらも大腿部や腰背部に二次的な連結障害を起こしやすい．

●運動軸と体幹機能評価を行ってみよう

　筆者は，運動軸と体幹機能評価を，体幹を中心とした上肢帯や下肢の安定性だけでなく，運動連鎖の評価としても捉えている．スクワット姿勢での骨盤の前後傾位や重心位置，片脚起立姿勢時の体幹や骨盤の傾きかたで（図7），股関節周囲筋や腰背部の筋の筋力低下とROM制限を想定しつつ，ROMや触診の評価との関係をみる．股関節周囲筋のROM制限があると座位並進固定や座位上肢挙上固定においての股関節の安定化が得られずに，バランスを崩してしまうことがある．抵抗をかけている上肢とは離れた位置にある股関節に問題があるということになる．ROMの改善のみでこの評価に問題がなくなった場合は，この連鎖の問題はROM制限ということになる．運動連鎖が破綻している要因について，私たちリハスタッフが見逃しやすいROM制限を優先に評価し治療を行う．この問題がクリアできていれば，体幹から股関節の筋力や協調性の問題である，という具合に考えると整理しやすい．

　また，この評価の際に感じる疼痛の有無や場所の確認を行うと，疼痛出現の一因がわかる（「パート2-1（1）スポーツ障害の評価と治療の基本的な考えかた」参照）．

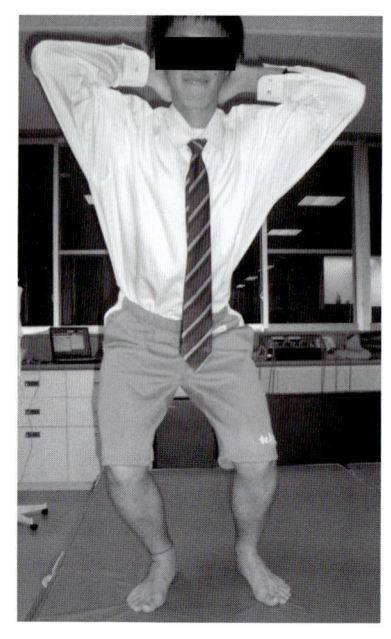

図7：運動軸と体幹機能評価
スクワット姿勢をとると，股関節が外旋位を呈している．また，ROM制限がより強い左股関節に荷重ができず，重心が右側へ偏位している．

評価のまとめ

　運動軸と体幹機能評価は平面的な動きの評価ではなく，回旋運動も入った立体的な運動を評価している．例えば並進バランステストでは股関節の回旋運動の制限がみられると十分な固定力は発揮されないので，ROMと触診は正確に行う必要がある．股関節は動作において複合的な運動を行うので，それぞれの競技や運動内容に応じたROM確保は必要である．しかし，股関節が強固なROM制限に陥っている場合は，骨盤から体幹や，下腿から足部の触診とROMの評価を行い，関連をみていく必要がある．足部や足関節の問題から運動軸が不安定となり，股関節や体幹の安定化が損なわれている可能性は十分にあるので，捻挫等の足部障害の既往と足関節や足部の評価を行うことも重要である（「パート2-1(5) 足関節捻挫後遺症」参照）．

治療はプログラミングが大切

　ここでは運動連鎖の視点に基づいた，徒手療法と運動療法について述べる．物理療法についてはその前処置として超音波と温熱療法を併用する場合があるということを述べるに留めておく．腰痛の完全な改善が最終ゴールとして，その前段に向けどのようにして身体機能を整えていくかという戦略を持たないと，ただやみくもに目の前の問題点を解決するだけに留まってしまい，それでは"連鎖的な"治療とは言えない．本書は運動連鎖を主題にしているので，疼痛に関する生理学的因子については他書に譲る．

●徒手療法により運動を阻害している因子を解決させる

　目的は前述のとおりROM改善と筋出力発揮が行いやすい状態に戻すことであるが，どこまでROMを改善させればよいのかという点については悩むところであろう．例えば壁

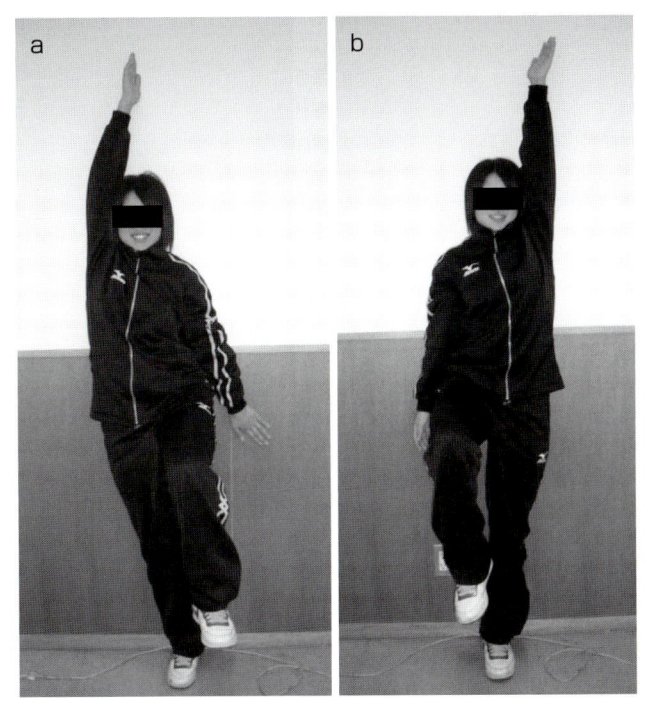

図8：ROM改善の目安とする姿勢の例
壁際で行うことで代償動作が入りにくい状態となり，問題が表出されやすい．aは下肢挙上ができない．bは正常．

に殿部と背部をつけた状態で，上肢挙上位として片脚起立を行わせる（図8）．この片脚起立姿勢を保つには，股関節，腰部，胸椎の必要分のROMは筋力以前に必須条件である．腰痛を有する身体は，体幹と股関節のROMが制限されているが，この姿勢を維持するにはまさにその柔軟性が必要である．

　ROM改善に対して私たちは連結障害部位へのマッサージを選択することが多い．その際に選手は疼痛を訴えるものの，筋間を筋線維の方向に沿って実施するとリバウンドはほとんどみられない．この方法について筆者らは"筋間に手を入れる"と表現している．ROMの改善を目安としているが，マッサージを過度に行うと，筋出力発揮に必要な適度な筋の張りが失われて，次に行う運動療法やパフォーマンス発揮の阻害因子となってしまうので注意と経験が必要になる．基本的には，運動療法が効率的に行えるまでをマッサージのゴールとすると，リバウンド等の失敗はほとんどない．

● **運動療法は運動軸の安定化を第一段階の目的として開始する**

　運動療法の最初の目的は，運動軸の評価と体幹評価の結果にもよるが，不安定な運動軸を安定した状態に戻すことである．一般的にはコアと称される部位に当たり，胸郭から股関節を含んだ骨盤帯の部位が安定した状態にすることである．筆者らの経験では，運動に最低限必要な運動軸が作れる状態は，腹横筋等の下部体幹深層筋と呼ばれる部分や骨盤底筋群と呼ばれる部分にも良好な刺激が入りやすいと考えている．運動軸の安定化とは固定した状態で機能させることではなく，動的に安定した状態を作ることであり，スクワットや片脚起立での姿勢が良好になるイメージを持つとよい．ここでは，運動軸を作るための基本的な運動療法を紹介する（図9）．

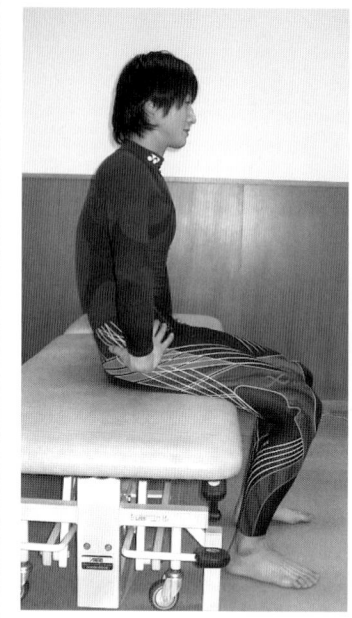

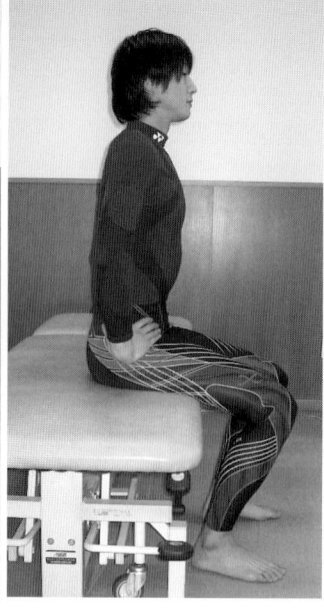

a. 骨盤の前後傾運動

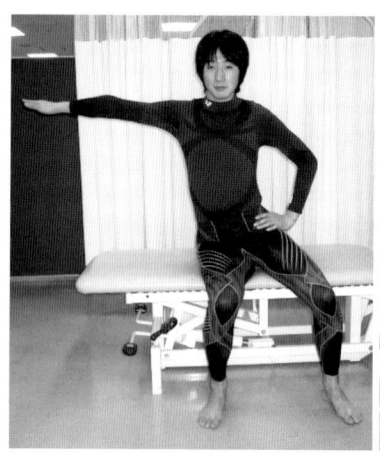

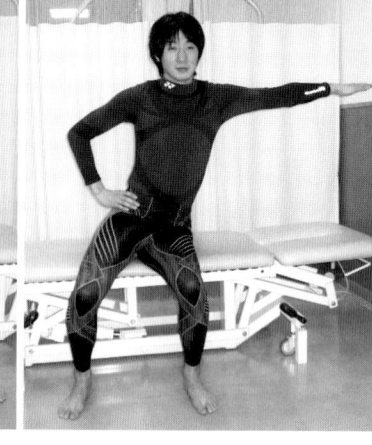

b. 骨盤の並進運動

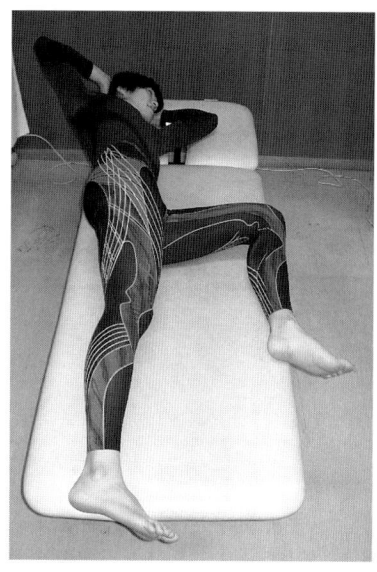

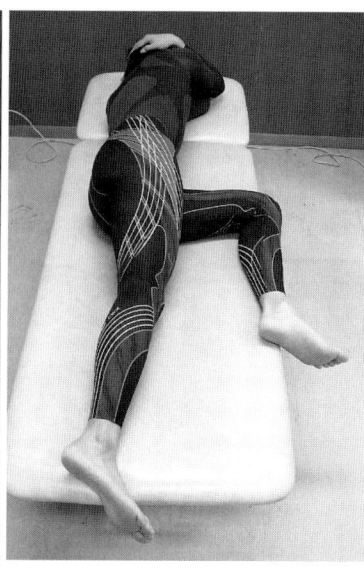

c. sidelying spiral exercise：屈曲位の下肢は固定し，骨盤と体幹を回旋させる．上肢帯はリラックスし，手を側頭部付近に置く．胸椎と肩甲骨，股関節の複合運動となる．

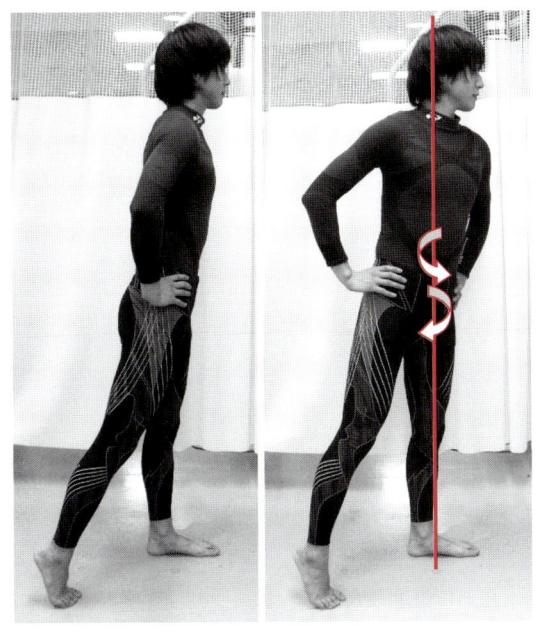

d. 股関節軸での回旋運動

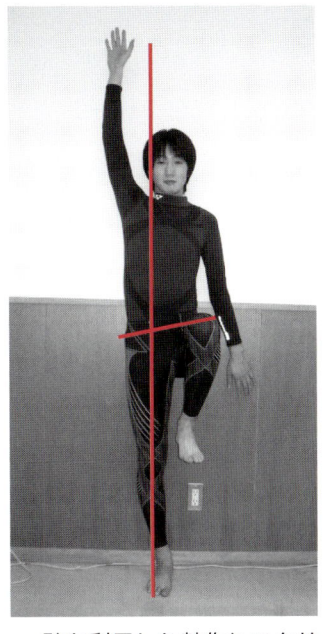

e. 壁を利用した軸作りエクササイズ：後方への重心移動を抑えて行う．

図9：運動軸を作るための運動療法

POINT 　運動療法は体幹や股関節の回旋運動を伴うので，ROMと触診の評価結果に応じて徒手療法によりエクササイズを行いやすい状態にしておくことが大切であると再度強調しておきたい．一般的な股関節周囲のストレッチとセットでセルフケアとして選手自身に行わせると，関節運動の効率化が得られ，ROM改善に至りやすい．選手自身は硬いと感じていた自身の身体に変化を自覚するようになってくる（図10）．

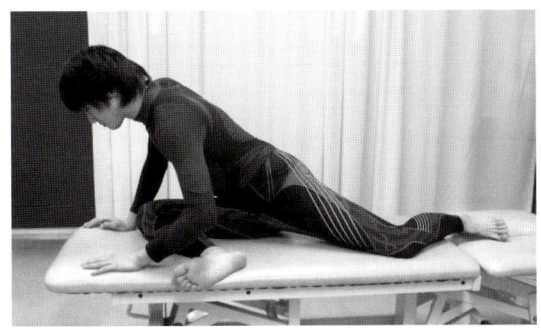

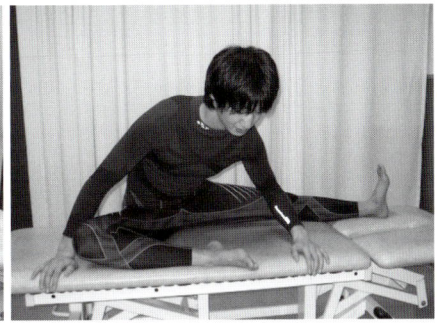

図10：運動療法と併せて行う股関節のストレッチ
一般的な股関節周囲筋のストレッチも行うことにより，選手自身に練習の量や質によって筋の張り感が違うことを認識してもらう．運動療法と併用しつつ，障害度やピーキングに合わせた筋の張りを作ることは大変だが大切な作業となる．

症例紹介

症　例

- 急性腰痛により練習休止を選択したケース
- 17歳，男性，硬式野球部員

　4ヵ月前から腰痛は自覚していたが，練習は何とか行っていた．1週前に急激な腰痛があり，痛みのため練習に部分的にしか参加できなくなり，日常生活上での痛みも増悪してきたので，当センターを受診した．MRIの画像上では問題はなく，X線上では腰椎の過度な前彎が認められた．急性腰痛と診断され，医師より疼痛部位局所の組織修復には6〜8週必要であり，その間に腰部にかかるストレスの回避目的のリハビリテーション処方が出された．

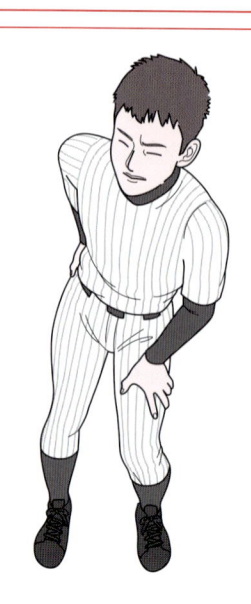

理学療法

　評価では，スクワット姿勢において重心が後方に位置し，骨盤の前傾と腰椎の前彎が過度なアライメントを呈し，かつ片脚起立姿勢でも軸が不安定になっていた．ROMでは両側股関節の屈曲，伸展，内旋に制限が顕著であり，屈曲や伸展，体幹の回旋で痛みを訴えていた．体幹機能評価では，疼痛のため詳細な評価に至らない状態であった．物理療法を併用しつつ，徒手療法と運動療法，ストレッチのプログラムを組んだが，理学療法開始時は徒手療法を主体にしたROMの改善を目標とし，疼痛の状態に応じて運動療法のバリエーションを楽なものから難しい内容へ移行させた．受診後2週目より軽いランニングができるようになり，3週目から軽いキャッチボールができるようになった．また，ダッシュやジャンプのような前後左右の動きでは痛みは軽くなったが，バットスイングのような回旋を伴う動きでは痛みと恐怖心が残っていた．4週目から部分的な練習に参加できるようになってきたが，診察において身体の回旋方向への可動性と筋出力の低下が残存していたので，これに対応したプログラムに移行したところ，7週でダッシュやバットスイングでの痛みは感じなくなり，すべての練習に参加できるようになった．

Advice

　練習を休止することは，選手にとっても私たちにとってもストレスとなる．今回のケースでは，医師の診断結果より当初から休止期間を想定し，それに対応したプログラムを継続しつつ，部分的な運動を開始した．選手自身も納得してあせらずに休止期間を過ごすことができていたので，予定どおりの改善結果に至ったと考えられる．

スポーツ現場での疼痛の判断

　スポーツの現場で腰痛を訴える選手がいても，その場に医師が不在であることの方が多く，ましてや画像診断結果を参考にすることはできない．スポーツ選手の腰痛は一般的には筋・筋膜性であることが多いとされているが，スポーツ選手の約30％に椎間板変性もみられるという研究結果もある．腰椎周辺の痛み受容器は椎間板外層の輪状線維，前後縦靱帯，硬膜，椎間関節，棘間関節等にあり，体動に伴うストレスはこれら受容器のどこにでも起こり得ると考えられる．明らかな神経根障害がなければ問診や理学所見がよりどころになってくるが，成長期の場合は腰椎分離症も疑われるので早期に専門医への受診を促す必要がある．

　また，局所の安静状態が必要と診断された場合は，スポーツ活動を休止せねばならないが，休止期間中のアスレティックリハビリテーションのプログラミングは，リハスタッフの腕の見せどころでもある．

　スポーツ現場には臨床にはない緊張感があり，私たちの対応でハイパフォーマンスが発揮できれば，緊張感を超えた喜びと安堵を感じることができる．痛みの緩和のみならずハイパフォーマンスを引き出すには，効率的な身体の使いかたの習得が必要になるが，この際にも運動連鎖の評価と対応が大切になってくる．

●──文献──●
1) Cailliet R（著），荻島秀男（訳）：カリエ博士の腰痛ガイド　正しい腰痛のなおしかた，医歯薬出版，1985
2) 高橋長雄（編）：腰痛・腰下肢痛の保存療法，南江堂，1991，p26-27

●新人理学療法士へひとこと●

　本稿では成長期スポーツ選手の腰痛についての基本的な内容を述べたが，腰痛を自律神経系やメンタルの影響を除去して運動器の問題として考えると，成長期以外の腰痛を有するケースにも当てはめられる．しかし，成長期の頃から運動経験が乏しい場合や高齢の場合は，運動連鎖の視点を加えたとしても，全身の反応が鈍くなっているので，腰痛の完治は期待できないことの方が多い．腰痛の要因には多要素が含まれるので，全身を評価し，身体運動の連鎖の様子がイメージできると，リハスタッフのゴール設定に客観性が加わると考えている．特にROM制限が連鎖に及ぼす悪影響を想定できることが優先であると感じている．また，中高齢者の腰痛治療に悩んでいるリハスタッフは成長期のスポーツ選手の腰痛の評価と治療を経験されると，ゴール設定の幅が広がると感じている．

Further Reading

①野球の投球動作における運動連鎖とコアスタビリティトレーニング─評価とトレーニングの流れ─，児玉雄二・村上成道・他，理学療法　26：1203-1210，2009
②膝の靱帯損傷の実際．児玉雄二・青木成道・他，実践MOOK・理学療法プラクティス　膝・足関節障害（嶋田智明，他 編），文光堂，2010，p159-170

1. スポーツ障害
(4) ジャンパー膝

児玉雄二

ジャンパー膝[1]は膝関節のスポーツ障害で，1973年にBlazinaらによってその概念が報告された．成書を見渡すとジャンパー膝は陸上競技者が同様の症状を呈するとランナーズ膝とも言われ，診断名というよりは症状の総称となっていることから，anterior knee painという言葉の方がリハビリテーションスタッフ（リハスタッフ）には受け入れやすいかもしれない．ジャンパー膝は膝関節伸展機構の破綻に起因するとされているが，臨床やスポーツ現場で，痛みが長期化している選手は膝関節以外にも問題を有していることが多いと感じている．筆者らは痛みを有していても一部を除きスポーツ活動の休止を取り入れていない．運動を継続しつつ疼痛を改善させる治療体系を確立させることが，選手にとっては効率的で効果的であり，リハスタッフもスキルアップすると考えている．この際に大切なのが運動連鎖の視点である．本稿では運動連鎖の視点で評価と治療を行う場合の，最も基本的な部分を紹介する．

ジャンパー膝を anterior knee pain として考える

膝蓋靱帯炎，腸脛靱帯炎，鵞足炎，Osgood-Schlatter病を総じてジャンパー膝としている成書もある一方，Osgood-Schlatter病はジャンパー膝に比して中学校期以前に発症し，疼痛部位も脛骨粗面に限局しているとして区別している成書もある．

ところで，膝関節の痛みを訴えて来院してきた場合，私たちリハスタッフは診断名によって評価と治療法を変えているだろうか．問診の結果にもよるが，医師の診察後であっても，状態把握のために半月板損傷や靱帯損傷も含めた理学所見を確認し，治療開始後の評価と治療の指標としていると思う．結局，anterior knee painという考えに当てはめて，膝関節前面にかかるストレスに対する評価と治療を行う，というシンプルな考えかたの方が良いと思われる．

anterior knee painでは，筆者らには苦い経験がある．痛み等の障害の原因は膝関節伸展機構の破綻とは言われているものの，膝関節や大腿部の筋群の局所的な治療を行っても改善が得られない選手に対して，何をどのように評価すればその破綻が見えてくるのかわからないことがあった．対症療法を行うのみで，症状に変化が乏しい選手と困惑した時間を共有した辛い思い出である．その後，評価のポイントを膝関節前面のストレスに対して，局所的な視点と運動連鎖的な視点で評価を繰り返していると，少し的が絞りやすくなり，以前よりは治療効果が上がってきている[2]．

本稿において，ジャンパー膝は，膝蓋靱帯炎，鵞足炎，腸脛靱帯炎，Osgood-Schlatter

病の総称とする．一方，靱帯損傷や半月板損傷等の外傷性の疾患は，保存療法にしても手術療法にしても損傷局所の状態が一定ではないので，anterior knee painと捉えて評価と治療を行う際の運動連鎖の視点のみ参考にしていただければ幸いである．

ジャンパー膝の疼痛部位

ジャンパー膝のそれぞれの疾患における疼痛部位と膝周囲の解剖図を**図1**に示す．

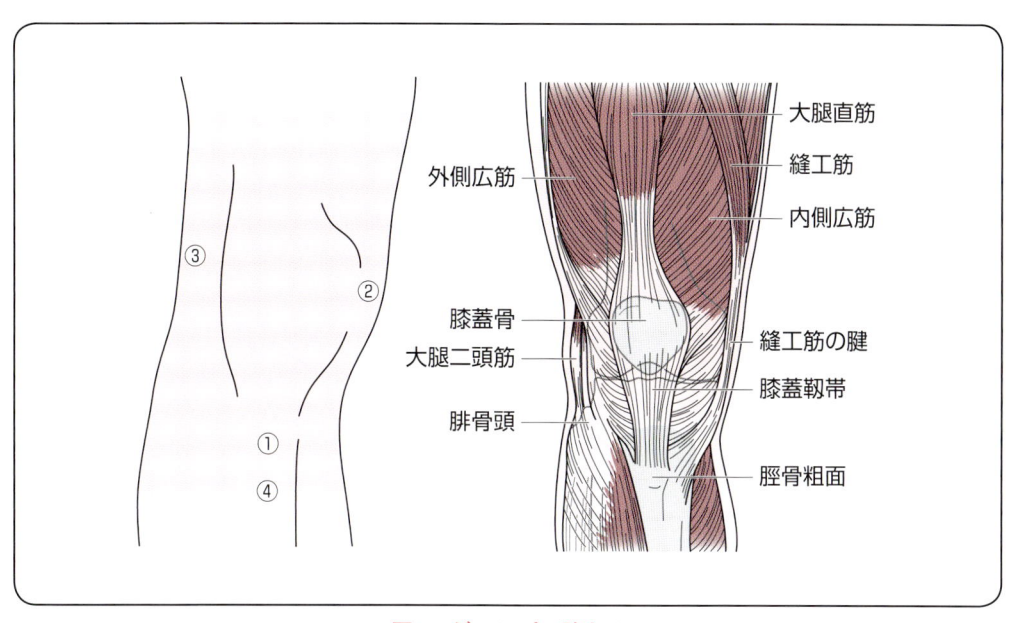

図1：ジャンパー膝とは
①膝蓋靱帯炎，②鵞足炎，③腸脛靱帯炎，④Osgood-Schlatter病

まずは膝関節の問題を確認する

膝関節は大腿骨と脛骨，そして膝蓋骨から構成される．大腿骨の形状と靱帯の走行によりscrew home movementという動きがあるが，年代や性差，変形の有無等によりその動きに個人差がある[3]．成長期のスポーツ障害では比較的個人差は少ない印象があるが，それよりもこのscrew home movementは膝関節と他関節の運動から成り立つ，というイメージを持っているだろうか（**図2**）．

まず，膝関節の機能を見直してみよう．理学所見の詳細は成書[4]に委ねるとして，私たちは膝関節について，「荷重関節としてはその構造上とても不安定であり，膝関節の上下に位置する股関節・体幹，足関節に関わる筋群にわずかでも連結障害（「パート2-1（2）投球障害（肩・肘障害）」参照）をきたしていると，脛骨大腿関節と膝蓋大腿関節の動きが一部制約されるので，結果として不安定な状態となり，疼痛等の症状が出やすい関節」と捉えている．その特徴を表しているのが膝蓋大腿関節付近の疼痛である．大腿骨と脛骨の関

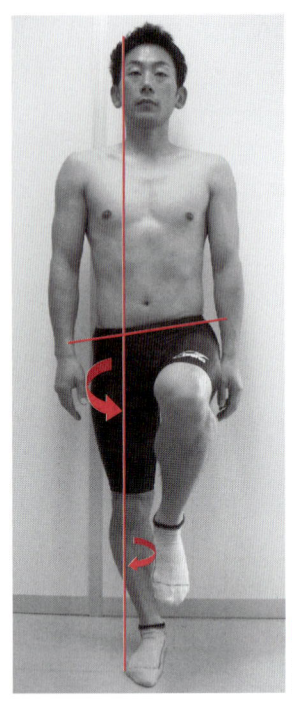

図2：screw home movement
立位でのscrew home movementは膝関節，股関節，足関節の十分な可動域が必要条件で，次いで軸が安定していることが必要である．

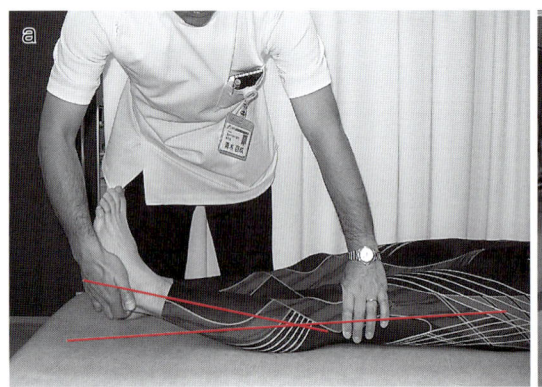

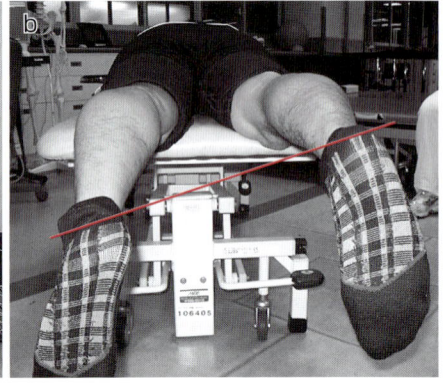

図3：膝関節の伸展時の動きのみかた
aのように他動的に過伸展させても簡単にわかるが，ベッド端から下腿を出して踵骨の高さを比較しても良い．bの方がscrew home movementがわかりやすい．

節面上をすべるような動きをする膝蓋骨は，大腿の内外側に位置する筋群の影響を受けやすく，そのモビリティーが低下すると不動によるストレス性の圧痛や運動時痛が出現しやすい状態となってしまう．

　関節の不安定性という表現は膝関節以外にも関節機能障害の表現の一つとして扱われているが，筆者は曖昧な表現方法であると思っている．膝蓋骨周囲や膝関節内外側，膝窩部の触診と関節可動域（range of motion：ROM）測定を正確に行えること，かつ，関節の遊びと表現されていることを理解した評価を実践できることが重要であろう[4,5]．特にROMでは最終伸展の動きが大切と考えられるので，過伸展させたときの伸展不全は見逃さないようにしたい（**図3**）．

触診においても，問題があるのは膝関節の内側か外側か，あるいは膝窩部なのか，それとも膝蓋上包の辺りなのかというチェックを行うと，部分的な連結障害や軟部組織の癒着が要因となり関節運動を妨げていることがわかる．

他関節の問題は膝関節周囲の症状に一致している

続いて膝関節局所の評価を行いつつ他部位の評価を行う．膝関節を中心に遠位に向かって触診とROM測定を丁寧に行ってみよう．まず膝関節から上方，つまり身体の中枢部位に評価を広げていく．股関節のROM測定と併せて股関節周囲筋や大腿部の筋群の状態を評価する．ROM測定は股関節の軸運動を評価したいので，骨盤や腰椎の代償運動を除いた状態で行わなければいけない．ROM測定の結果にもよるが，大腿部の内外側の筋群，つまり大腿筋膜張筋と腸脛靱帯，縫工筋，およびハムストリングスは評価すべき筋である（「パート2-1(3)腰痛症」図5a参照）．大腿筋膜張筋と腸脛靱帯は1つの筋として考えた方が運動学的にもバイオメカニクス的にも整理がつく．これらは二関節筋なので関節運動の制御に関与しており，健側に比し筋緊張が異常に高い場合は何らかの原因で関節運動が制限されており，過度な制御状態に陥っていると筆者は判断している[6,7]．

例えば触診において，膝関節の外側に圧痛と連結障害が認められる場合の股関節周囲の状態は，大腿筋膜張筋と中殿筋の連結障害があることが多く，ROM測定において股関節外旋と伸展の制限が現れやすい．また，膝関節内側の鵞足付近に圧痛があり，縫工筋周囲までの連結障害がある場合は，屈曲，内旋を含めた多方向へのROM制限に至っていることが多いので，触診は股関節に関与する広範囲の筋群まで確認しておく必要がある．この状態では股関節は関節窩に対して軸上の運動遂行が困難となり，結果的にROM制限が強くなっている．

このように，膝周囲の触診上の異常部位に対して，大腿部と股関節周囲筋群，股関節のROM制限は関係があるという仮説を立てて評価を行うことが重要であり，仮説をもとにその後行う他部位の評価ポイントを想定したうえで次の評価に移る．

次に膝関節よりも遠位の下腿から足部の評価を行う．例えばハムストリングスに過緊張がみられる場合は，膝窩部の内外側構成体の癒着や下腿後面の筋群の連結障害を確認する．大腿から下腿にかけての後面の筋群に連結障害がある場合は，膝関節は屈曲方向へのモーメントを呈していると仮定できる．言い換えると下肢は股関節軸上での伸展出力を失い，屈曲モーメント優位での荷重となり重心は後方へ偏位していることが多い．その状態では足関節は相対的に背屈位になるが，その肢位で荷重をコントロールすることとなってしまい，足関節周囲筋や足底腱膜の筋緊張が高まり，足関節や前足部，足趾のROM制限に至ってしまうことがある．この状態が遷延化してくるとインソールの対応では思うような好反応が得られず，足関節・足部拘縮と言っても過言ではない状態に陥り（足部の触診およびROM測定については「パート2-1(5)足関節捻挫後遺症」参照），下肢の筋群は全体的に連結障害とROM制限が認められ，何がどのように連鎖しているのかわからなくなってしまう．

Advice

　「どうして大腿の内側（外側）に過緊張が生じているのか？」「ハムストリングスは内側と外側で触った感じが違うのはどうしてか？」「なぜ対側に比べてハムストリングスの筋出力が低下しているのか？」「股関節のROMに低下があるが，それはこのような筋の過緊張に由来するのか？　では筋の張りを緩めるとすべて改善方向に向かうのか？」というような「なぜ？」「どうして？」の繰り返しを諦めずに追究して整理してみよう．1つずつ整理するには正確なROM測定と触診の技術が大切になる．この評価が不十分では，徒手療法の精度は上がらないと思う．

運動の軸と体幹評価では ROM 制限を見つけることを優先してみよう

　先に述べたような何がどのように連鎖しているかわからない状態に対して，その臨床推論を広げるための評価に運動軸と体幹評価を選択する．例えばスクワット姿勢で片側に重心が偏位しているとする．重心が乗せられない股関節に対して，上肢挙上固定テストを行うと抵抗を加えている対側の股関節の相対的内旋固定ができずに固定が崩れてしまうことがある．更に，下肢伸展位保持テストでは同側で固定性の低下が認められるとする．この機能障害が疑われる股関節に触診上の問題とROM低下があり，同側膝関節に障害があるとすれば，何らかの関係があると推察できる．これらの評価は動的アライメントや身体の複合的な固定性の評価ではあるものの，その低下はROM制限に起因することが多いので，まずはROM制限の要因を見つけるために行う，と仮定しながら評価すると整理がつきやすいと思う．

メモ

徒手筋力テスト（manual muscle test：MMT）は単一の運動に発揮できる筋力測定の方法なので，自他による固定をしている．本稿で紹介している体幹評価は固定をしないので，体幹と当該筋力をセットで評価する方法である．

治療は ROM の改善からスタートする

　膝外側の痛みは，腸脛靱帯炎[8]と診断され，症状が遷延化することが少なくない．一般的に腸脛靱帯炎の治療は，腸脛靱帯や大腿筋膜張筋，大腿四頭筋，ハムストリングスのストレッチ，および大腿四頭筋やハムストリングスの強化を行うとされている．これで改善するケースは問題がない．しかし，疼痛の緩解と再発を繰り返してしまう選手や全く症状に変化がない選手をみたことはないだろうか？　この症状を呈する選手は，下肢伸展位荷重が大腿部の外側に偏ってしまったり，屈曲位の荷重により knee in を呈してしまったり

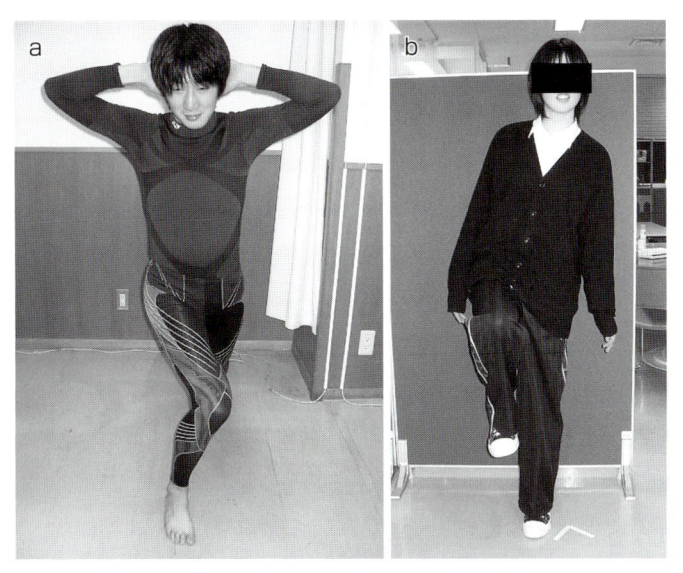

図4：筋のストレッチなどで症状が改善しない例
2つのモデルは関節弛緩性がみられていた．緩い関節の中にも部分的な硬い組織が存在すると関節運動は阻害されやすい．

していることがある（**図4**）．この状態に対して，治療の第一の目的は，安定化獲得目的の筋力強化と考えるだろうか？ 前項を含めてここまで述べてきたら，運動連鎖の破綻の治療はまずはROM改善ということを改めて理解していただきたい．膝関節の障害の場合は筋間の連結障害に起因することが多く，これを改善させる徒手療法にマッサージを選択しているが，筋間を狙ったマッサージでリバウンドを起こしたことはほとんどない．選手はマッサージ中には疼痛を訴えるが，目標とするROMや運動が行いやすい状態まで改善させることが重要である[9]．

運動療法はシンプルに考えるとわかりやすい

例えば下肢伸展位保持テストの低下や片脚起立の姿勢で不安定性が認められ，触診とROM結果に基づいた徒手療法でROM改善が得られたとする．そこで同じようにテストを行い，その問題が改善していれば，立位での運動療法を更に筋力強化としてレベルアップさせる．しかし問題が解決しない場合はどのように考えればよいだろうか？ ROMが改善しているので筋力強化になるが，どのような戦略でどのような方法を選択するかは，症状が改善するか否かのターニングポイントと言える．筋力強化というと通常は大腿四頭筋のセッティングエクササイズ，股関節外転運動，スタビリティートレーニング，スクワット，ランジエクササイズ等を取り入れることが多いだろう．筆者らはストレスの多いトレーニングは失敗する確率が高いことを経験してきた．低負荷であり，筋を遠心性に収縮させる内容のものからスタートすると，反応が乏しくても悪化することが少ない[10]（**図5**．このほかの運動療法については「パート2-1（3）腰痛症」を参照）．ここでいう失敗とは，疼痛の悪化，ROMや体幹機能の低下の再発を意味している．

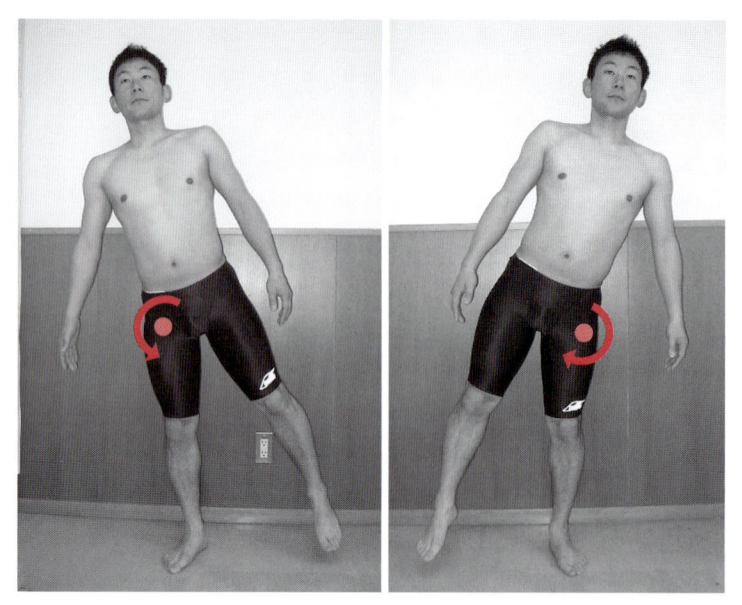

a：balance toy exercise（やじろべえ運動）：股関節軸での運動を行う．殿部や大腿外側に筋の過緊張を感じたら方法が間違っているか，この運動療法は適応ではない．

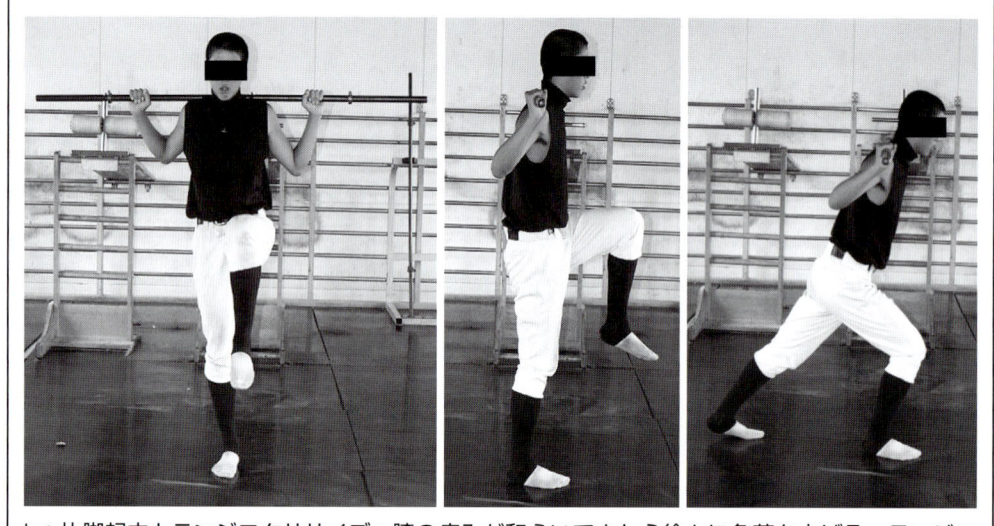

b：片脚起立とランジエクササイズ：膝の痛みが和らいできたら徐々に負荷を上げる．ランジエクササイズでは股関節に乗っている感じを持たせる．たとえ痛みがなくても，大腿四頭筋の過緊張を強く感じたら歩幅を小さくする．それでも変化がない場合は，まだ適応ではない可能性がある．

図5：低負荷のトレーニングの例

　ROM制限が非常に強固な場合もこのような低負荷で遠心性収縮を用いた運動療法を動的ストレッチと考え，マッサージや静的ストレッチと併用して行うと改善が得られてくる．「生まれつき身体が硬いのでストレッチは無理です」という選手でも柔軟性が改善し，本人もびっくりする反応がみられる．

症例紹介

症例

- 膝関節痛の再発を繰り返しているケース
- 16歳，男性，バレーボール部員

　小学6年生のときから右膝関節痛があり，医師からOsgood-Schlatter病と診断された．いったん治ったが，中学2年生の頃より右膝関節痛が再発し，その後左膝関節痛が出現した．整骨院に通院しながら痛みをコントロールしつつ部活動を継続した．中学3年生で部活動引退後に治ったが，高校入学後バレー部に入り，再度両膝関節痛が出現し当センターを受診した．初診時の膝関節X線ではOsgood-Schlatter病の遺残は認められず，ほかにも特に問題となる所見はなかった．

理学療法

　ROMと触診では，両側の大腿周囲，股関節周囲筋群，下腿後面筋群の連結障害があり，股関節と足関節のROM制限が認められた．全体的に右が重度であった．片脚立位では右が不安定で，スクワット姿勢は左に重心が偏位し，ハーフスクワットで動作がストップして，それ以降のスクワットは不可能であった．ROMの改善と片脚起立の安定化目的の治療において治療開始3回目で左膝関節痛から軽減し始めた．右股関節について更に回旋方向への筋出力のアップを目的としたプログラムを加えると，初診から約2ヵ月後の7回目の受診では両膝関節痛は改善した．初診から部活は休まず継続され，改善後半年間膝関節痛の再発は認められていない．

Advice

　症例の左膝関節痛は従来どおりのストレッチと筋力トレーニングのプログラムで結果が得られる例と思われる．右膝関節についてはジャンプ動作の踏み込み時の安定化を目標とし，股関節周囲筋の柔軟性と強化までを取り入れた．イメージとしてはknee inをきたすような下肢の安定化改善であるが，筆者の印象では，一般的に股関節周囲筋を遠心性に収縮させることは良い刺激になる．もちろんこの場合には右側体幹も遠心性方向で安定化していることが必要になる（図6）．再発予防のためには，触診，ROM，軸と体幹評価など，視野の広い評価を行いその経過をみるとよい．

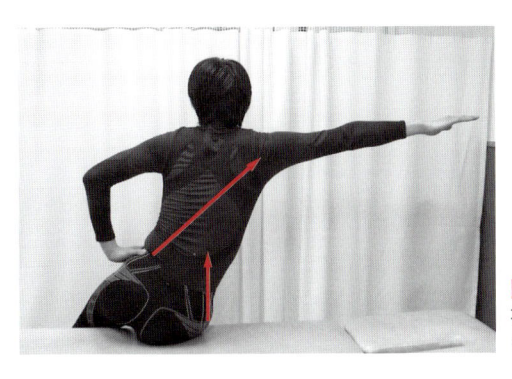

図6：体幹の安定性と股関節の筋出力
右側体幹が遠心性に安定している状態は，股関節の筋出力にも好影響を与える．

疼痛改善には一定の安静期間が必要になる場合がある

　膝蓋下脂肪帯付近の圧痛を伴った腫脹がみられる場合は，そこにかかるメカニカルストレスが落ち着いてからも疼痛改善には時間を要することが多い．炎症した組織自体が改善するには，症状に応じた時間をどうしても要してしまうものである．この状態で局所の安静はすなわち運動休止というわけではない．膝前面にかかるストレスがなくなればよく，運動を行っているから疼痛改善が遅れるとは考えない方がよい．運動休止は，患部外の機能低下以外に，選手のメンタル面にも影響を及ぼしてしまうからである．もちろん膝関節構成体の物理的な問題で医師が運動休止を指示する場合は，別問題である（図7）．

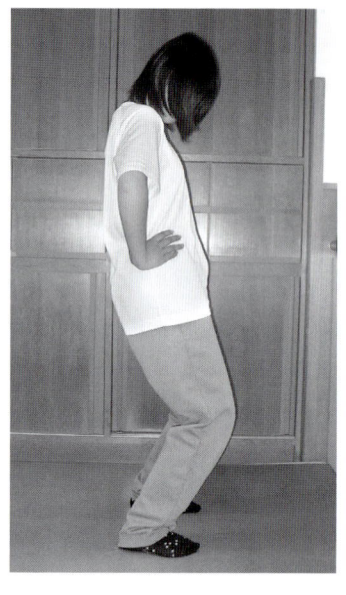

図7：スクワットが全くできない選手
この状態ではとても膝関節の安静は保てないというレベル．日常生活においてもストレスがかかっている可能性がある．

文献

1) 越智隆弘，菊地臣一（編）：スポーツ傷害，金原出版，1998，p181-183
2) 唐澤俊一，青木啓成，他：当院におけるOsgood-Schlatter病に対する理学療法．理学療法学 37：118, 2010
3) 石井慎一郎，山本澄子：非荷重時の膝関節自動伸展運動におけるスクリューホームムーブメントの動態解析．理学療法科学 23：11-16, 2008
4) Magee DJ（著），陶山哲夫，草野修輔，他（監訳）：運動器リハビリテーションの機能評価Ⅱ 原著第4版，エルゼビア・ジャパン，2006，p179-276
5) 児玉雄二，青木啓成，他：膝の靱帯損傷の実際．実践MOOK・理学療法プラクティクス 膝・足関節障害（嶋田智明，他 編），文光堂，2010，p159-170
6) 青木啓成，村上成道，他：肩のスポーツ外傷・障害再発予防への理学療法の取り組み．理学療法 26：400-408, 2009
7) 奈良 勲（監修）：二関節筋，医学書院，2008，p2-48
8) 越智隆弘，菊地臣一（編）：膝の外科，金原出版，1999，p85-86
9) 青木啓成，児玉雄二，他：筋活動改善のための理学療法治療戦略．実践MOOK・理学療法プラクティクス 膝・足関節障害（嶋田智明，他 編），文光堂，2010，p97-104
10) 児玉雄二，村上成道，他：野球の投球動作における運動連鎖とコアスタビリティトレーニング―評価とトレーニングの流れ．理学療法 26：1203-1210, 200

●新人理学療法士へひとこと●

運動連鎖の評価の基本は触診とROM測定

　運動連鎖を評価するときに難しい方法は必要ないと筆者は考えている．できるだけシンプルに考えることが良く，そのためには触診とROM測定を正確に行うことが優先される．特に成長期のスポーツ選手をみる場合は，肩関節周囲炎に併発する関節拘縮のように関節包まで問題が及んでいるというよりは，筋の連結障害の方が問題となる．この問題はROM制限を引き起こすばかりでなく，隣接筋群を含めた筋出力の阻害因子ともなるので，パフォーマンス発揮にも大きく関与している．スポーツ選手をみるトレーナーたちが筋緊張についての表現を「筋の張り感」と表現し，ストレス性で病的に張っているのか，トレーニング期に応じた適度な張り感なのか，それとも緩んでしまっていて効率的な筋出力を発揮しにくい状態なのかを見極めつつ，コンディショニングを行っている．その評価は一言でいうと"経験"ということになってしまうのだろうか．筆者は，トレーナーとして，理学療法士として，それは基本と考えており，触診とROM測定は基本的なことながら運動連鎖の評価には必要不可欠な因子となるので，十分に評価をしたうえで基礎的な運動学やバイオメカニクスとの関係をみていただきたいと思っている．

Further Reading

①野球の投球動作における運動連鎖とコアスタビリティトレーニング―評価とトレーニングの流れ―，児玉雄二・村上成道・他，理学療法 26：1203-1210，2009
②膝の靱帯損傷の実際．児玉雄二・青木啓成・他，実践MOOK・理学療法プラクティス 膝・足関節障害（嶋田智明，他 編），文光堂，2010，p159-170

MEMO

1. スポーツ障害
(5) 足関節捻挫後遺症

青木啓成

> 足関節捻挫は下肢のスポーツ障害・外傷の中でも最もなじみ深く，発症頻度の高い疾患である．それゆえに「まあ捻挫くらい」と捉えている選手や指導者が多く，腫脹や荷重痛によって歩行が困難にならなければ医療機関を受診しない場合も少なくない．こうした現状のなか，選手のみでなく理学療法士においても足関節捻挫後の機能障害は軽視されがちである．
> 本稿では足関節捻挫後に生じる機能障害を理解し，その対応と予防について理解することを目的としたい．

足関節捻挫について理解を深めよう

足関節捻挫は，バレーボールやバスケットボールでのジャンプ動作の着地やサッカーなどのコンタクトスポーツに多く起こる傾向がある．足関節捻挫には外側靱帯損傷（内反捻挫）と内側靱帯損傷（外反捻挫）があるが，外側靱帯損傷が足関節靱帯損傷の90％を占め圧倒的に多い．その重症度は，前距腓靱帯（anterior talofibular ligament：ATFL）や踵腓靱帯（calcaneofibular ligament：CFL）などの損傷の状態から，靱帯線維の小損傷（Ⅰ度），靱帯の部分断裂（Ⅱ度），靱帯の完全断裂（Ⅲ度）に分類される．

足関節捻挫後の対処方法において，RICE（rest：安静，icing：アイシング，compression：圧迫，elevation：挙上）処置は一般的になりつつある．しかし，急性期の安静時痛が改善し，荷重歩行が可能になる時期，つまり，急性期の段階から慢性期へ移行していく段階での足関節局所の管理方法や具体的な理学療法については共通の認識がないのが現状である．また，足関節痛を主訴に来院するスポーツ選手において，過去に足関節捻挫の既往が多いことを踏まえて考えると，慢性期における捻挫の後遺症を予防するための対処が重要であるにもかかわらず，ほとんどできていない場合が多く，その啓発も行われていないのが現状ではないだろうか．

足関節捻挫後に生じた可動域制限や筋力低下は末梢でのアライメント異常を引き起こし，結果的に上行性に「運動連鎖」の障害を引き起こすことになる．

足関節の機能解剖と運動学的知識を整理しよう

●足関節周囲の機能解剖の理解（図1）

足関節の機能解剖で重要なポイントは，靱帯と周囲の腱・腱鞘の位置関係にある．

靱帯には，外側を構成する靱帯として，ATFL，CFL，後距腓靱帯（posterior talofibu-

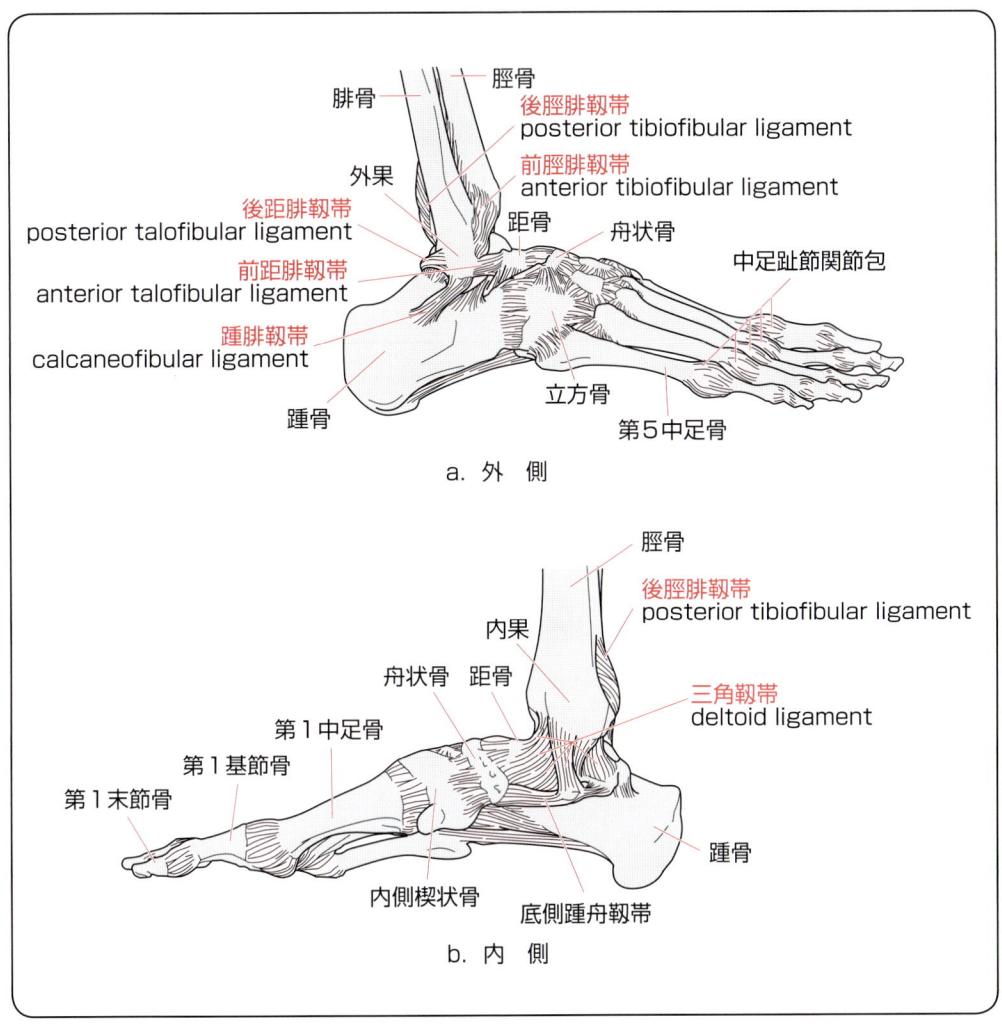

図1：足関節の靱帯構造
（文献1）より一部改変）

lar ligament：PTFL），前脛腓靱帯（anterior tibiofibular ligament）がある．内側を構成する靱帯は三角靱帯（deltoid ligament）であり，全体は三角形でその線維は幅が広い．三角靱帯は踵腓靱帯と同様に距骨には付着しない．

　足関節の可動性に大きな影響を与えるのは距腿関節の動きであるので，距骨に付着する靱帯の位置関係をまず確認しておく必要がある．

　距骨は中継ぎの骨（relay bone）と呼ばれ，靱帯は付着するが筋の付着は1つもない．下腿からくる筋は橋を架けるように距骨の周りを通過する[2]．そのため，その部分は腱鞘で覆われ，逸脱しないように伸筋支帯や屈筋支帯で覆われた構造になる（**図2**）．この構造が，後述する捻挫後の腱の滑動不全に影響を与えるので十分に理解しておく必要がある．

　足関節内側であれば伸筋支帯と足趾屈筋・後脛骨筋などの腱鞘部の癒着傾向は，当然その下層にある三角靱帯の伸張性を制限することになり，結果的に踵骨の動きに影響を与えることは容易に想像できる．この傾向は足関節外側においても同様である．

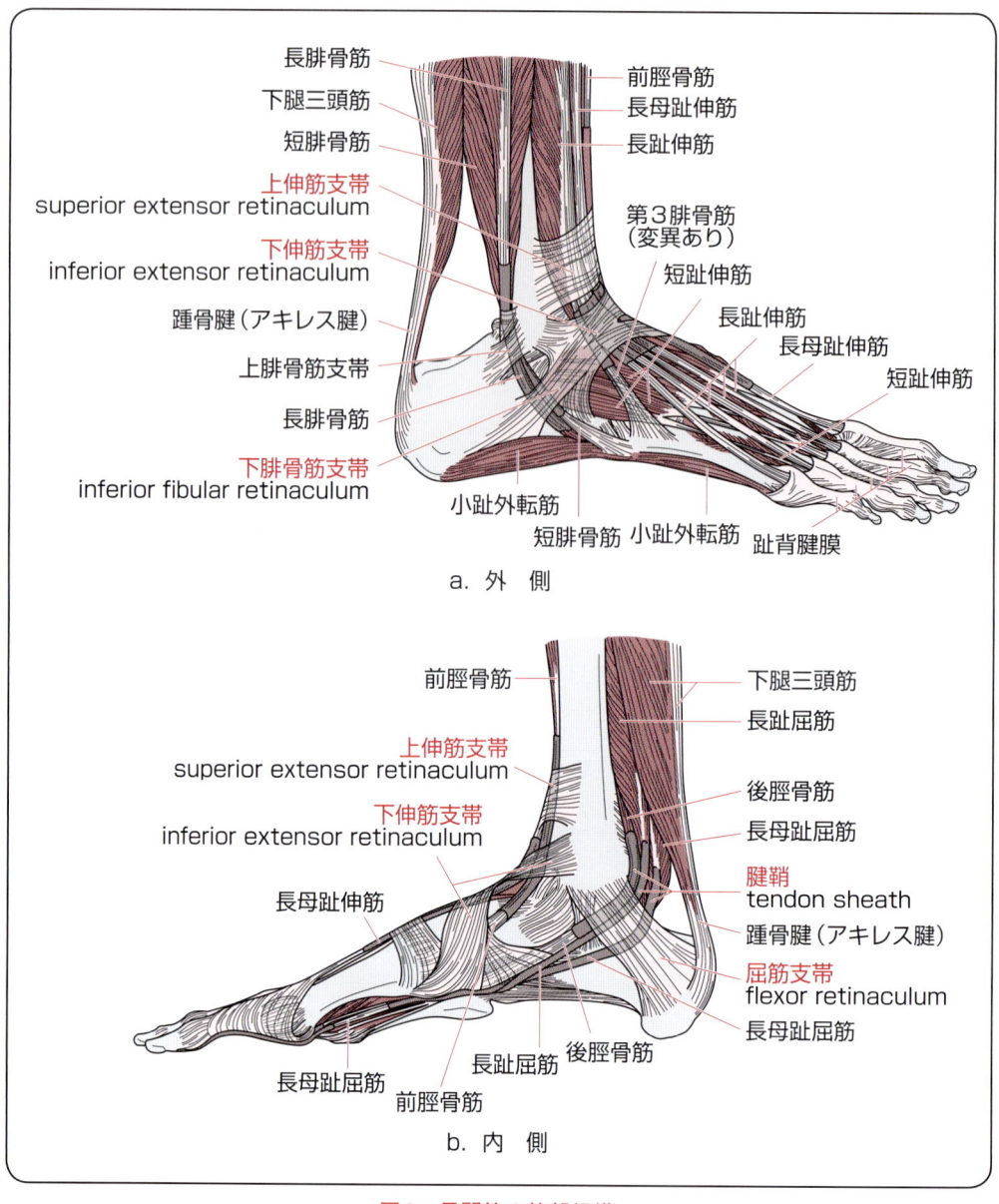

図2：足関節の軟部組織
（文献1）より一部改変）

●足関節の運動学的用語の整理

　足関節捻挫は内反・外反捻挫の俗称が臨床において用いられることが多いが，日本整形外科学会用語，日本リハビリテーション学会用語では足関節の内反・外反という表現はなく，内がえし・外がえしである．

　足部の長軸方向の回旋については，足底を内側に向ける動きを回外，足底を外側に向ける動きを回内と定義しており，また，下腿の垂直軸で生じる動きについては，足尖が内側に向くものを内転，外側に向くものを外転と定義している[2,3]．

　つまり，外がえし（eversion）は外転・回内・背屈，内がえし（inversion）は内転・回外・底屈となる．外がえし・内がえしはそれぞれ距骨下関節の回内・回外を伴う動きである

が，距骨下関節の回内・回外を踵骨の回内・回外と表現する場合もある[3]．また，距骨下関節の運動を内反・外反で表現しているもの[1]もある．ここに前足部の回内・回外が加わるとやや混乱してくる．

疾患名で使われている内反・外反という用語には，前述した運動学的用語が使用されていることはわかったが，本稿では次のように用語を使用することとする．

①距腿関節の運動：外果と内果を横断する軸とし，ここでの動きを底屈/背屈とする．
②距骨下関節の運動：踵骨外側から足根管の内側を通り舟状骨の中心に達する軸とし，ここでの動きを内反/外反とする（図3）．
③横足根関節（Chopart関節）と足根中足関節（Lisfranc関節）の運動：軸はほぼ矢状面上であり踵骨から舟状骨を通り，第二中足骨を通る．ここでの動きを前足部の回内・回外（図4）とする．横足根関節の内転・外転は，内がえし・外がえしの際の距骨下関節の内反・外反に伴う動きとする．

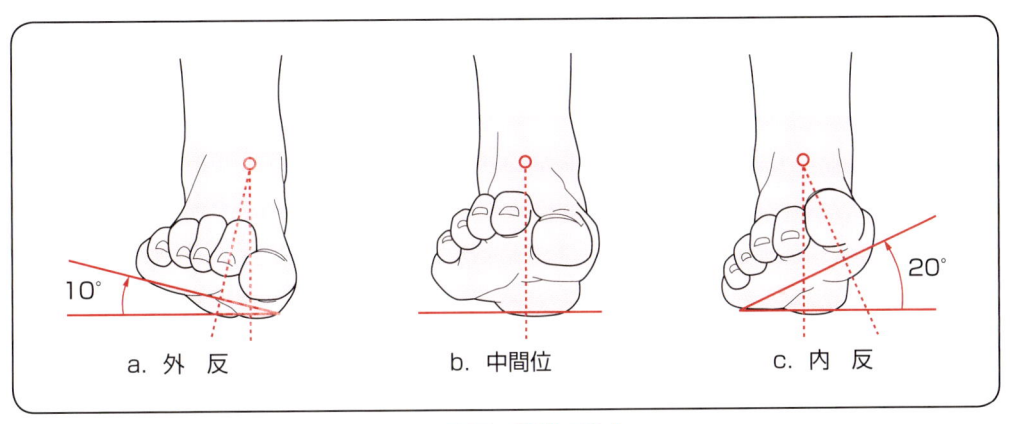

a. 外反 10°　　b. 中間位　　c. 内反 20°

図3：距骨下関節の動き
中間位から踵骨の動きで評価する．
（文献1）より一部改変）

a. 前足部の回内 20°　　b. 前足部の回外 40°

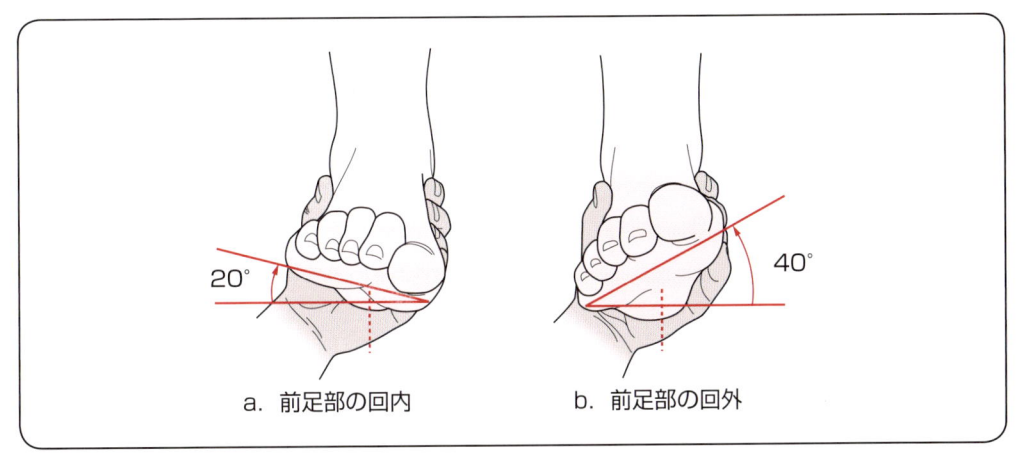

図4：横足根関節と足根中足関節の動き
踵骨を固定して前足部のみの動きを評価する．
（文献1）より一部改変）

つまり，俗に言う内反捻挫とは，「距腿関節の底屈，距骨下関節の内反，横足根関節の内転と前足部の回外」と表現することになる．

> **Advice**
>
> 運動連鎖を考慮して評価結果を表現するときには用語は重要である．特に足関節は表現方法が多彩で混乱することが多い．現場で統一した用語を共有できているかどうかが重要であると思う．

足関節捻挫後の腫脹や浮腫がもたらす後遺症とは？

　足関節捻挫では，外側靱帯のATFLやCFLを中心に損傷することが多いため，腫脹は外側を中心に生じる．内側の三角靱帯には圧痛や炎症所見がないにもかかわらず，腫れは内側に及ぶことが多い（図5）．結果的に腫脹や浮腫が原因で内側の足趾屈筋群の腱鞘部や三角靱帯の滑動不全を引き起こし，癒着傾向を生じる．滑動不全は背屈のみでなく底屈制限もきたす．

　足関節の軟部組織は内側の方が筋・脂肪組織などの組織が多い（図6）．RICE処置の際の圧迫を外側のみに対して行うと組織間液は内側へ移動し，外側の靱帯組織が修復されても内側に浮腫が残存する場合が少なくない．

足関節捻挫の後遺症がもたらす運動連鎖への影響とは？

●末梢からの影響－近位への間接的（連鎖的）影響

　足関節捻挫後の急性期は荷重痛が生じるため，荷重痛を避けるために股関節を外旋位にして歩行する場合が多い（図7）．体重移動に伴う側方動揺が大きな歩行パターンを呈し，股関節は外旋位で，正常歩行で出現する股関節の相対的な内旋運動は行われなくなる．

　損傷組織が修復されると荷重痛は減少し，前述した跛行は改善してくる．しかし，腫脹や浮腫の影響によって内果・外果周囲の軟部組織の柔軟性低下が残存していると，距骨下

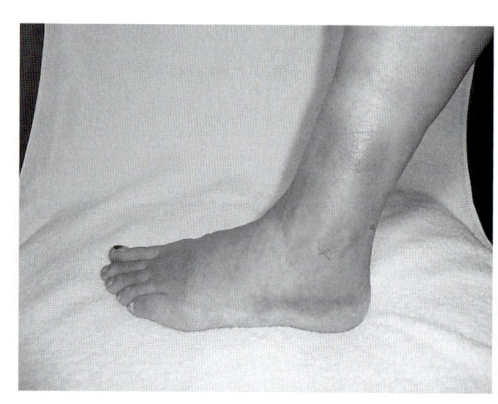

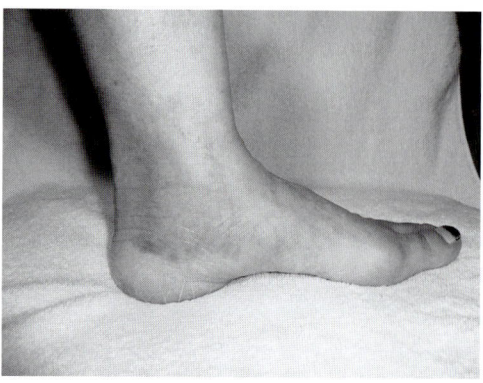

図5：足関節内反捻挫後の外側・内側腫脹
受傷後4日目．足関節の外側のみではなく，内側にも皮下血腫や腫脹が及ぶ．

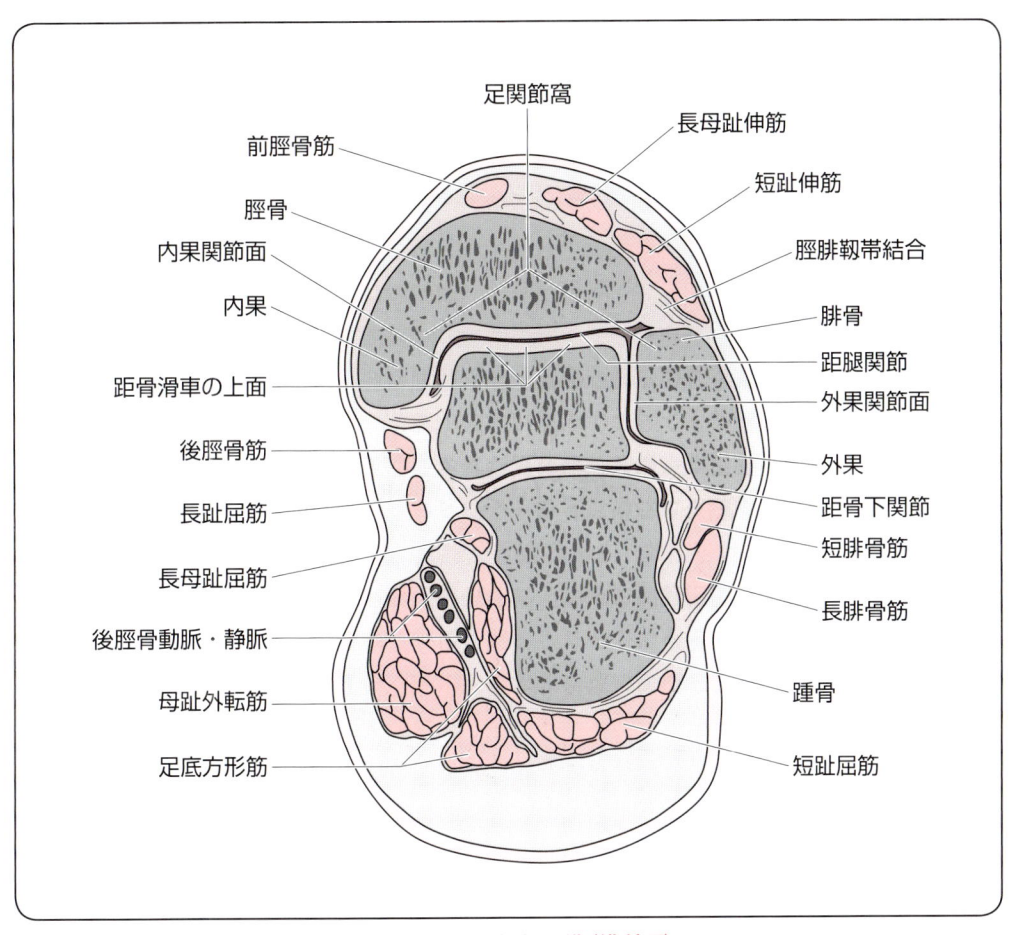

図6：足関節の軟部組織（横断面）
内側に軟部組織が多いことがわかる．
（文献1）より引用）

関節の動きが制限される．その結果，荷重時は前足部の代償が増強し，下腿・大腿は回旋ストレスを受ける．股・膝関節の回旋が制限されると側方動揺が大きくなるため，大腿部の外側支持機構へのストレスが増大する．大腿筋膜張筋や中殿筋は遠心性収縮を余儀なくされ，両筋間の連結障害は股関節の屈曲・伸展・回旋制限をきたすことになる（下行性の運動連鎖不全）．

足関節の靱帯組織が治癒しても，内果・外果周囲の滑動不全が改善していない状態であれば，前述した下行性と上行性との運動連鎖不全の両方が存在する厄介な状態に陥ることがある．

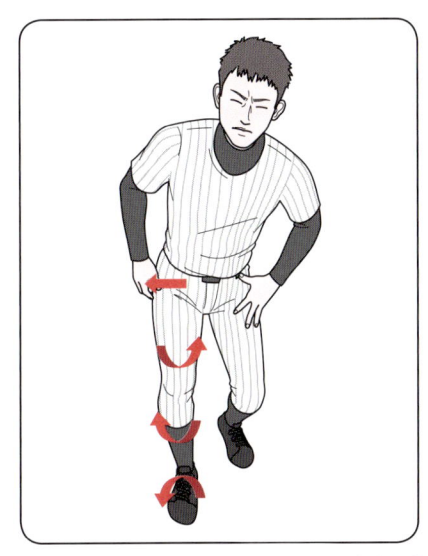

図7：足関節捻挫後の典型的な歩行パターン
股関節を外旋位にして，側方動揺が増強した立脚期を呈する．

● 足底把持能力への影響

　足底把持能力は足趾に付着する外在筋と足部内在筋の双方の活動が必要になる．特に，足底把持には内在筋群の把持機能，つまり足底アーチを挙上させる動きが必要になる．荷重時に下肢を伝わってきた体重は足関節を通り，距骨滑車面のレベルで後足部にかかる．この状態から力は足底の支持点方向に3つに分散する（図8）．つまり，この3つのポイントでの把持能力が必要になる．このように内在筋の筋収縮を意識させる状態はshort-footとも呼ばれ，この状態でトレーニングを行うことが固有受容器と姿勢安定性の向上につながると言われている．

　捻挫後に免荷や部分荷重の状態を余儀なくされると足底での把持能力が低下する．この評価方法に関しては評価の項目で後述する．

　前方への重心移動の際に足底での把持力が不十分であると，前脛骨筋でのブレーキがより必要となるため足関節前面の腱鞘部の緊張が高くなり，足関節前面痛をきたす場合が多い．

● 非荷重による近位筋への直接的影響

　足関節捻挫が重症である場合は，荷重が困難となるため，松葉杖などを使用し，免荷期間が必要となる．その間にどのような影響が現れるかを考えてみる．

　姿勢制御において，単関節筋は重力制御，二関節筋は出力・方向制御を担うとされる[4]．臥床や不活動によって筋力低下をきたしやすいのは単関節筋である．そのため，抗重力筋である殿筋は筋力低下をきたしやすいだけでなく，二関節筋である大腿四頭筋との協調活動も障害されやすい．結果的に，スクワット動作などでは大腿四頭筋に依存した膝関節の運動パターンとなり，足関節の背屈が強要されることになる（図9）．

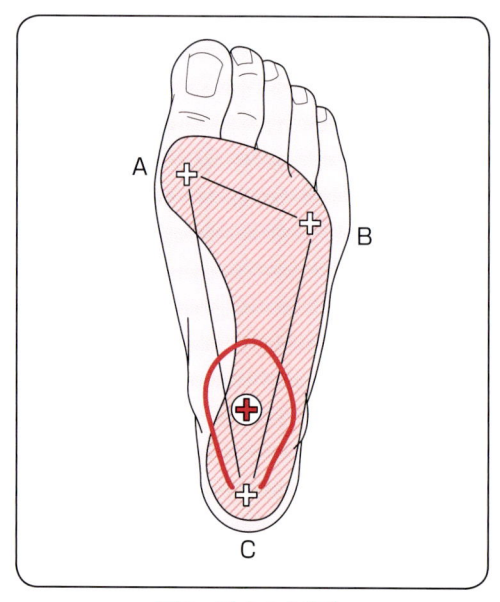

図8：足底の支持点
6kg重の力がかかった場合の各支点に対する力の配分比率は，Bに1kg，Aに2kg，Cに3kgとなる．
（文献2）より引用）

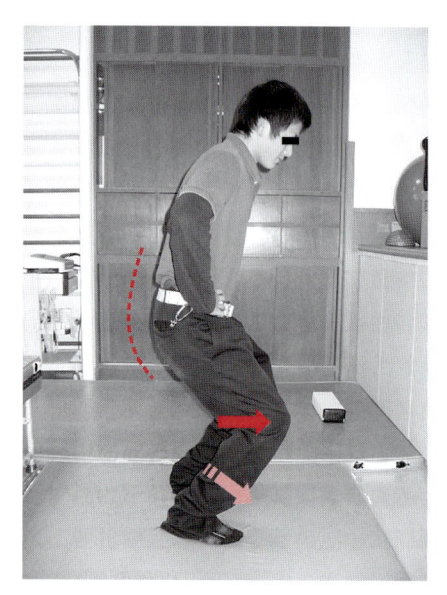

図9：大腿四頭筋に依存したスクワット動作
股関節の屈曲よりも膝・足関節の屈曲が優位となり，足関節前面のストレスが増大する．

このように，末梢の足関節機能障害による上行性の運動連鎖の問題と，安静期間がもたらす近位の不安定性による下行性の運動連鎖の問題の両方を評価し，アプローチすることが必要になる．

足関節捻挫後遺症の理学療法評価のポイント

●問　診
　問診では，捻挫の時期，腫脹の記憶なども可能であれば聴取し，受傷から初診に至るまでに捻挫を繰り返していたり，生活を送るなかで強い痛みが再燃したりしていないかなどを聴取する．このことから受傷後の組織修復の状態を予想することができる．

　現在の痛みの部位，痛みの程度，運動時痛の有無と具体的な動作についてはもちろんであるが，スポーツ選手であれば基本動作のみでなく，競技中の痛みの出現とその動作・肢位などについて聴取する．痛みが常に一定の動作や関節運動によって生じる場合は足関節の器質的な問題を疑い，運動開始時は痛みがないが動作を反復することにより生じる痛みであれば，運動連鎖の破綻による問題を疑うべきである．また，足関節捻挫の後，歩行時痛は減少したが走ると痛みが生じる場合は，足関節の十分な可動性が得られていない場合が多い．逆に足関節の捻挫の後，一時的に足関節痛がなくなりランニングはできていたが，練習を再開するうちに徐々に足関節に痛みが生じてきた場合は，股関節の回旋運動制限などによる運動連鎖の影響を推察するべきである．

●関節可動域
1）距腿関節
　背屈可動域はアキレス腱を伸長するように最大可動域を評価するのではなく，正常運動方向に軽く介助するように評価する（**図10**）．底屈も同様にして評価するが，特に，背屈時に生じる横足根関節の内転・外転運動は代償動作として注意深く観察する．

　いずれの場合も足関節中間位（背屈0°）からやや底屈位のleast packed positionに近い肢位で距腿関節の遊び（joint play）も併せて評価しておくことが重要である．

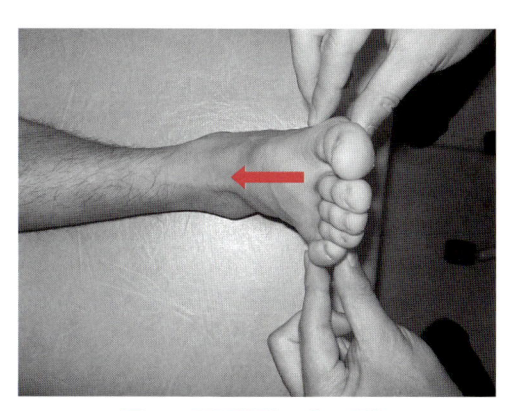

図10：距腿関節の背屈評価
横足根関節の内転・外転などの代償動作に注意して評価する．

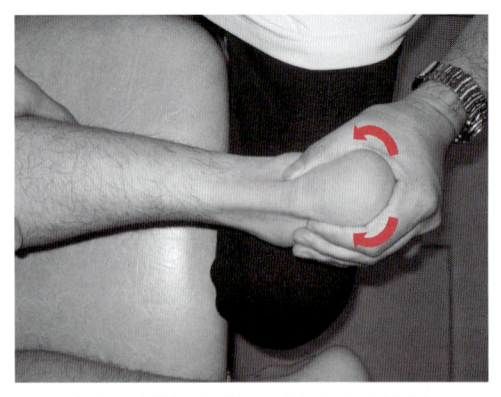

図11：距骨下関節の内反・外反評価
測定肢位は腹臥位，足関節は中間位〜やや底屈位とする．

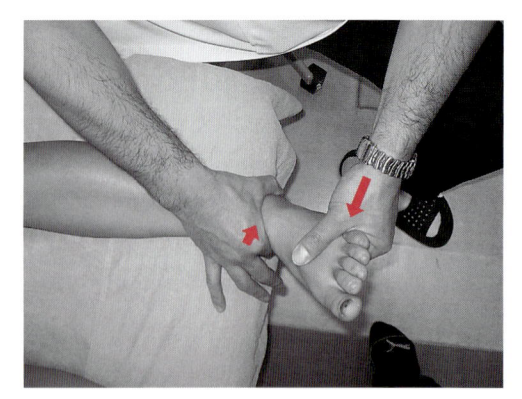

図12：横足根関節の内転・外転評価
足関節はやや底屈位として距骨の動きを抑制して評価する．外転も同様に行う．

2）距骨下関節
　評価肢位は腹臥位にて足関節は中間位〜やや底屈位とし，距骨下関節の可動性を評価する（**図11**）．

3）横足根関節と足根中足関節
　距骨下関節での回旋を起こさないように固定しながら回内・回外の可動性を複合的に評価する．回内・回外運動の中心は第2足趾であるため，第1足趾と第3足趾との足趾間の可動性も評価しておく．横足根関節の内転・外転は**図12**のように評価する．

4）膝関節
　完全屈曲・伸展時の痛みと膝の回旋可動性を評価する．膝の伸展可動域は下腿をベッドから出してゆっくりと伸展させることで最終伸展時の下腿の外旋も確認できる．伸展・外旋制限がある場合は後方の滑液包や膝窩筋の緊張を確認するとよい．

5）股関節
　股関節の屈曲・伸展可動性は正常運動方向に自動介助するような要領で評価する．股関節の詰まり感，後方の伸長感を聴取しながら行うとよい．回旋は股関節屈曲90°，伸展位の両方で評価する．特に，伸展・外旋制限は大腿部近位の外側筋群の緊張が高い状態の目安になるので確認しておくことが重要である．

> **メモ　least packed position とは**
> 関節の状態には関節軟部組織の緊張状態，関節面の形状，接触面積などにより，運動が生じやすい位置と固く動揺しない肢位がある．前者において最も関節が緩んだ肢位を least packed position，後者を close packed position という．

●触　診
1）足関節
　まず，捻挫後の足関節の靱帯組織の圧痛の有無を確認する．受傷後1月程度経過しており，その間の再捻挫や強い痛みの再燃などがなければ，おおむね組織は修復していると考えてよいだろう．以下に靱帯以外の触診のポイントとなる部位を示す（**図13**）．

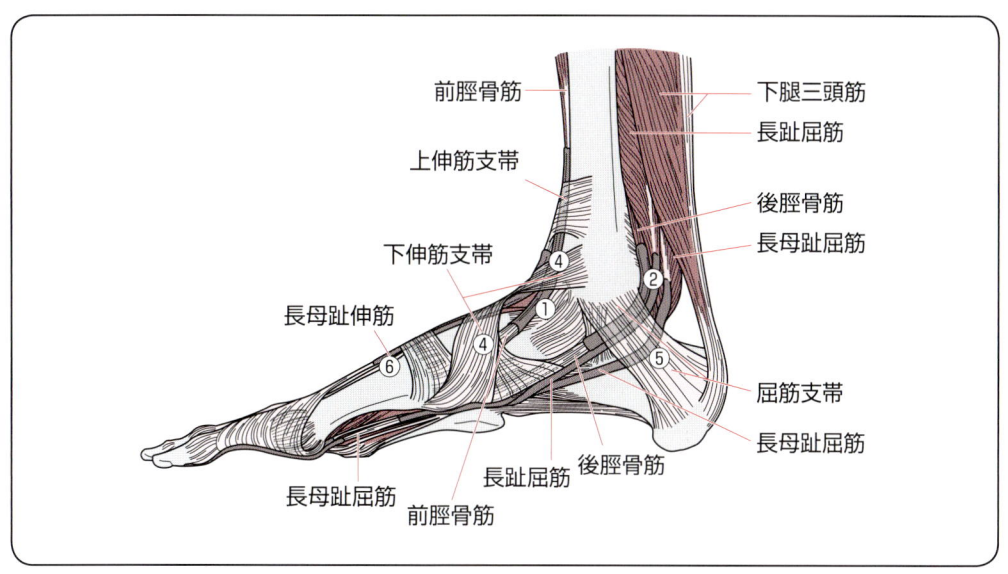

図13：足関節触診のポイント
①〜⑥の説明は本文参照（本文中の③は省略）．
（文献1）より一部改変）

①前脛骨筋腱鞘部，②内果周辺腱鞘部，③外果周辺腱鞘部，④伸筋支帯，⑤屈筋支帯，⑥第1，第2足趾間（骨間筋）

　①〜⑥のポイントで連結障害が生じると，前足部・足関節可動域は制限され，関節拘縮に近い状態に陥る．
2）膝関節
　膝関節の触診のポイントについては「パート2-1（4）ジャンパー膝」を参照されたい．
3）股関節
　捻挫後の下肢近位への影響については前述した．股関節周囲では大腿筋膜張筋と中殿筋の連結障害（図14 A），大腿部では腸脛靱帯と外側広筋（図14 C）および大腿二頭筋との連結障害（図14 B）を生じる場合が多い．この3つの連結障害は股関節の屈曲，伸展，回旋に制限をきたすため，下行性の運動連鎖不全が出現するポイントとして押さえておく．

● 徒手筋力評価
　捻挫後の後遺症として腓骨筋の筋力低下がある．腓骨筋は足底のアーチ構成に関与し（図15），足底アーチの低下や足底腱膜の過緊張をきたす原因になるため評価しておく．
　個々の筋の筋力評価は成書に譲ることとし，大腿四頭筋と殿筋群の協調した筋力，ハムストリングスと下腿三頭筋の協調した筋力については確認しておきたい．図16にハムストリングスと下腿三頭筋について紹介する．

● 足底の把持能力評価
　前述した足底の3つのポイントを意識するように指示する．その際に足趾屈曲を行わないように注意させ，この状態で足底のタオルを前方に引く（図17）．足底の把持能力が低下している場合にはタオルのみが引き出される．

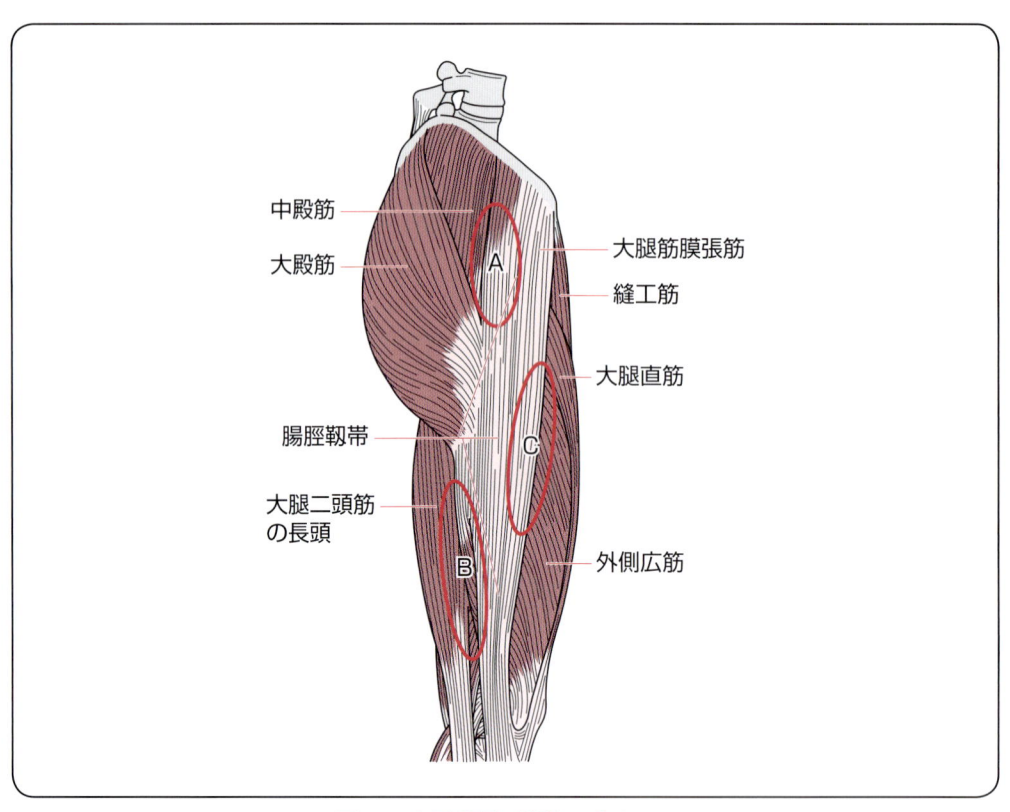

図14：大腿外側の触診のポイント
A：大腿筋膜張筋-中殿筋の連結部
B：腸脛靱帯-大腿二頭筋の連結部
C：腸脛靱帯-外側広筋の連結部
（文献1）より一部改変）

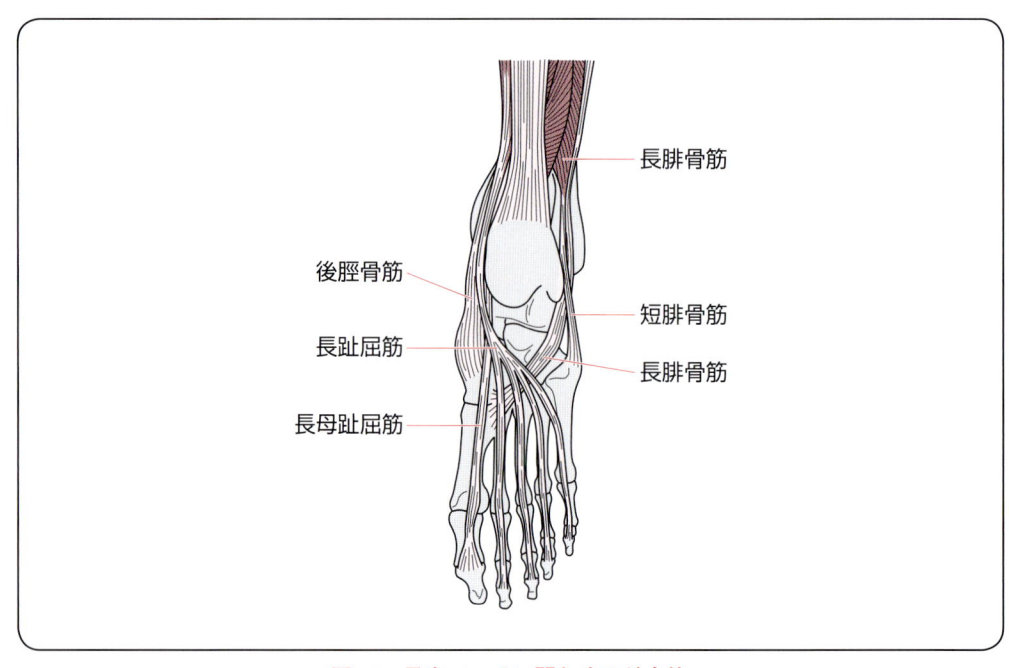

図15：足底アーチに関与する外在筋
（文献1）より一部改変）

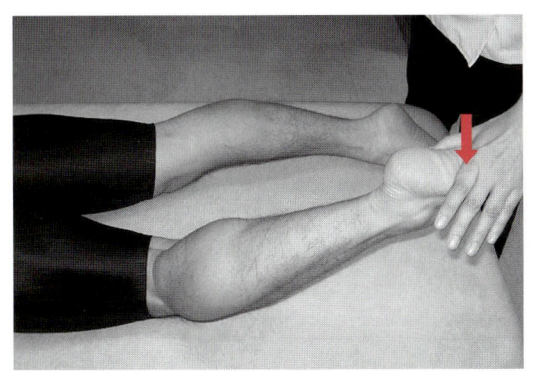

図16：下肢筋の協調性評価
ハムストリングスと下腿三頭筋の協調した筋力を評価することが可能と考えられる．

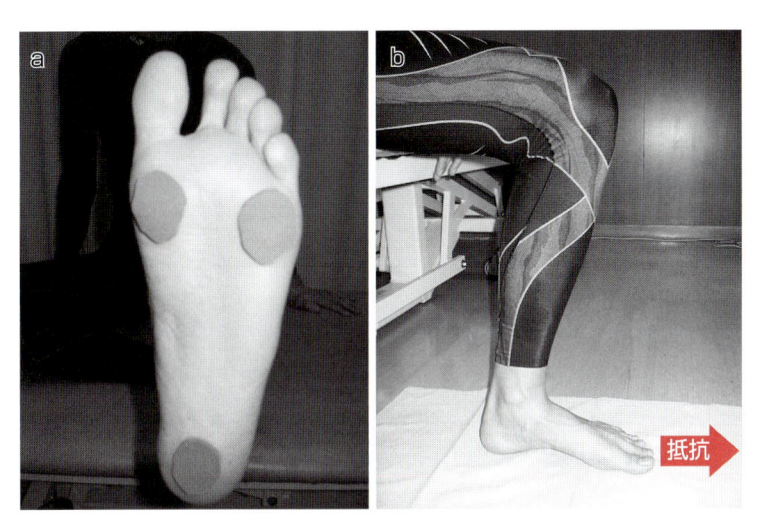

図17：足底把持能力の評価
aの3点の支持ポイントを意識させ，bのように床に置いたタオルを足底で把持させ，検者はタオルを引くように外力を加える．

●体幹機能評価

　ここでは「パート2-1（1）スポーツ障害の評価と治療の基本的な考えかた」で説明した体幹機能を評価する．

　捻挫後の代償的な活動によって一時的に股関節の可動域制限をきたしている場合があるので，股関節周囲の筋の連結障害を改善させてから評価する．体幹機能の安定性に股関節機能は不可欠であり，いずれの体幹機能評価も股関節機能を含んでいる．股関節の機能改善を図っても体幹機能に改善を認めないときは，純粋な体幹自体の安定性障害をきたしていると考えられる．

●運動軸評価

　運動軸の評価については「パート2-1（1）スポーツ障害の評価と治療の基本的な考えかた」を参照されたい．2つの運動軸評価の中でスクワット姿勢評価では，体幹の前傾と下腿の前傾がおおむね平行であるかどうかを評価する．股関節の屈曲が不十分であると体幹の前傾は減少し，膝関節の屈曲と足関節の背屈に依存したスクワット肢位となる（図9）．

足関節捻挫後遺症をどう治療するか

●軟部組織の連結障害と可動域の改善について

　足関節周囲の支帯・腱鞘の滑動不全の改善は，圧迫しながらの自動介助運動が基本である．強度な圧迫はリバウンドをきたしてしまうので注意する．また，内がえし・外がえしの際の距骨下関節の内反・外反，横足根関節の内転・外転の動きを十分に促すことが重要である（図12）．背屈時の距骨の下方すべりのみでは距腿関節の改善が難しい場合がある．

　股関節周囲筋の連結障害に対しては，大腿筋膜張筋と腸脛靱帯をベースに考え，同筋を伸長域に置きながら隣接する筋を自動運動させることで，双方の柔軟性が向上し可動域が改善する（図18）．

●足底把持能力の改善について

　評価方法をそのまま治療に応用する．図17のように足底の3つのポイントを意識させた状態で，タオルと床面を摩擦させるようにスライドさせる．こうしたトレーニングで一時的に把持能力の向上が確認できれば，靴のインソールの裏に3つのスポンジパッドを付けて練習をしたり生活を送ったりしてもらうことで把持能力が改善する場合が多い．

●体幹機能と運動軸の改善について

　軟部組織の柔軟性が向上し，各関節の可動域が改善すれば，**運動軸の改善**へと進める．股関節の可動域が改善し，体幹機能が向上する場合もあるため，再評価をしながら進める．

　股関節の機能が改善しても体幹機能が改善しない場合は基本的な体幹機能訓練を実施するが，単に体幹の静的安定性を得るのではなく，体幹の安定性と股関節の運動を組み合わせるようにすることが**運動軸の安定化**につながると考えられる．

　「パート2-1（2）投球障害（肩・肘障害）」で紹介した壁を利用したバランス練習などにより基本的な殿部・四頭筋の協調性を得た後で，図19のように体幹固定を意識しながら後方ステップさせ，ハムストリングスと下腿三頭筋の協調を促していく．

　抗重力筋の協調性と体幹機能が改善しても運動軸が改善しない場合は，ポールバランスやポール上スクワットなどが有用である．

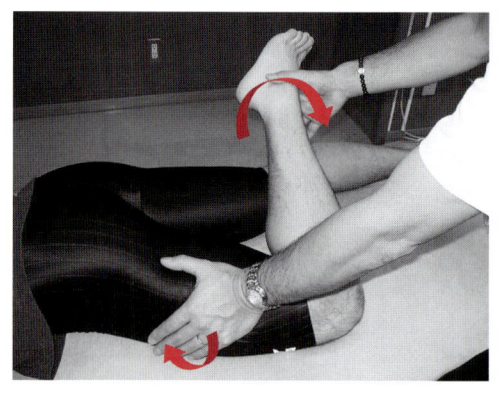

図18：隣接筋間の滑動不全改善のための自動運動
腸脛靱帯・大腿筋膜張筋と大腿二頭筋の滑動性を改善させる．股関節を外旋させながら膝関節を屈伸させる．

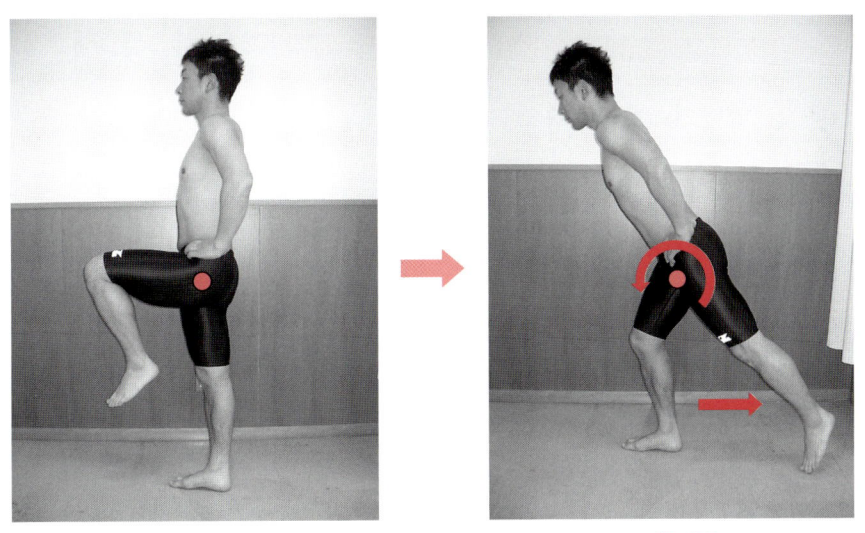

図19：体幹機能と運動軸改善のためのトレーニングの例
体幹機能を高めた後に，股関節を中心とした下肢の運動を組み合わせていく．

●文献●

1) 山嵜 勉（編）：整形外科理学療法の理論と技術，メジカルビュー社，1997
2) Schunke M（著），坂井建雄・松村讓兒（監訳）：プロメテウス解剖学アトラス　解剖学総論／運動器系，医学書院，2007
3) Kapandji IA（著），荻島秀男（監訳）：カパンディ関節の生理学Ⅱ　下肢　原著第5版，医歯薬出版，1985
4) 奈良 勲：二関節筋，医学書院，2008

●新人理学療法士へひとこと●

　選手や患者が訴える部位の痛みについては，やはりその関節に器質的な問題があることを念頭に置こう．特に足関節は可動性に個人差があり，正常可動域と競技に要求される可動域には相違があるため，その選手の最大可動域を十分に引き出すことが重要である．
　運動連鎖へのアプローチは，競技特性を考慮した，可動域改善がベースであることを忘れず，痛みに変化がみられないときは初心に帰って可動域を再評価するように筆者は心がけている．

Further Reading

臨床スポーツ医学，Brukner P, Khan K（著），籾山日出樹・他（監修），医学映像教育センター，2009
　☞ スポーツ外傷・障害について，部位ごとに診断・治療がわかりやすく説明されている．具体的な治療方法・手技やトレーニング方法を多くの図・写真で説明している．

ミニレクチャー

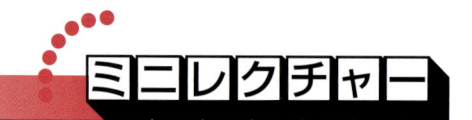

イメージと連鎖

成田崇矢

　視覚イメージや動きのイメージを引き出すような言語的インストラクションを変化させることで，姿勢や動作にも変化がみられることを臨床的に経験する．イメージの力を利用し，狙っている運動連鎖を導くことにより，理学療法が成功に近づくことがある．

■身体イメージの変化による動きの変化

　例えば立位で，近くにある物を意識して焦点を合わせたときと，自身の指先の延長線上，ずっと先を意識した場合，どちらの方が肩関節の外転角度を大きくすることができるだろうか．この場合，後者の方である．意識は指先のずっと先にあるにもかかわらず，肩甲帯に連鎖が起こるのである．

　また，頭頂部が空に伸びていくイメージをすることでも肩関節の外転角度を大きくすることができる．頭頂部が伸びていくイメージにより，胸椎の後彎が減少し，肩甲骨の可動性が増すためである．

　このことからわかるように，「肩関節周囲の力を抜いて！」「胸椎を伸展して！」と指示するより，身体イメージを引き出すようなインストラクションの方が，狙っている動きを導き出せる可能性が高い．

　また，単純な動きだけでなく，複雑な動きを伴うスポーツの場面でも，身体イメージの変化はよく用いられている．「体に1本の軸を作って」とか「頭が何かに引っ張られているつもりで」などと指示するのは，このイメージの変化により動きの変化を期待しているコーチングである．身体イメージをほかのものに変化させることにより，動きを変化させている場合もある．例えばあるダンサーは，片脚を軸にして回転する場合，何もイメージをしていないと重心が上方に上がり，不安定になりやすいため，足に根が生えた状態を思い浮かべることで，重心を低くし，安定させていると言う．私たちでも体験できる例としては，よく弾むボールをイメージしてジャンプすると，上肢を大きく使い，繰り返しジャンプを行う．ところが，あまり弾まないボールをイメージすると，上肢の動きは減り，自然に1度か2度のジャンプで終わってしまう．このようにイメージするものの性質を変えることでも，動きに変化が生じる．体調や感情により，動きや姿勢が変化することは知られているが，身体イメージによっても動きは影響されるのである．

■視覚イメージの変化による動きの変化

　第3指中手指節(metacarpophalangeal：MP)関節の例を挙げる．手掌を見ながら第3指MP関節を屈曲する場合と手背を見ながら第3指MP関節を屈曲する場合，どちらが大きく屈曲するだろうか．多くの人は手背を見た方が大きく屈曲したのではないだろうか．これは，MP関節の視覚イメージの違いで起こる．手掌から見た場合，MP関節は指の付け

根のしわの部分にあるとイメージ（錯覚）する．手を横から見ると明らかなのだが，MP関節は指の付け根のしわよりも，1cm程度下方に存在する．実際の関節の位置と違う場所をイメージしているため，屈曲可動域にも差が生じるのである．

　では，MP関節単独で屈曲する場合，どちらの方がしやすいだろうか？　単独の場合は，手掌側から見た場合の方が屈曲しやすい．手背から見た場合，指の屈曲運動を視覚的に捉えられないため，指節間（interphalangeal：IP）関節に運動連鎖が生じるのである．

　このように，視覚イメージが変化することで，運動連鎖は変化する．

■視覚イメージと運動イメージの違いによる動きの変化

　視覚イメージは，他人が動いているところをイメージするものであり，視覚認知を司る脳領域を働かせ，画像的記憶を使って行っている．運動イメージは，自分が実際に行っている行為に関わるイメージで，運動感覚記憶をもとに行っている．

　肘関節を屈曲するとき，上腕二頭筋の収縮を感じながら屈曲することは可能である．しかし，左足の小指外転筋の収縮をイメージ（運動イメージ）しながら第5趾を外転させることは難しく，他動的に第5趾を外転させているイメージ（視覚イメージ）を持って外転させているのではないだろうか．では，小指外転筋の走行を確認したうえで，収縮をイメージしながら動かすとどうだろう．小趾の外転運動がより容易になる．このように，運動するときのイメージを視覚イメージから運動イメージに変化させることにより，動きに変化がみられることがある．

　このことは，長期間痛みを抱える患者で経験する．長期間痛みを抱えている患者は，筋の収縮だけでなく，痛みのある関節自体の身体イメージが欠落していることが多々みられる．例えば，長期間，膝関節に痛みがある患者は痛みのため患側の膝関節に対する身体イメージが乏しくなり，他者の膝関節を見ているような視覚イメージで運動するため，自由に動かすことが難しくなる．このような患者に膝関節の動きを指導する場合，鏡で健側の膝関節の動きを見ながら動かすと，患側の膝関節の身体イメージが改善される．身体イメージが改善されると，視覚イメージから自身の膝関節を動かしているという運動イメージに変化し，動きの学習が進む．

　このように，運動を運動イメージで意識するか，第三者が行っているような視覚イメージで意識するかによって，起こってくる運動連鎖に変化が生じる．

　ここまで，イメージによって運動連鎖に変化が起こる例を挙げた．イメージを利用し，運動連鎖を変化させることで，理学療法の成功につながる可能性がある．ただし，イメージは人それぞれなので，ある声かけがうまくいくこともあればいかないことも考えられる．それぞれの場面や状況，そして患者に適したイメージを利用することが理学療法において重要である．

MINI LECTURE

2. 上肢の障害
(1) 非外傷性腱板断裂保存療法

小池 聰

> 非外傷性腱板断裂保存療法では，まず，断裂によって失われた肩甲上腕関節の安定性をいかに引き出すかが重要となる．また，動作・姿勢における運動連鎖が，肩甲胸郭関節の動きを阻害することなく適切に行われることも重要である．それは肩甲上腕関節の安定性を付与するものであり，複数の分節が時間的・空間的に協応して上肢挙上動作等を合理的に行えるように運動連鎖を調整することである．

運動連鎖を加味した非外傷性腱板断裂の評価の展開

●姿勢分析から疼痛回避姿勢の有無とその合理性を評価する

非外傷性腱板断裂は，外因性と内因性に集約できる[1]．すなわち，何かしらの要因で繰り返される腱板へのストレスにより腱板が損傷したと解釈できる．そのことを踏まえ，腱板断裂症例が呈した座位姿勢から，上肢挙上困難と挙上時の疼痛について考えてみたい（図1）．

立位，座位ともに，体幹は台形型対応で断裂側同側側屈，および同側回旋姿勢を呈する．これは，運動連鎖として肩甲骨下方回旋を誘導し，肩甲上腕関節は相対的外転位に置かれることで，損傷腱板への伸張ストレスから生じる疼痛を回避した見事な姿勢であると解釈できる（図2）．

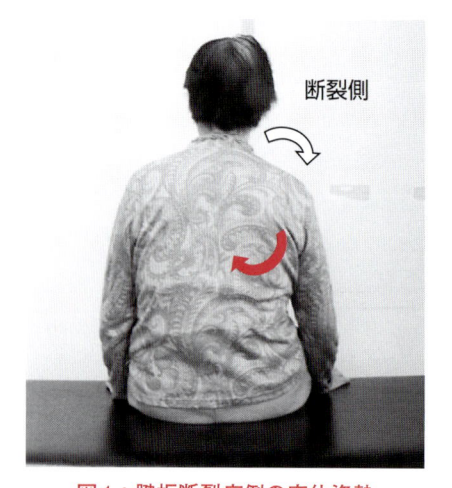

図1：腱板断裂症例の座位姿勢
体幹は断裂側に同側側屈し，肩甲骨下方回旋を呈している．

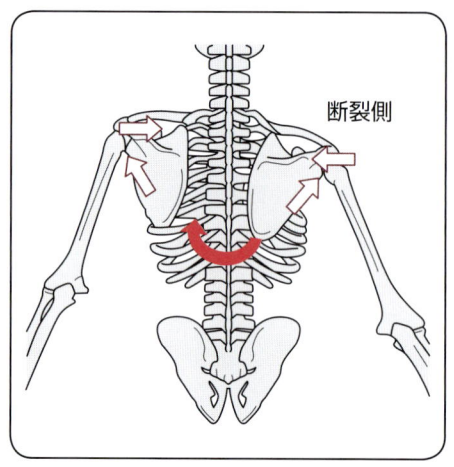

図2：損傷腱板へのストレス回避
断裂側（右）腱板上部では，肩甲上腕関節の相対的外転位により伸張ストレスは軽減される．

●姿勢分析を加味し，動作の合理性および協応性を分析する！

　しかしながら，この姿勢からの上肢挙上となると話は別である．安静時の疼痛が消失した時期におけるこの姿勢からの挙上動作を考えてみたい．ゆっくりとした上肢挙上を行うことにより，共動（同）筋の参加の有無やその代償運動を表出しやすくして観察するとよい．体幹の同側側屈により下方回旋位に置かれた肩甲骨周囲は，僧帽筋上部線維や肩甲挙筋が優位に働き，筋硬結を生じやすい．また，肩甲骨上方回旋が先行して生じ，僧帽筋下部線維には不活性化を生じやすい．

　肩甲骨上方回旋が先行することは比較的多くみられる現象で，肩甲骨機能からの補償動作と考えられる．この先行運動は比較的自由度が高い関節に多くみられ，動作においては運動連鎖の過度可動性（過可動性）を生じる部位となる．また，体幹側屈位であるため，肩甲骨上方回旋不良となり，挙上運動は三角筋などのアウターユニット優位となり，腱板のforce coupleが低下する．したがって，挙上困難と挙上時の疼痛を体幹から生じた運動連鎖の結果として捉えると，以前から生じていた疼痛回避姿勢により，体幹同側側屈は肩甲骨下方回旋を誘発し，僧帽筋上部線維の過活動と下部線維の不活性化から肩甲胸郭関節の安定性が低下し，結果として肩甲上腕関節と協応せず，肩甲骨は不十分な上方回旋を生じる．肩甲骨の上方回旋不良を肩甲上腕関節の運動にて補償しようとするため，肩峰下滑液包および腱板には圧縮ストレスを招来し，挙上時痛と挙上困難が生じていると推察される（図3）．

●上肢挙上困難における他分節からの補償機能としての運動連鎖を分析する！

　上肢挙上困難においては末梢からの補償動作を用いる運動連鎖が多く観察される．動作分析を行う際は，可動性が低下している関節と隣接する分節を特に注意深く分析する．そして挙上困難における補償動作が二次的ストレス因子となっていないかどうかを確認するとよい．挙上困難を肩甲上腕関節外旋，肘関節屈曲，前腕回外，手関節掌屈，小指屈曲による肩甲骨後傾にて補償する場合が多い（図4）．これらは挙上動作を何とか遂行するための運動連鎖と考えられる（「パート1-2．運動連鎖不全とは？」内，「運動連鎖波及障害としての運動連鎖不全」参照）．しかしながらその補償動作は，上腕二頭筋に過活動を生じさせ，長頭腱炎症を引き起こすというストレスを生じさせる可能性がある．そのほかに多くみられる動作として，骨盤後傾に伴う胸椎屈曲位からの挙上がある．これらは挙上動作の前に上行性の運動連鎖等により補正されれば問題はない（「パート1-2．運動連鎖不全とは？」参照）が，多くは補正されず胸椎伸展不十分による肩甲骨外転，下方回旋からの挙上動作となる．これらの姿勢も僧帽筋下部線維の不活性化を惹起し，肩甲胸郭関節安定性低下を生じさせている場合が多い．

> **Advice**
> 　疼痛が長引いてしまった症例においては，疼痛による精神的ストレスから胸椎屈曲を伴うことが多い（「パート3-4．こころに影響される身体」参照）．これらは上記の僧帽筋上部線維の過緊張，僧帽筋下部線維の不活性化を生じているケースが多い．

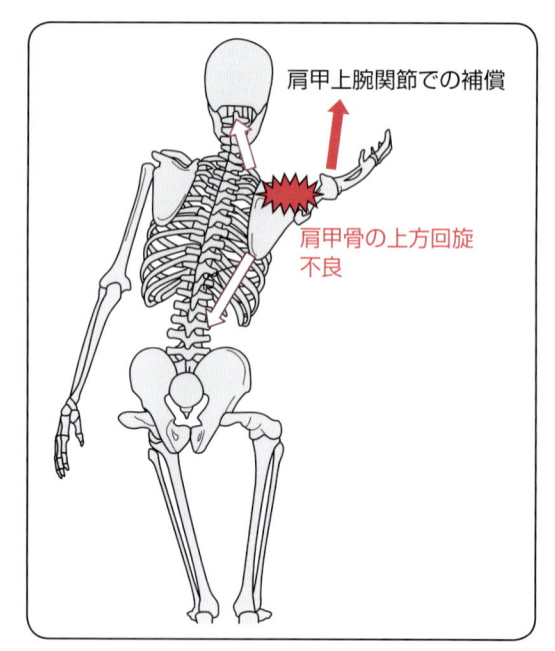

図3：補償動作からの疼痛誘発，および挙上困難が生じるメカニズム

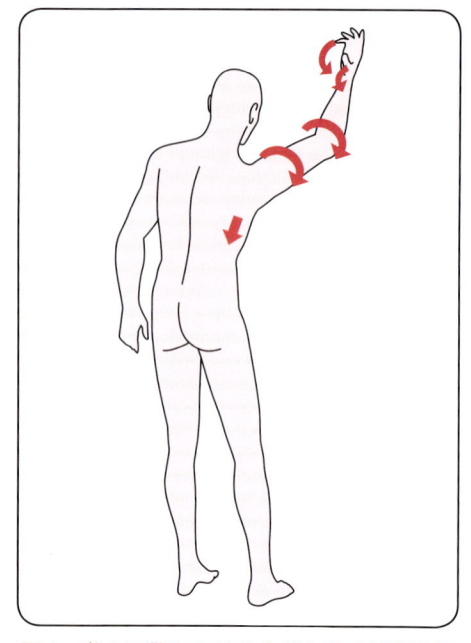

図4：挙上困難における末梢からの補償動作

●筋連結を加味した評価

1）運動連鎖不全から生じた筋連結の活動の低下が肩甲骨安定化を阻害する！

　腱板断裂症例においては，体幹同側側屈による外腹斜筋の短縮から筋出力が低下し，筋連結をしている前鋸筋の不活性化を引き起こしていることが多い．したがって，**前鋸筋の筋出力を確認したのち，外腹斜筋の筋出力を上げ，再度前鋸筋の筋出力を確認し，それらの違いを評価するとよい**．この評価で前鋸筋の筋出力の上昇がみられる場合，先行随伴性姿勢調節（anticipatory postural adjustments：APA）機能（「パート3-3. 姿勢調節メカニズム」参照）を有している前鋸筋が外腹斜筋の機能不全により機能せず，より一層肩甲胸郭関節の不安定性が増し，協応すべき肩甲上腕関節との動きを阻害する要因となっていると考えられる．

　また，上肢挙上困難を肩甲骨挙上にて代償することも多い．これは体幹同側側屈に対しては体幹対側側屈へ**補正する運動連鎖**として機能するが，十分な肩甲骨上方回旋とはならない．更に，僧帽筋上部線維の過緊張による運動連鎖から，頸部同側側屈による肩甲骨内転運動が誘発され，運動連鎖の衝突が生じる．肩甲骨内転は，体幹対側側屈による肩甲骨上方回旋を阻害するため逆運動連鎖を生じる結果となる場合がある（図5）．

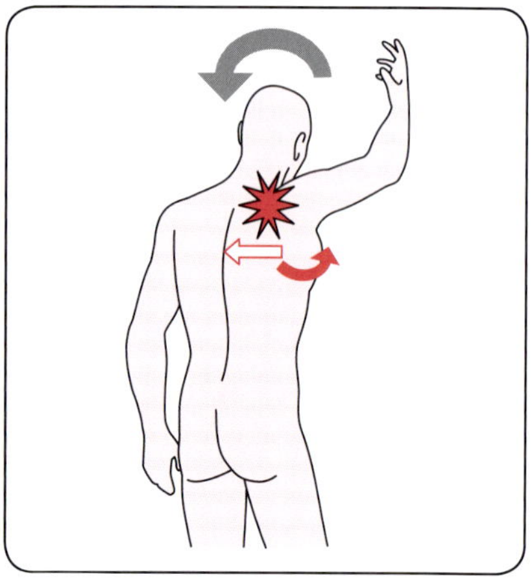

　肩甲骨挙上による代償のために僧帽筋上部線維は過活動となり，それが僧帽筋下部線維の不

図5：肩甲骨挙上による代償連鎖
➡：体幹の補正機能　➡：肩甲骨上方回旋
⇨：頸部からの肩甲骨内転運動連鎖

活性化を引き起こし，肩甲骨の安定性および上方回旋に悪影響を及ぼすことがある．そのような場合，対側殿筋-ハムストリングスとの協応性が低下していることが多い．したがって，僧帽筋下部線維の筋出力を確認したのち，対側殿筋-ハムストリングスの筋出力を上げ，再度僧帽筋下部線維の筋出力を確認し，違いを評価するとよい．

2）他分節から肩甲胸郭関節への運動連鎖の広がりをチェックしよう！

　肩甲骨がほかからの運動に反応できる状態であるかどうかは非常に重要である．よって基本的な動作を行い，他分節からの運動連鎖に伴い肩甲骨が適切に反応できる状態であるかどうかを確認する（図6）．運動連鎖の広がりがない状態（固まった状態）は過緊張や可動性低下を意味し，過可動性は動作における過度な肩甲骨の貢献を示す．それらは動作開始のタイミングの破綻，および動作中の肩甲骨の動きに制動をかけることとなる．

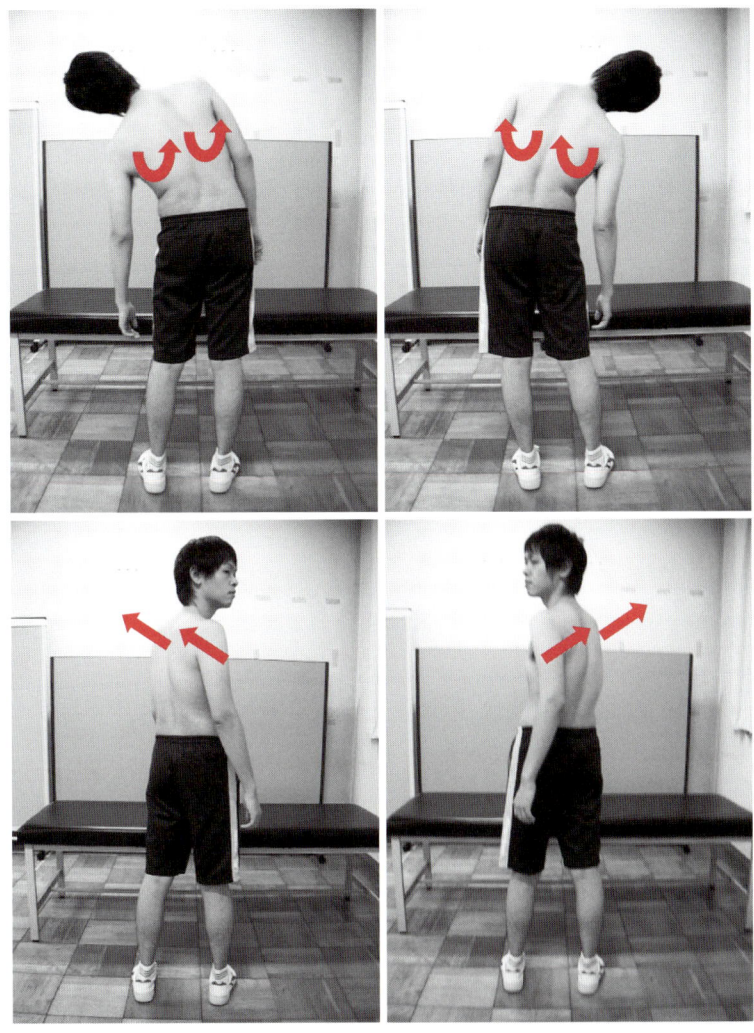

図6：他分節からの肩甲骨への運動連鎖
基本的な動作における肩甲骨への動きの波及をチェックする．他分節において生じる運動により肩甲骨が動き出すタイミングや方向，動きの大きさなどから制限が生じていないかどうかチェックする．

POINT 腱板断裂保存療法の有用性は諸家により多く報告されている．自然治癒がほとんどないとされているにもかかわらず上肢挙上可能となったり，痛みが軽減されたりすることを考えると，損傷腱板以外の腱板の代償機能はもちろんのこと，他分節の代償や補正機能が十分に作用した結果であると解釈することができる．

運動連鎖を加味した非外傷性腱板断裂の理学療法介入の実際

●筋の連鎖を加味した治療の展開

1）対側股関節伸筋群が僧帽筋下部線維を活性化させる！

前述したとおり，腱板断裂症例の特徴として，挙上の代償や胸椎屈曲姿勢による頭位の前方偏位などから僧帽筋上部線維に過活動性を生じ，逆に僧帽筋下部線維は活動性が低くなることが挙げられる．このことから，理学療法は僧帽筋上部線維の過活動を抑制しつつ，僧帽筋下部線維を活性化し，肩甲胸郭関節を安定化させることが重要であると考えられる．

したがって，僧帽筋上部線維を抑制したのち，対側股関節伸展訓練による僧帽筋下部線維を活性化するアプローチを行う（図7）．

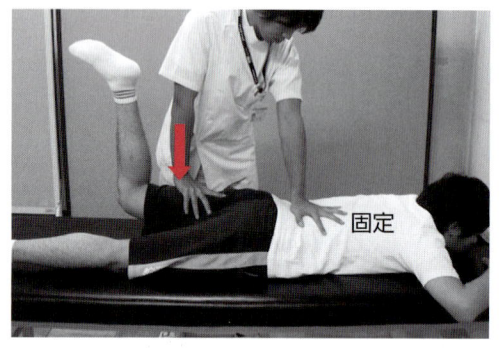

図7：僧帽筋下部線維の活性化
左殿筋の等尺性収縮を利用した右僧帽筋下部線維の活性化．PTはターゲットとする僧帽筋下部線維側の体幹を固定し，対側大腿後面より殿筋の収縮を促すよう鉛直方向に5〜10秒程度の等尺性収縮を加える．

これは上肢挙上困難で僧帽筋下部線維の収縮を促しづらい症例でも実施可能であり，非常に有効な訓練である．また，股関節伸展のみの運動が比較的困難な場合は，膝伸展位での股関節伸展でも十分な効果があると考えている．

2）外腹斜筋が前鋸筋を活性化させる！

非外傷性腱板断裂症例の多くに肩甲骨周囲筋群のアンバランスによる不安定性が多くみられ，それらの中に断裂側外腹斜筋の筋出力低下により筋連結をしている前鋸筋の機能不全を生じているケースも多い．それらに対し，同側外腹斜筋を活性化させることによって前鋸筋出力を向上させるアプローチを行う（図8）．

●ユニットとしての腱板機能の再獲得

棘下筋の付着部は大結節の広範囲にわたって停止している[2]．すなわち，ユニットとして考えた場合，棘下筋の作用は極めて重要であると言える．図9は棘下筋活性化運動である．棘下筋活性化運動は棘下筋に時間的加重訓練を行うものである[3]．

●肩甲帯と他分節をインテグレーションする！

様々な機能が分解されたままでは目的動作を遂行できない．ある程度腱板機能が獲得され，肩甲骨が時間的・空間的に自由に活動できる状態となったら，少しずつインテグレーショントレーニングを行う．同側股関節・体幹と肩甲骨運動連鎖を利用した側方リーチ運動（図10）を行うとよい．側方リーチ運動は，肩甲上腕関節の動きをある程度抑制した状態での肩甲骨運動連鎖を強化できる．

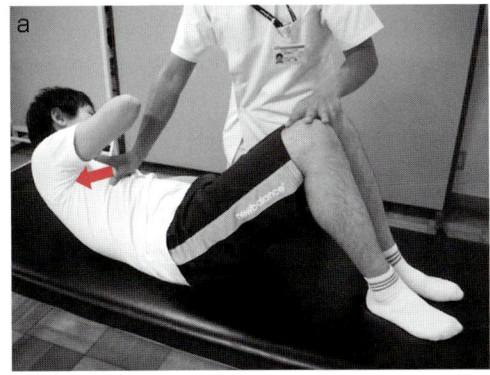

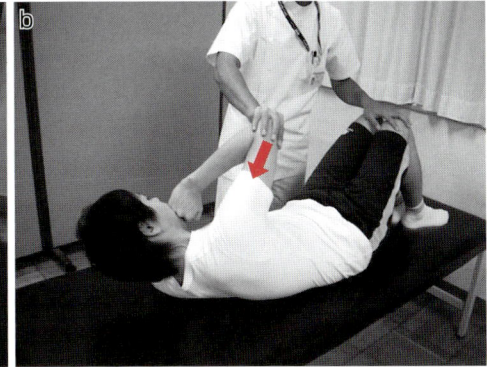

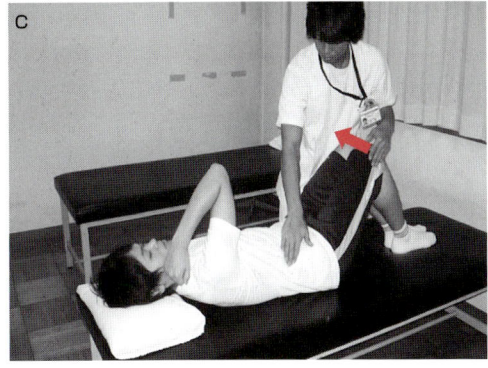

図8：外腹斜筋の活性化
a：外腹斜筋の活性化のための等尺性収縮.
b：前鋸筋も使用した外腹斜筋-前鋸筋の筋連結の活性化.
c：体幹側屈など代償動作が入る場合は，背臥位で体幹を固定させた状態で，下肢回旋からのアプローチを行う.
　a, b, c とも代償動作が入らない程度の等尺性収縮をゆっくりと加えることが望ましい.

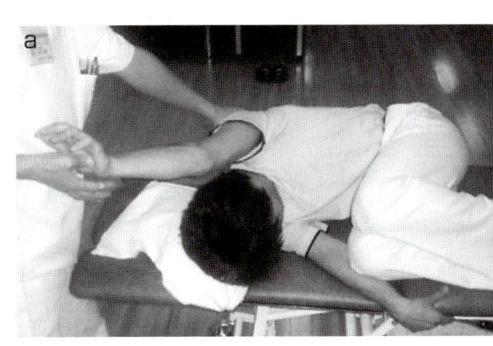

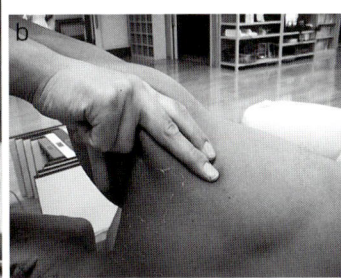

図9：棘下筋活性化運動
頸部屈曲，体幹屈曲させ，障害側を上とした側臥位で可能なかぎりの zero position とし，そこでの肢位保持を指示し，PT の手で棘下筋を伸張する方向に断続的な外乱刺激（1～3Hz）を与える（a）.
また PT の他示指は肩甲棘を固定し，代償を防ぎ，同側母指基部で上腕骨頭の下方すべりを促し，肩峰下圧の上昇を防ぐ（b）.

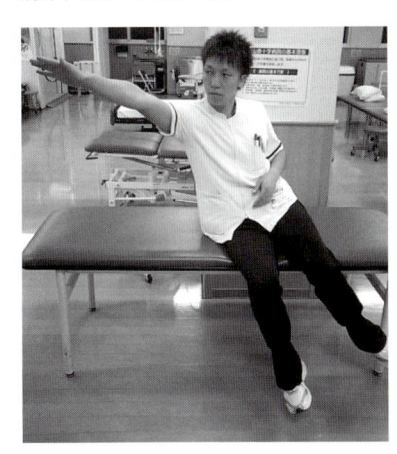

図10：側方リーチによるインテグレーション

理学療法プラクティス

メモ

腱板断裂保存療法の効果は多く報告されている．腱板断裂保存療法において開始から2～3ヵ月の時点で改善がみられない場合は，手術療法が望ましい[4,5]という報告もある．しかし保存療法に強く抵抗する症例においては，2～3ヵ月に満たなくても手術療法を検討する必要もある．

Advice

最終的には，あらゆる姿勢・動作において適切に肩甲胸郭関節と肩甲上腕関節が安定し，適合することが重要である．ある運動のみで安定しているだけでは意味がなく，最終的には身体他分節から生じる運動連鎖が協応し，インテグレーションすることが重要である．評価・治療を進めるに際しては，他分節からの運動連鎖により破綻しているのか，うまく補償機能として利用されているのかを見極める必要がある．

●文献●

1) 吉田 篤，小川清久：けん板断裂の疫学―断裂が存在する頻度・断裂の経過―，症状の発生と治療の目的．Monthly Book Orthopaedics 18：9-14，2005
2) 望月智之，秋田恵一：腱板停止部の新しい解剖知見．整形・災害外科 50：1061-1068，2007
3) 山岸茂則，池内 健，他：保存療法における棘上筋損傷に対する理学療法効果―棘下筋活性化運動に対するシングルケーススタディーによる検証．理学療法ジャーナル 39：459-463，2005
4) 小川清久，吉田 篤，他：腱板不全断裂手術症例の臨床的検討．肩関節 17：351-355，1993
5) 牧内大輔，鈴木一秀，他：腱板完全断裂に対する保存療法の効果．肩関節 31：341-344，2007

●新人理学療法士へひとこと●

肩は口ほどに物を言う

多くの運動性を有した肩関節は，非常に運動連鎖の影響を受けやすい関節の一つだと思います．逆に考えると，多くの代償機能を有しており，それらをうまく使うことも理学療法では重要であると考えます．肩はセラピストにいったい何を訴えているのでしょうか？　全身に耳を傾けてみると，きっとたくさんの答えを教えてくれると思います．

Further Reading

①皮膚運動学，福井 勉（編），三輪書店，2010
☞ 皮膚の関節運動，動作での皮膚の動き，その部位別アプローチ方法まで記載されており，皮膚の重要性がよくわかる一冊である．

②トリガーポイントと筋肉連鎖，Richter P, Hebgen E（著），森岡 望（監修），産調出版，2009
☞ 広く筋・筋膜連鎖モデルが記されており，連鎖を理解する入門書として最適である．

2. 上肢の障害
(2) 頸肩腕症候群

鈴木 智

> 頸肩腕症候群とは頸部から上肢にかけての疼痛やしびれを主訴とする疾患の総称である．外来診療において多く遭遇する疾患ではあるが，重篤な機能障害が少ないことから比較的軽視されやすい傾向にある．特に原因となる器質的病変や神経症状がないにもかかわらず頸部から上肢にかけて症状を訴える頸肩腕症候群では，保存療法が中心となるものの，十分な効果が得られないケースも少なくない．本稿では，頸肩腕症候群に対して，局所だけでなく，全身からの影響（運動連鎖）を加味したうえでの評価・アプローチ方法を改めて考えていきたい．

頸肩腕症候群の概念を理解しよう

　頸肩腕症候群とは，頸部，肩，上背部，前胸部，上肢（腕，手および手指）などの疼痛，こわばり，しびれ，脱力感，冷感などの病態を伴う疾患群の総称である．頸肩腕痛をきたす疾患や病態は多様であるが，一般整形外科診療などの臨床医学では，鑑別診断のスタートとして一時的に包括的診断名として「頸肩腕症候群」を使用することが多い．原因となっている疾患が判明した場合には，その診断名が用いられる．また，公衆衛生・産業医学では，同様の症状発現が職場やその他の作業に関連があるとされる場合に，作業関連性上肢筋骨格系障害として「頸肩腕障害」と呼ばれることが多い．発症誘因には，身体的要因として家事，趣味，労働作業による頸部から上肢にかけての荷重負荷，同一姿勢を続けるなどの作業内容によるものがあり，それに加え，非身体的要因（対人関係や作業時の精神的緊張），作業環境要因（机や椅子などの環境）など，様々な因子が関与している．

　本稿では座位姿勢を中心に，VDT（visual display terminal）作業における作業関連性上肢筋骨格系障害としての頸肩腕障害に焦点を合わせ，運動連鎖の観点から理学療法評価・アプローチについて解説する．

POINT 　頸肩腕障害では骨・関節における明確な組織破壊や解剖学的破綻が認められない症例を多く経験する．すなわち，その多くが正常から逸脱した姿勢や運動パターンの習慣化が特定部位へ機械的ストレスを集中させることで何らかの機能異常を引き起こしていると推測できる．

運動連鎖を加味した理学療法評価

●VDT作業と座位における姿勢制御

　VDT作業とは，ディスプレイやキーボード等により構成されるVDT機器を使用してデータの入力，文章や画像等の作成・編集，プログラミング，監視などを行う作業とされている．これらVDT作業では，座位姿勢で長時間にわたり対象物を凝視し，視点を一定に保ちながらの持続的な上肢作業となるため，頭部は前方位に固定されやすい．

　持続的な姿勢調節には，少ないエネルギーで効率的に姿勢を保持し，受動的要素である骨関節や靱帯・軟骨組織への依存度が高まりすぎないようにコントロールすることが必要とされる．

●座位姿勢と頸肩腕障害の関連性を理解する

　頭部の位置異常は身体末端からの異常な運動連鎖の起点となり，脊椎アライメントを変化させ，そのアライメント異常が長期化することで代償・補償運動として運動連鎖が上肢・下肢まで下行性に波及することになる．これとは逆に，頭部や脊椎の土台となるべく下肢や骨盤帯の機能不全から上行性に脊柱アライメント異常を引き起こし，結果的に頭部の位置異常をきたす場合も少なくない．

　臨床上よくみられる座位不良姿勢として，頭部前方姿勢（図1）が挙げられる．体幹部より頭部が前方に位置するこの姿勢では，伸展モーメントが強く作用し，上位頸椎伸展と下位頸椎屈曲偏位をとりやすく，結果的に頸部伸展筋（後頭下筋群）および僧帽筋上部の過剰な筋緊張が要求される．同様にこの姿勢では胸鎖乳突筋や斜角筋群は短縮位となり頸椎の側屈や回旋機能を著しく低下させ，頭部前方位での固定をより強固なものにしている．この持続的な筋の緊張や筋疲労による組織の血流不全が，虚血性の疼痛やしびれの原因となることも多い．更に頭部前方偏位は連鎖的に胸椎後彎の増大を招き，肩甲骨は外転・下方回旋をとりやすく，大胸筋や肩甲挙筋の過緊張や短縮，および前鋸筋や菱形筋をはじめとする肩甲骨周囲筋の筋出力を低下させることになる．頭部の影響は体幹から下肢にかけても連鎖的に波及し，胸椎の後彎増大に伴い腰椎前彎減少をもたらす．同時に胸骨や肋骨を含めた胸郭の下制が生じるため，腹横筋など深部筋群に加え，腹直筋や腹斜筋など表層筋の筋力低下を招き，体幹ならびに下肢の機能不全を引き起こす．

1）矢状面からの座位姿勢分析

　立位と比較すると支持基底面は拡大し重心位置は低くなるものの，身体重心線と支持基底面の関係では，支持基底面の後方に身体重心線が位置することとなる．更に座位では突出した坐骨結節が座面と接しているため，骨盤は後方の回転運動が生じやすい．また座位姿勢では股関節屈曲位であるため，立位に比べて，股関節運動に関与する二関節筋（ハムストリングスや大腿直筋など）の柔軟性や骨盤帯から脊柱にかけての可動性の影響を受けやすく，腰椎は前彎減少の姿勢をとりやすい．そのため，胸椎後彎の増大に伴い頭部を前方に位置させる姿勢制御（カウンターウエイトの活性化）により，重心線をより支持基底面中央部に近づけることで座位姿勢の安定化を図ることになる（図2）．

2）前額面からの座位姿勢分析

　頸肩腕障害を有する症例に多くみられる頭部や頸椎の左右への傾きや回旋偏位，鎖骨の

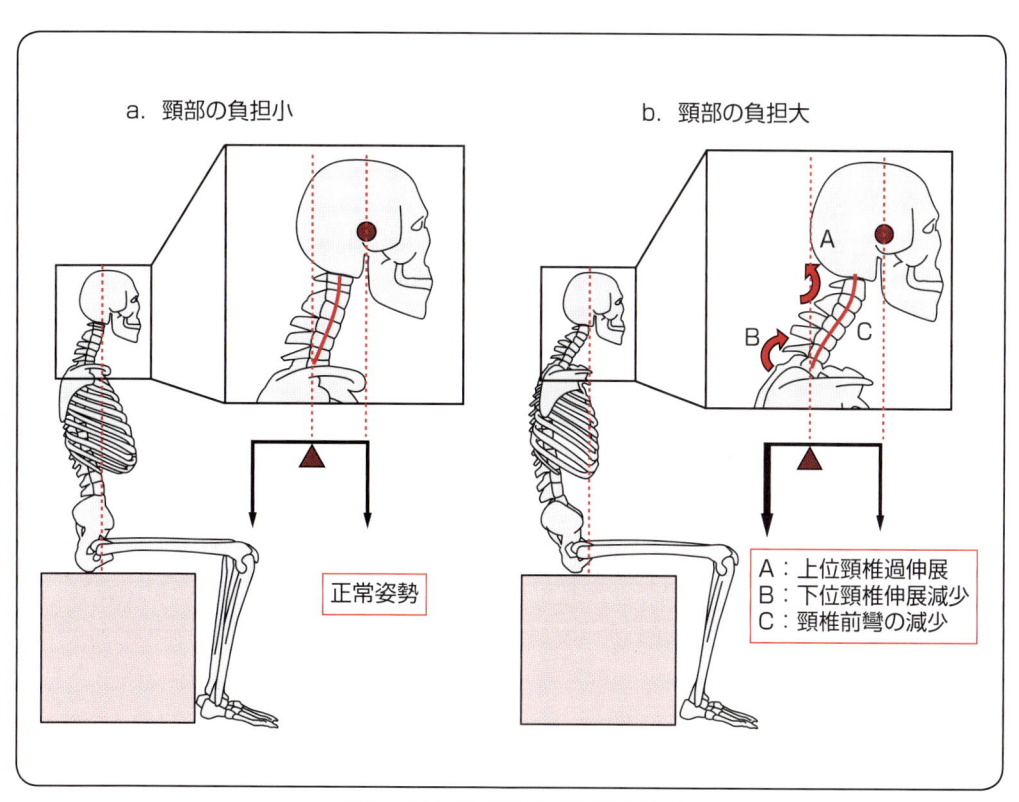

図1：正常座位姿勢と頭部前方姿勢

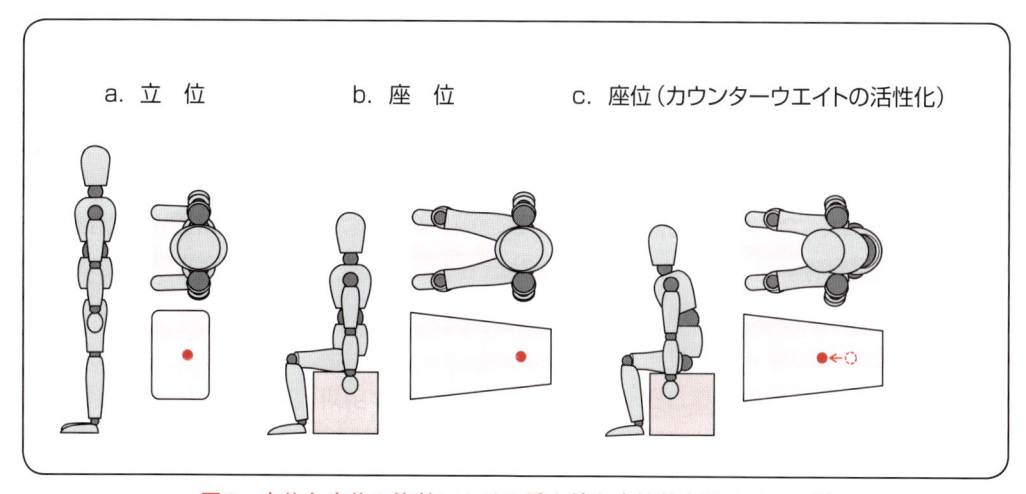

図2：立位と座位の姿勢における重心線と支持基底面のイメージ

位置や肋骨角などの左右差については身体前面（正面）から，また，肩甲骨位置や脊椎棘突起，背部筋群の膨隆などについては身体背面から観察し，得られた情報に矛盾点がないかを確認しながら分析を進める．頸肩腕障害では，全身からの観察を踏まえたうえで，特に脊柱の回旋や側屈について詳細な分析が必要となる．

図3のような座圧が変化した姿勢を例にとって分析してみよう．右坐骨部の圧が高まっ

a. 機能的な座位姿勢　　b. 右坐骨部の圧が高まった姿勢

機械的ストレス

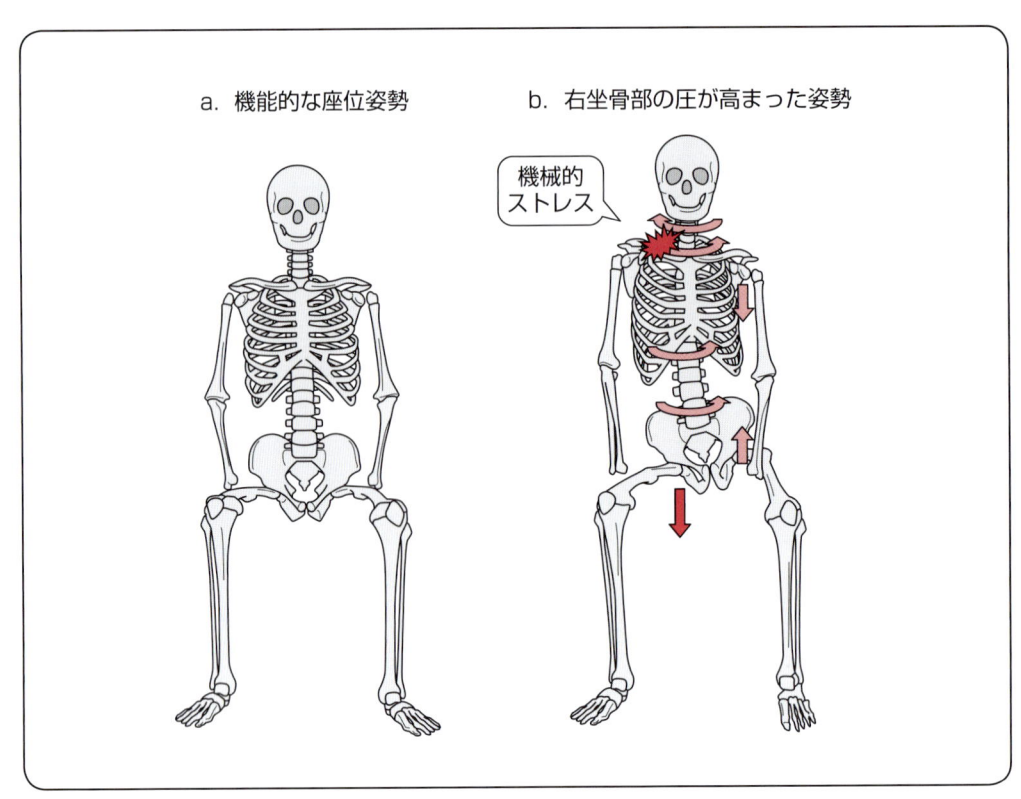

図3：座圧変化と座位姿勢

た姿勢では，骨盤左挙上に伴い腰椎の左側屈と左回旋運動が生じる．これらの左回旋偏位は上行性に胸椎や下部頸椎まで連鎖的に波及していくことになる．このまま長時間のVDT作業を継続すると，視点を前方正中位に保持することにより頭部が固定され，上位頸椎は強制的に伸展や右回旋を強いられ，胸鎖乳突筋や斜角筋，後頭下筋群をはじめとする頸椎や肩甲骨周辺の筋肉に明らかなアンバランスが生じてしまう．その結果，荷重負荷による骨盤固定と視点の安定化を図る頭部固定の両方が起点となり，機械的ストレスが頸椎周辺に集中しやすい．

● 頸椎間での連鎖的な運動を理解しよう

頸椎では各分節で機能的役割が異なっている．頸椎の関節運動において，屈曲・伸展全運動の約20〜25％が環椎後頭関節（Oc/C1）と環軸関節複合体（C1/2）で行われ，残りの運動はそれ以下の頸椎（C2〜7）で分担される．左右回旋運動の約50％は環軸関節（C1/2）で行われ，残りの50％が頸椎椎間関節（C2〜7）で分担して行われる．側屈運動ではほとんどの運動がC2〜7で行われるが，純粋な側屈ではなく同側回旋が組み合わされて生じる（coupling motion）．頸椎の運動機能は，頭部の動きと連動して作用する上位頸椎（環椎後頭関節：Oc/C1，軸椎：C1/2）と頸椎そのものの動きを導き出す下位頸椎（第2/第3頸椎：C2/3以下）に分けることができる．頸椎の複合的な自動運動や他動運動検査に加え，上位頸椎としての選択的運動が十分に可能かどうかを見極めていくことが重要と考える．

> **メモ**　実際の机上作業を確認してみよう

机上動作では机と椅子（座面）の高さやその差（差尺），ディスプレイの高さなどが姿勢に影響を及ぼすことは言うまでもない．実際に日頃からどのような姿勢で作業を行っているかが重要であり，仮説を立てるうえで非常に有用な情報となる．

図4のように，背もたれを腰部で使用している場合や浅く腰かけて胸部で使用している場合において，どちらも頭部が前方に位置しているが，関節や筋への機械的ストレスは大きく異なる．また，上肢（前腕）の位置も姿勢に大きく影響し，前方に位置するほど胸椎後彎増大や肩甲骨外転が大きくなる．

a．背もたれの使いかた

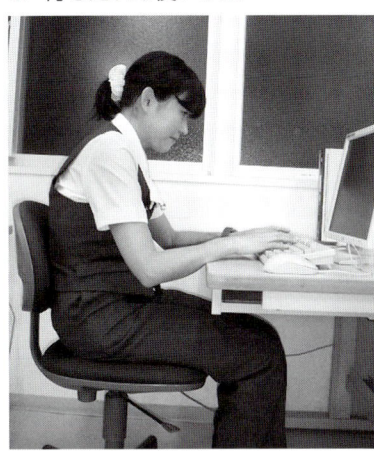

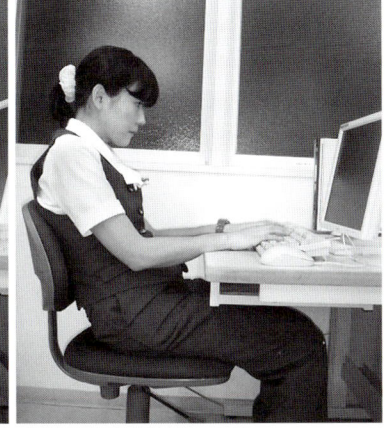

①腰部での背もたれ利用例　　②胸部での背もたれ利用例

b．キーボード位置と姿勢の関係

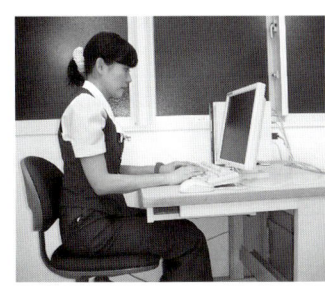

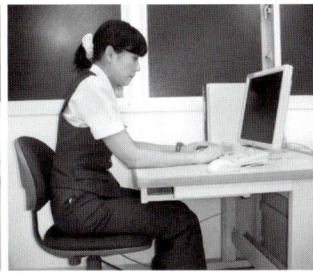

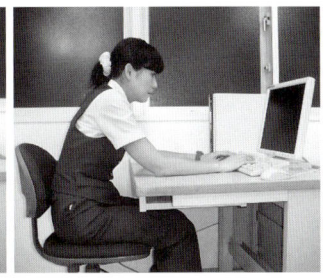

図4：机上作業を確認してみよう

a：腰部で背もたれを利用した場合は（①），腰部が支点となることで，上部体幹は屈曲位，上位頸椎は伸展位をとり，頭部が前方に位置する．また，胸部で背もたれを利用した場合は（②），体幹が後方に傾斜し顎を引いたような姿勢で頭部が前方に固定される．このような姿勢は足部からの情報入力が乏しくなり，大腿後面で座面を強く押しつけることで姿勢制御を行うことが多い．①，②のどちらも頭部が前方に位置しているが，関節や筋への機械的ストレスは大きく異なる．
b：キーボード位置が遠くなるほど肩甲骨外転角度および肩関節屈曲・外旋角度が増大していく．同時に胸椎後彎姿勢をとりやすく，結果的に頭部は前方で固定される．

> **メモ**　頸部周辺における運動連鎖の広がりを確認しよう（図5）

頸部を中心とした運動連鎖を理解する際は，頸部から他分節（または他分節から頸部）が適切に機能しているかどうかを確認する必要がある．運動連鎖の広がりを確認することにより，機能障害が運動連鎖不全を作り出しているのか，運動パターンや姿勢を修正することで正常な運動連鎖に修正することが可能かどうかを明確にする．

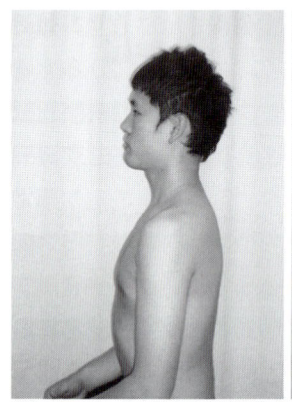

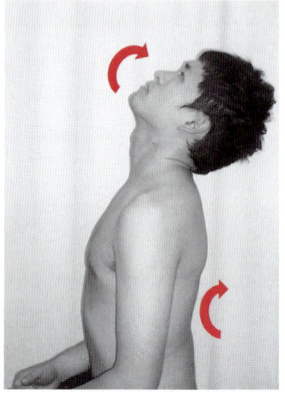

a. 頸椎伸展における胸椎伸展運動：上位頸椎と下位頸椎の複合的な頸椎伸展運動が生じると，正常の場合は胸椎伸展運動が生じる．しかし，上位頸椎を中心とした伸展運動の場合は胸椎後彎が増大し，下位頸椎の伸展運動は困難となる．

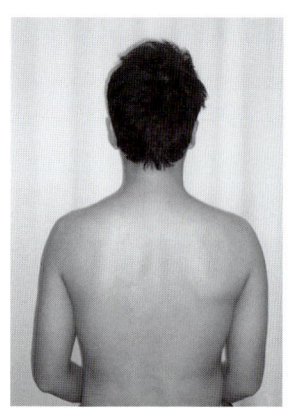

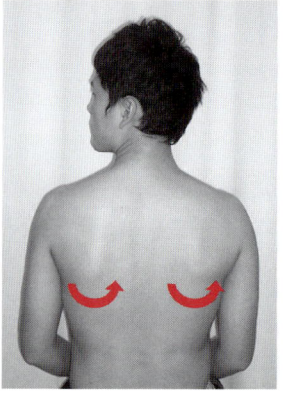

b. 頸椎回旋に伴う肩甲骨運動：頸椎を一方に回旋することで，回旋方向の肩甲骨は内転し，反対方向の肩甲骨は外転する．疼痛や何らかの機能異常を有する症例では，回旋方向の肩甲骨が固定しているか，または外転方向に偏位する．

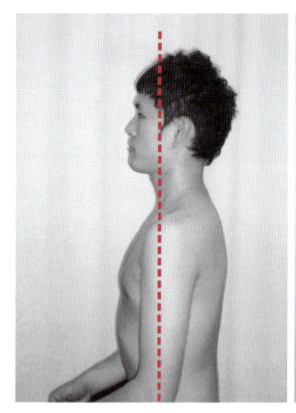

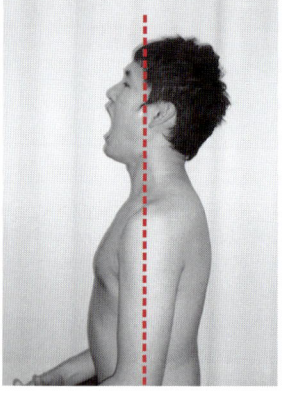

c. 開口運動における頸椎伸展運動：その他の部位からの代表的な頸部への運動連鎖の広がりとして，開口運動により頸椎伸展運動を生じることはよく知られている．頸部周囲筋の機能不全や誤った運動学習により，開口運動に伴う頸部屈曲を認めることも多い．

図5：頸部と他分節の運動連鎖

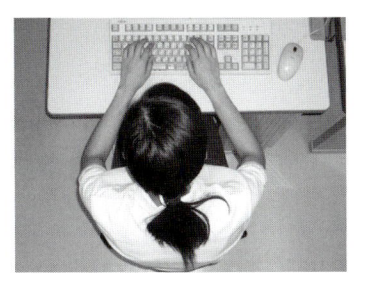

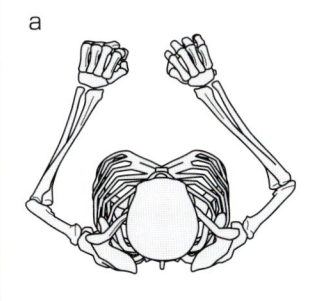

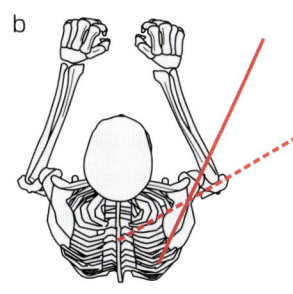

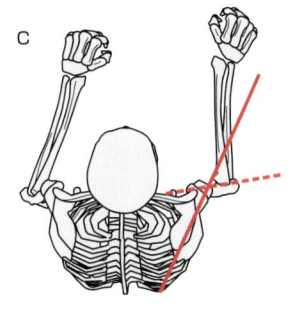

a：デスクワークにおいて最も効率的な位置関係.
b：不良姿勢でのキーボード操作→aと比較し肩甲上腕関節の外旋増大.
c：bと同じ姿勢におけるマウス操作→a, bと比較し，肩甲上腕関節は更に外旋増大.

図6：肩甲骨と上腕骨との相対的位置関係

●他分節から頸部周辺への運動連鎖の広がり

1）上肢帯からの連鎖的反応

　肩甲胸郭関節は上肢運動の中心として，可動性および固定性という2つの異なる機能が必要となる．肩甲胸郭関節の可動性は，鎖骨を介して上肢の運動を効率良く連鎖的に体幹部へ伝達する役割を有し，固定性では上肢運動における先行随伴性姿勢調節機能（「パート3-3. 姿勢調節メカニズム」参照）としての役割を持つ．不良姿勢を有する症例では，肩甲骨の外転・下方回旋を認め，前鋸筋や僧帽筋などの筋機能不全，代償的な菱形筋や胸筋群の短縮・過緊張といった機能障害に発展している可能性が高い．これにより先行随伴性姿勢調節機能が不十分となり，本来なら協応すべき上腕骨との動きを阻害してしまう．

　また，肩甲骨に対する上腕部の相対的位置関係に十分着目する必要がある．通常，上肢下垂位では，上腕骨内側上顆と外側上顆を結ぶ線は肩甲骨面にほぼ一致し，前腕部は中間位をとり，デスクワークの際も最も効率的な位置関係と推測することができる．

　実際に図6のようなVDT作業を例にとって考えてみよう．この姿勢では上肢のCKC（closed kinetic chain）運動となり，適切な肩甲骨位置の場合は肩甲上腕関節が内外旋中間位であるのに対して，不良姿勢症例（肩甲骨外転位）になるとどうだろう．肩甲骨上腕関節は相対的に外旋位となることが確認できる．このような身体環境でマウス操作などが加わると，更なる外旋を要求されることとなる．結果的に上腕骨頭の前方偏位を招き，肩甲骨アライメントを悪化させてしまう．

2）胸腰椎，骨盤帯，下肢の連鎖的反応

　四肢の随意的な運動と体幹の自律的な姿勢が同時に保障される機能的な座位姿勢には，体幹，骨盤，更には下肢の柔軟性と支持性が必要不可欠である．これらは支持基底面を変化させると同時に，座圧を変化させ効率的に重心位置をコントロールすることで座位姿勢での運動に多様性を持たせるという役割を担っている．前述したように胸郭を含めた胸・腰椎の伸展性低下や骨盤運動制限（特に前傾運動）は，頭部位置異常を助長し，座位姿勢における動作のバリエーションを著しく低下させてしまう．

　また，足部を接地した座位姿勢では，股関節より遠位の関節においてCKCに準じた連鎖反応を示す．この姿勢で効率的に骨盤前傾運動を行うためには，股関節屈曲や内旋可動域や同方向に作用する筋活動が重要となる．臨床上よくみられる骨盤後傾を伴う座位姿勢では，機能的な座位姿勢と比較して相対的に股関節伸展・外旋方向への動きを伴う場合が多く，拮抗する運動方向への可動域制限や筋力低下に着目していく必要があると考える．

理学療法介入の実際

　理学療法介入では機能障害と姿勢調節障害の関連を明確にしていくことにより，優先的に解決すべき問題は何かを判断していく．

> ①作業環境要因を変化させることにより，症状の軽減または増悪を認めるのか？
> ②誤った運動パターンや不良姿勢により機能障害が引き起こされているのか？（原因は誤った姿勢制御や運動学習か？）
> ③患部の機能障害により不良姿勢をきたしているのか？　それとも他部位の機能障害が波及してきたものか？（原因は患部周辺の機能障害か？　それとも他部位の機能障害か？）

●運動連鎖を加味した外部環境要因に対する治療展開

　詳細な問診や各検査・測定結果を踏まえたうえで，明らかな機能障害を認めない症例では，不適切な作業環境により，誤った姿勢制御や運動連鎖パターンが症状の発現に大きく関与していると推測することができる．特に，長時間の座位保持を伴うデスクワークやVDT作業を行っている場合は，❶机および椅子の高さ，❷椅子の形状や足場環境，❸ディスプレイおよびキーボードの位置，などにおける作業環境要因への介入を行うことにより症状の軽減を図ることが可能となる（表）．しかし，実際はほとんどの症例において何らかの機能障害を有しており，身体機能要因と外部環境要因の両者への治療的介入が重要と考える．

●運動連鎖を加味した身体機能要因に対する治療の展開

1）リラクセーションの獲得

　頸肩腕症状を呈する症例では，疼痛やしびれ症状への逃避的反応として頸部や肩甲骨周囲筋を過剰に緊張させている．その結果，脊柱全体の機能的な支持性が崩れ，特定部位を固定することで脊柱の安定化を図りながら目的の運動を遂行するという誤った運動パター

表：VDT作業における労働衛生管理のためのガイドライン

椅子	(イ) 安定しており，かつ容易に移動できること (ロ) 床から座面の高さは作業者の体形に合わせて適切な状態に調節できること (ハ) 複数の作業者が交替で同一の椅子を使用する場合は，高さの調節が容易であり，調整中に座面が落下しない構造であること (ニ) 適当な背もたれを有していること．また，背もたれは，傾きを調整できることが望ましい (ホ) 必要に応じて適当な長さの肘かけを有していること
机または作業台	(イ) 作業面は，キーボード，書類，マウス，その他VDT作業に必要なものが適切に配置できる広さであること (ロ) 作業者の脚の周囲の空間は，VDT作業中に脚が窮屈でない大きさのものであること (ハ) 机または作業台の高さについては，次によること 　　a. 高さの調整ができない机または作業台を使用する場合，床からの高さは作業者の体形に合った高さとすること 　　b. 高さの調整が可能な机または作業台を使用する場合，床からの高さは作業者の体形に合った高さに調整できること
作業姿勢	(イ) 椅子に深く腰をかけて背もたれに背を十分に当て，履き物の足裏全体が床に接した姿勢を基本とすること．また，十分な広さを持ち，かつ，すべりにくい足台を必要に応じて備えること (ロ) 椅子と大腿部膝側背面との間には手指が押し入る程度のゆとりがあり，大腿部に無理な圧力が加わらないようにすること
ディスプレイ	(イ) おおむね40cm以上の視距離が確保できるようにし，この距離で見やすいように必要に応じて適切な眼鏡による矯正を行うこと (ロ) ディスプレイは，その画面の上端が目の高さとほぼ同じか，やや下になる高さにすることが望ましい (ハ) ディスプレイ画面とキーボードまたは書類との視距離の差が極端に大きくなく，かつ，適切な視野範囲になるようにすること (ニ) ディスプレイは，作業者にとって好ましい位置，角度，明るさ等に調整すること (ホ) ディスプレイに表示する文字の大きさは，小さすぎないように配慮し，文字高さがおおむね3mm以上とするのが望ましい

(文献1) より一部改変)

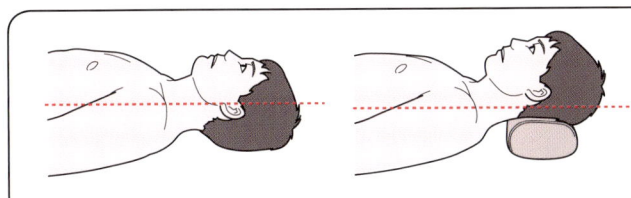

a. 枕なしの臥位姿勢　　b. 枕を使用した臥位姿勢　　c. リラクセーションを目的とした臥位姿勢

図7：リラクセーションの獲得

aでは上位頸椎の伸展が，bでは下位頸椎の屈曲が強くなり，頸部周囲筋の緊張軽減は難しい．cのように調節可能なタオルなどを利用することで，姿勢や体形に合わせてリラクセーションの獲得を図る．これらと併せて腹式呼吸を行うことも有効なアプローチとなる．

ンを呈することになる．このような身体環境下では運動療法の効果が得られにくいため，座位や立位で行う運動療法の準備段階として十分なリラクセーションの獲得が必要となる (図7)．

Advice

　リラクセーション獲得には，初めに腹式呼吸の再獲得がポイントとなる．腹式呼吸を獲得することでリラクセーション効果に加え，インナーユニットとしての腹腔内圧コントロールが得られ，体幹や骨盤帯の安定に大きく貢献する．頭部前方姿勢は，胸椎後彎に伴う胸郭の可動性低下により，下位胸郭の前後径を減少させ呼吸運動（特に吸気）に影響を及ぼすことになる．更に，胸椎後彎に合わせて胸郭が引き下げられることにより下位胸郭に付着する腹筋群や横隔膜の機能低下を招き，十分な腹式呼吸を困難にさせている場合が多い．

2) 体幹，骨盤帯の可動性改善（図8）

　座位における姿勢調節障害は，頸部や肩甲帯など一部位ではなく，運動連鎖を考慮し脊柱全体の機能障害と捉えなければならない．頭部や頸部が機能的かつ協調的な運動を行うためには，土台となる胸・腰椎や骨盤帯が安定していることが必要不可欠となる．

　体幹の効率的な運動連鎖，つまり脊柱の動的安定化には，脊柱アライメントの正常化と運動を保障する脊柱から骨盤帯の可動性の再構築が必要である．また，動的安定化には能動的要素である筋がその重要な役割を担っており，特に腹横筋，腰部多裂筋，骨盤底筋群，横隔膜で構成されるインナーユニットの協働作用に寄与する．体幹の可動性改善では重力除去位から開始し，ストレッチポールやBodyBolster^{TM}などを用いて胸郭の可動性を拡大させ（図8a），腰椎や骨盤帯に対してはcat back（図8b）やchair slide exercise（図8c）を行うことで可動性の改善を図る．脊柱の可動性が十分獲得された後に抗重力位でのエクササイズへ段階的に進めることでニュートラルポジションでの姿勢コントロールが可能となる．動的安定化エクササイズでは，脊椎のニュートラルポジションを保ち，座位で体幹を頭尾方向への伸展を意識させながら行う2 way stretchや同じく座位で肩甲骨の上方回旋や下方回旋を行うwall sliding exercise（図8d）が有効である．またチューブを用いることでその強度を高めていくとよい．これらのエクササイズでは，第9胸椎レベル椎体前方にある上半身質量中心位置が坐骨前端を通る垂線上にあるかどうか，また骨盤アライメントでは上後腸骨棘と恥骨結合前部を結ぶ線が水平に配列されているかどうかを基本的な指標とし，脊柱アライメントの正常化と動的安定性の獲得を図ることがポイントとなる．

3) 股関節機能向上が安定した座位姿勢の根幹をなす

　座位における姿勢制御機構として脊柱や骨盤帯の可動性と安定性の重要性を述べたが，骨盤帯機能を理解するうえで，運動連鎖として股関節との相互関係を十分に考慮しなければならない．足部接地での座位姿勢において，骨盤前傾には股関節屈曲，骨盤後傾には股関節屈曲位からの伸展が伴い，側方挙上では相対的に挙上側股関節外旋と反対側股関節の内旋が生じる．そのため良好で機能的な座位姿勢の獲得には股関節屈曲や回旋方向の柔軟性向上が求められる．

　また，股関節周囲筋では，股関節の肢位や角度により筋の作用が変化し，また同一筋であっても部位により作用が異なる．特に内転筋群では，股関節肢位によって屈曲筋も伸展筋となる．例を挙げると，長内転筋は股関節屈曲60°を超えると伸展筋として作用し，股

a. 胸郭可動性拡大を目的としたエクササイズ

b. cat back

c. chair slide exercise

壁に沿って行う

d. wall sliding exercise

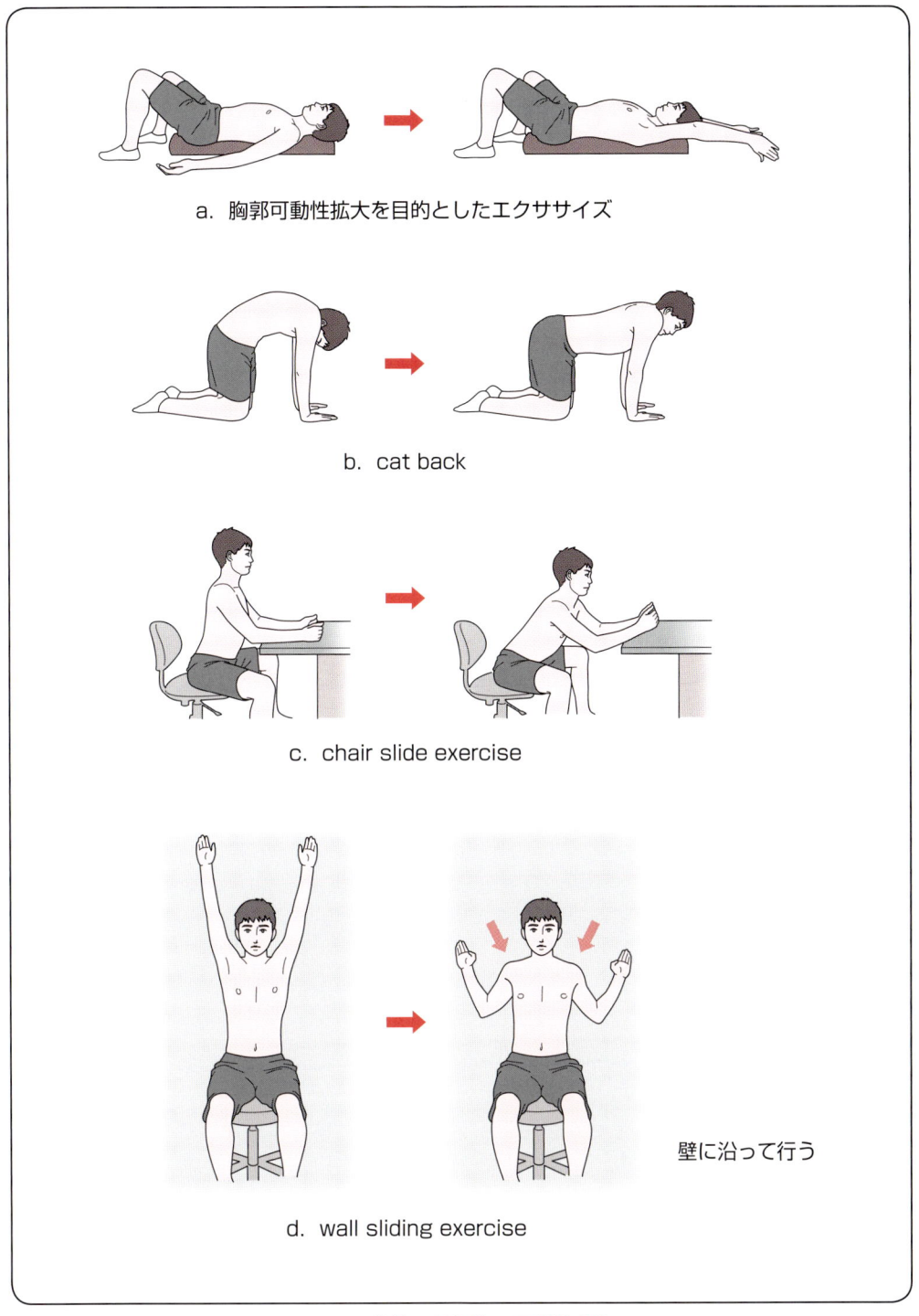

図8：体幹・骨盤帯の可動性改善

関節屈曲60°以下では屈曲筋として作用する．仮にこの筋に短縮が生じると，股関節屈曲制限だけでなく骨盤前傾の阻害因子となる可能性がある．また，内転筋群は腸骨筋や大腰筋などとともに深前線（deep front line：DFL）という身体における中心軸をなす筋・筋膜の連結を有し，腰椎を前方から支持し，胸郭の安定化や頭・頸部のコントロールを行うこ

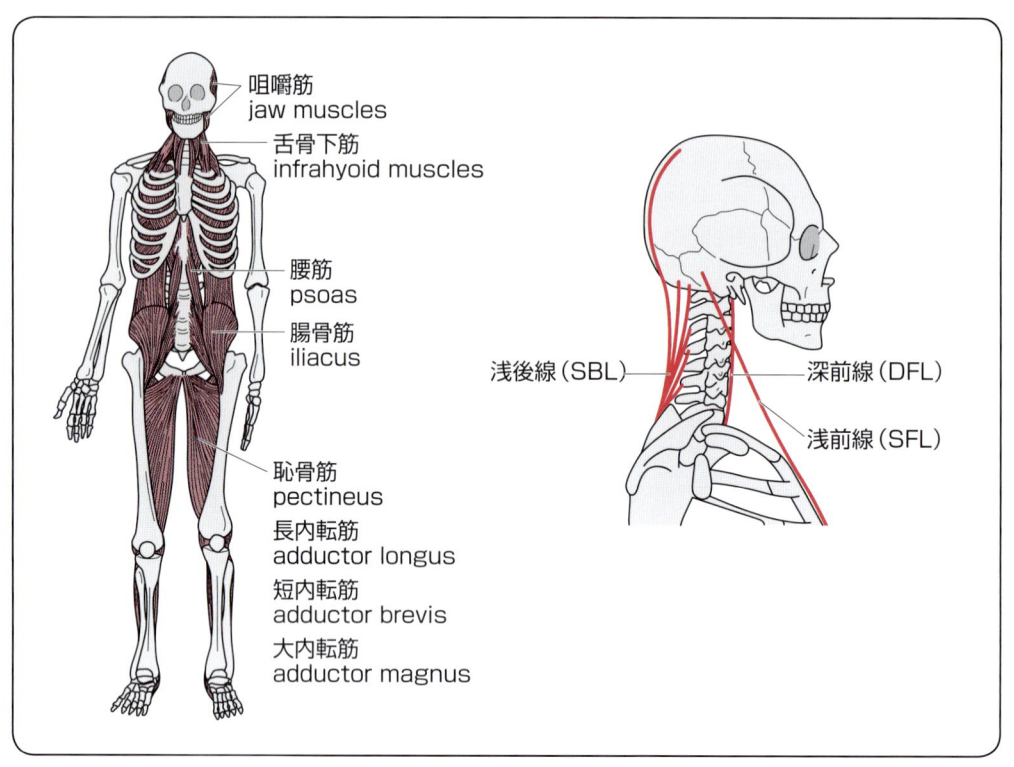

図9：筋・筋膜の連結
SFL：superficial front line, SBL：superficial back line
浅前線と浅後線は，上位頸椎の姿勢過伸展に関係する．これに対して上位頸椎に屈曲を起こすのは深前線である．
（文献2）より引用）

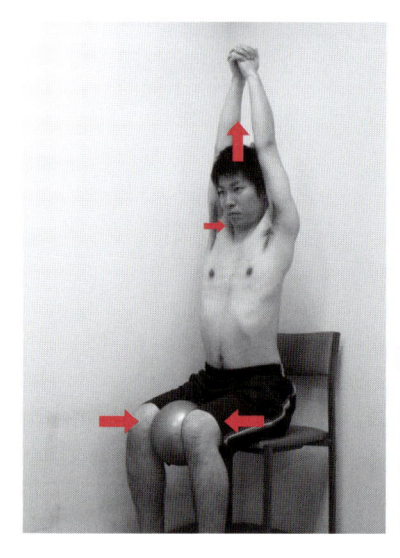

図10：抗重力位でのアプローチの一例（2 way stretchに股関節内転運動を加えたエクササイズ）
股関節内転筋の収縮を伴うことにより股関節や下部体幹の安定化を図りながら，脊椎のニュートラルポジションを保ち，座位で体幹の頭尾方向への伸展を意識させながら行う．
同時に上位頸椎の屈曲（チンインエクササイズ）を併用することで，より脊柱の伸展運動を引き出すことが可能となる．

とにより，抗重力位での姿勢保持に重要な役割を果たしている（図9）．これらの筋における筋力低下は不良姿勢を助長させる要因となり得ることから迅速な対応が求められる．実際のアプローチでは，従重力または重力除去位にてストレッチや筋の再教育，筋力向上を図り，図10のような抗重力位となる座位において協調的な筋活動を高めていく．

●患部の機能障害に対する直接的アプローチ

　上部頸椎や下部頸椎，胸椎の関節可動域制限には，関節モビライゼーションなどの徒手的アプローチが非常に有効な治療手段となる．また，肩関節や肩甲胸郭関節の制限の場合は，関節構成体の問題というより，むしろ前鋸筋や僧帽筋，腱板の機能不全，あるいは菱形筋や胸筋群，広背筋の過緊張など複数の機能障害が組み合わさって生じている可能性が高く，各々の機能改善が重要となる．

　特に頭部前方姿勢において短縮しやすい頸椎伸展筋群（後頭下筋群），斜角筋群，胸鎖乳突筋などに対しては，スタティックストレッチから開始する．僧帽筋や菱形筋は肩甲骨アライメントにより短縮・過緊張ではなく筋延長を呈していることもあり，スタティックストレッチにより症状が増悪するケースもあるため，姿勢アライメントと筋の走向を注意深く観察しておかなければならない．

　筋力向上を目的としたエクササイズでは，重力除去位から正確な運動が可能かどうかを確認しながら開始する．実際のエクササイズでは，頸椎深層屈筋の賦活を目的としたチンインエクササイズのような小さな運動範囲における低負荷高頻度の運動から開始し，徐々に運動範囲や運動強度を大きくしていく（図11）．頸椎の高強度の運動では，特定の筋組織に乳酸など疲労物質の蓄積を誘発し，更なる疼痛や筋肉のアンバランスを引き起こす要因となるため，十分な注意が必要となる．

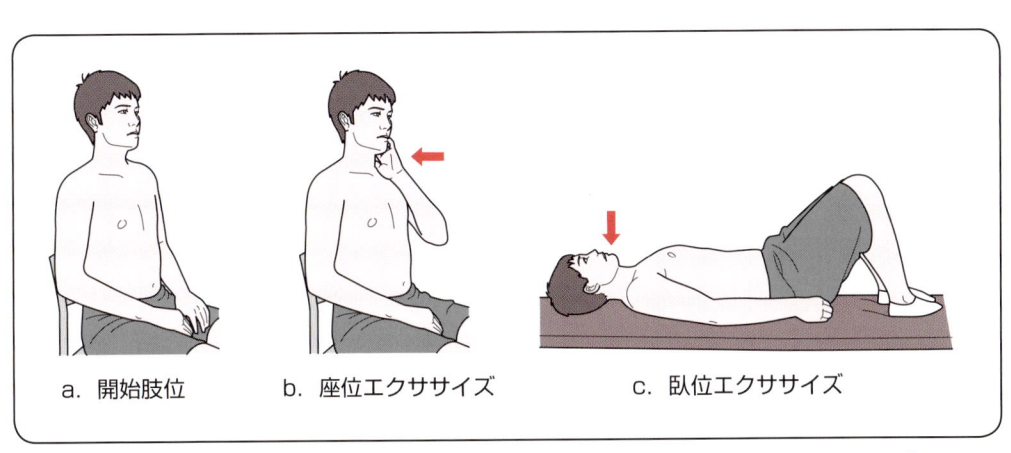

a. 開始肢位　　　b. 座位エクササイズ　　　c. 臥位エクササイズ

図11：患部の機能障害に対する直接的アプローチ（頸部深層屈筋群のエクササイズ）
頸部深層屈筋群のエクササイズ（チンインエクササイズ）は，従重力位である座位姿勢から開始するのが望ましい．
このエクササイズでは，胸鎖乳突筋の過収縮による下位頸椎の屈曲を伴わないよう配慮が必要となる．初めはセラピストが触診しながらエクササイズを行い，徐々に自分自身で収縮を確認しながら実施していくとよい．最終的には抗重力位である臥位において，他のエクササイズを併用しながら実施していく．

●―文献―●
1) 厚生労働省：VDT作業における労働衛生管理のためのガイドライン，2002
2) Myers TW（著），松下松雄（訳）：アナトミー・トレイン，医学書院，2009

●**新人理学療法士へひとこと**●

　日常生活活動や労働作業における姿勢調節障害では，長い期間をかけて独自の誤った姿勢・運動パターンがすでに学習されている場合がほとんどである．したがって，病態発生のメカニズムや日常生活での注意点などを含めて，対象者に自分自身の身体的特徴を十分に理解してもらうことから始めてみよう．セラピストと対象者が問題意識を共有することで，より効果的な理学療法が可能となる．

Further Reading

①筋骨格系のキネシオロジー，Neumann DA（著），嶋田智明・平田総一郎（監訳），医歯薬出版，2005
　☞ 筋骨格系の運動学的ポイントが詳細に解説されており，解剖学的位置関係に留まらず各運動軸や筋の作用について臨床的側面と結びつけながら理解するうえで非常に参考となる一冊である．
②カパンジー　機能解剖学　Ⅲ脊椎・体幹・頭部　原著第6版，Kapandji AI（著），塩田悦仁（訳），医歯薬出版，2008
　☞ 関節の運動学，特に脊柱における coupling motion がわかりやすい図を使用して解説されている一冊である．

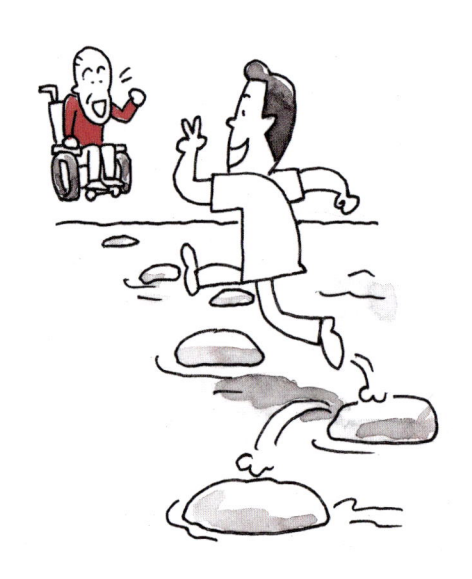

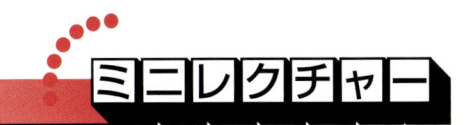

環境設定と運動連鎖

奥山 哲

　私たちが行う運動は様々な環境の中で遂行される．求められる課題が同じでも，環境が変われば必然的に運動も変わってくる．例えば，同じ「歩く」という運動課題でも，平地を歩く場合では一定の周期で歩行を行うことが可能であるが，不整地を歩く場合では，床面の変化に対して，下肢関節での調整や上肢のバランス反応等が出現し，一定のリズムでの歩行を行うことは困難となる．このように，環境が変わることによって運動の様相が大きく変化する．このことから，私たち理学療法士は運動を規定している環境についても考慮しておかなければならない．

　以下に起立動作を例に挙げ，座面の高さという環境が変化することで動作にどのような変化が生じるかを解説する．

■座面の高さと座位姿勢

　座面の高さは座位姿勢に影響を与える．これは支持基底面の広さ，身体重心の位置，それに伴う関節位置の変化等によってもたらされる．

　座面が低い（下腿長よりも低い）台に座っている場合，通常の座面の高さに座っているときと比べて身体重心の位置は低くなる（図1）．殿部が膝関節より低い位置にあるため，膝・股関節は90°よりも屈曲位となり，足関節はより背屈位となる．上半身質量中心はわずかに坐骨の後方を通り，股関節が過屈曲位となることにより骨盤は後傾する．骨盤と脊柱は連結しているが可動性が少ないので，骨盤の後傾に伴い腰椎は後方に傾斜する．しかし，そのままでは身体重心が支持基底面の後方に外れてしまうため，代償的に胸椎の屈曲（後彎）が生じる．また，頸部は立ち直りにより過伸展（前彎）となる．そのため，座面が低い場合の座位では全身的に屈曲してつぶれたような姿勢となる．このような姿勢では，内臓は圧迫され，呼吸も浅く頻回となる．また，姿勢保持のための体幹前面筋の張力を十分に発揮することができず，筋による能動的な支持ではなく，構造に頼った受動的な姿勢をとりやすい．特に矢状面上においては，骨盤後傾による胸・腰椎の屈曲を胸腰筋膜で支持することとなる．

　座面が高い（下腿長よりも高い）台に座っている場合は，下腿長と同程度の高さの台に座っているときと比べて身体重心の位置は高くなる（図2）．殿部が膝関節よりも高い位置にあるため，各関節は通常の座面の高さに座っているときよりも伸展位となる．そのため，上半身質量中心は通常の座位に比べ前方かつ上方に位置し，姿勢保持筋による能動的支持が要求されることから全身的に抗重力伸展活動が起こる．したがって，脊柱・頭部は立位姿勢でのアライメントに近似するようになる．

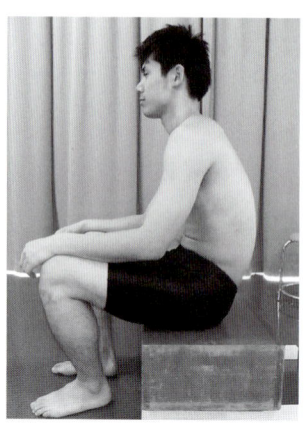

図1：下腿長より低い台での座位姿勢

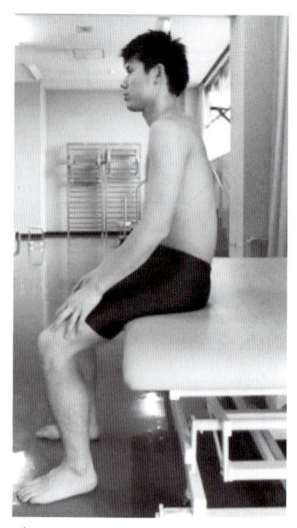

図2：下腿長より高い台での座位姿勢

■ 座面の高さと起立動作

　座面の高い台からの立ち上がりの場合は，元々前後方向の支持基底面が狭く，身体重心がより高く足底側にある．また，各関節位置も伸展位にあることから終了肢位である立位に近い．したがって，身体体節の移動や筋活動が少なくて済み，起立動作としては効率が良い．

　それに対して座面の低い台からの立ち上がりは，身体重心の位置が低いため身体重心の垂直方向での移動量が多い．そのため，下肢筋（特に股・膝関節）の抗重力伸展活動が多く求められるが，前述した姿勢の影響から筋活動が起こりにくい状態となる．また，垂直方向における身体重心の移動だけではなく前後方向の身体重心の移動距離も延長する．立ち上がりの際，身体重心を前方に移動するために骨盤を前傾し，身体重心を前方に勢い良く移動できるかどうかは重要な要素となる．しかし，座面が低い台からの立ち上がりでは，骨盤前傾の主動筋である腸腰筋は十分な張力が発揮できない肢位（股関節屈曲位）にあるため，身体重心の前方移動を体幹の前傾を用いて行うことを動作戦略として選択することとなる．この動作戦略では，上部体幹の大きな移動を制御するために多くの筋活動が要求されるが，身体重心の前方への勢いは不十分となる．このことから，下肢各関節への力配分が変化し，殿部離床もしくは下肢関節の伸展をしやすくする効率の良いエネルギー伝達が不可能となる．また，身体体節の移動が大きい分，動作完了まで多くの時間を要する．

　このように，起立という同じ課題を遂行するにしても，実施する際の環境（条件）が異なれば運動は変化する．日常生活活動に対して介入していく私たち理学療法士は，対象者の機能障害だけではなく環境が身体に与える影響を考慮するとともに，それらを理学療法アプローチや対象者の日常生活に反映させる必要がある．

MINI LECTURE

3. 下肢の障害
(1) 変形性膝関節症

宮本大介

> 変形性膝関節症（膝 OA）は，臨床において多く経験する疾患の一つである．膝 OA の発生機序は様々だが，膝関節のみが原因となっているとは考えにくい．その原因を探るためには，多関節運動連鎖に着目することが有用である．本稿では，内側型膝 OA に関して比較的多くみられる運動連鎖不全を整理したうえで，その評価・治療に関して解説する．

運動連鎖を加味した評価

●膝 OA に多くみられる運動連鎖不全

　膝 OA 症例は特徴的な姿勢を呈しており，ある程度パターン化されていることが多い．そのため，それぞれの姿勢の特徴を考慮して，評価・治療を行う必要がある．ここでは，多くみられる 2 例に関して解説する．

　図 1 の症例では，コアスタビリティーの破綻や加齢による**脊椎後彎**があり，**胸腰筋膜・腸脛靱帯連結に依存した形態**をとりやすい．これが骨盤後傾，股関節伸展・外転・外旋を連鎖的に引き起こす．股関節は外転位であるため中殿筋の収縮効率は低下し，骨盤後傾による股関節伸展モーメント低下は**大殿筋の機能不全を招来する**．したがって，股関節の安定性は損なわれる．そこで腸脛靱帯にもたれかかるようにして安定性を確保しようとするため，これに牽引される形で**脛骨は外方偏位**を引き起こす．すると，連鎖的に膝関節は屈曲して，**knee out** となる．

　下行性連鎖で考えると，足部は内がえし（距骨下関節回外を伴う）になるが，それでは十分な接地が困難であるため，**代償として距骨下関節を回内**させて接地するようにする．足部と下腿は強くリンクしているため，足部からの上行性連鎖により脛骨が内旋するため，下腿は内旋位となる．この運動連鎖不全のパターンでは，**床反力が膝関節の後方を抜け**，膝関節伸展モーメントが増大する（図 2）．また，膝関節の外方偏位，脛骨の内旋偏位によって膝関節における生理的アライメントが崩れ，膝関節の動的安定化は得られず lateral thrust を助長させ，ストレスが増大する（**メモ**参照）．

　図 3 では，**体幹が平行四辺形型に右側に偏位**しているが，この状態では**右下肢の荷重量が増大**する．更に，右中殿筋が短縮位となり，筋出力は低下する．力学的平衡性を保つために，**右股関節を外旋させ，それにより大腿骨は外旋**し，左立脚では**骨盤の側方動揺**によって膝内反ストレスや lateral thrust を助長させる．

　これらの要因はいずれも lateral thrust を助長させる連鎖を波及させている．

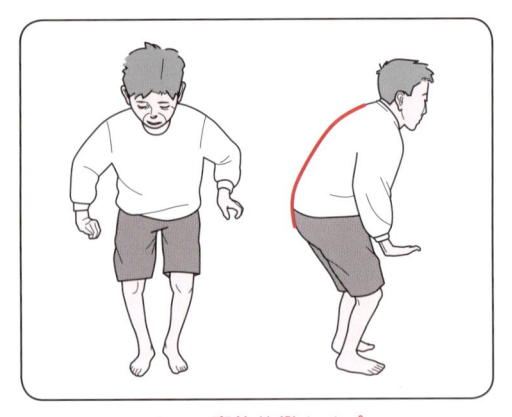

図1：脊柱後彎タイプ

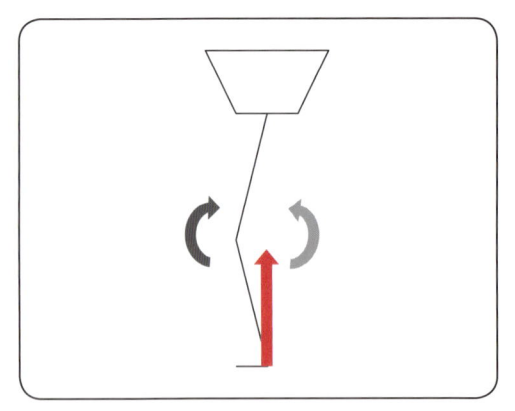

図2：図1の症例における床反力
床反力が膝後方へ抜けることで，膝伸展モーメントが増大する．

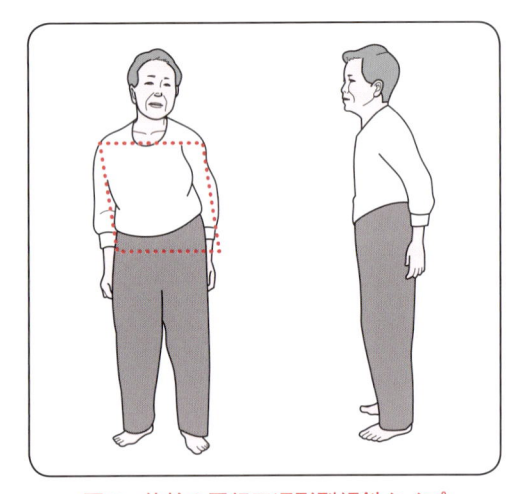

図3：体幹の平行四辺形型傾斜タイプ

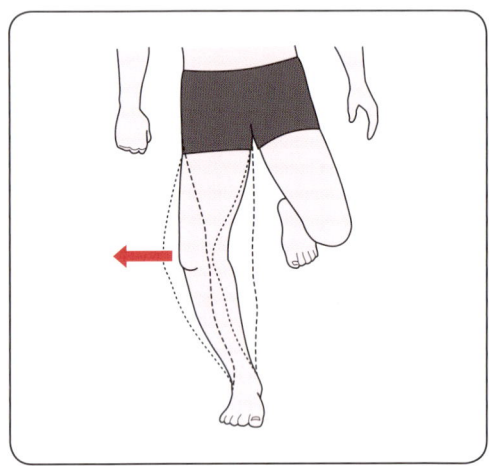

図4：lateral thrust
立脚初期〜中期にかけて，外側への動揺が出現する．

メモ　lateral thrustとは？

内側型膝OAを構築する大きな原因としてlateral thrust（図4）が挙げられる．lateral thrustとは，立脚初期〜中期に起きる膝の外側動揺である．股関節は外転，外旋位であるため，床反力は膝の内側を通ることになる．この状態は，大腿外側の筋は短縮位，内側の筋は伸張位になるため，正常な筋出力を十分に発揮できず，腸脛靱帯に依存した歩行を行うことになる．

POINT　膝OA症例の歩行の特徴

lateral thrust以外の大きな特徴として，股関節の分離した動きが少ないことが挙げられる．先に述べたように，大殿筋が機能不全に陥るほか，股関節は外転・外旋位であり，長内転筋は常に伸張位での活動を余儀なくされ，筋活動効率が低下する．この状態になると歩行時における歩幅が減少する．また，骨盤は後傾位のままで動きがほとんどみられないことも多い．そのため，股関節の屈曲・伸展の動きも減少し，足部クリアランスが低下する．

● 評価のポイント

　評価の際は，膝OAの特徴的な姿勢と運動連鎖不全のパターンを考えながら行う必要がある．それぞれの部位を**個別に考えるのではなく，評価したことを一つにつなげていけるように考えていく**．評価時のチェックポイントを**表**にまとめる．

Advice

大腿脛骨角（femorotibial angle：FTA）

　内側型膝OAでは，股関節肢位に影響されて連鎖的に膝が外を向く．そのため，FTAは正常であるが膝OAが構築されている場合も多く存在する．したがってFTAのみを重要視しないよう注意する．

表：膝OA評価におけるチェックポイント

A．問　診

チェックポイント CP	診るうえでのポイント
①疼痛関連（有無，出現時期，膝関節以外の有無）	膝関節以外に疼痛があるときは，腰背部に問題があることが多い．
②日常の運動量，仕事量	オーバーワークがあるか確認．
③ADL上で問題が生じているか	ADLは比較的保たれていることが多い．
④座位での姿勢観察	脊柱の彎曲，骨盤の位置を確認．脊柱後彎，骨盤後傾位である場合が多い．

B．各関節機能

1．脊柱，骨盤

チェックポイント CP	診るうえでのポイント
①胸椎伸展可動域，腰椎伸展可動域，骨盤前後傾の可動性	骨盤を前後傾させたときの脊柱の連動性も確認する．特に，前傾させたときの脊柱の伸展がどの程度可能か確認する．
②体幹の支持性（腹圧テスト）	座位にて骨盤正中位で肩を片側ずつ上から押して，体幹の崩れ具合を確認．左右差もチェックする．

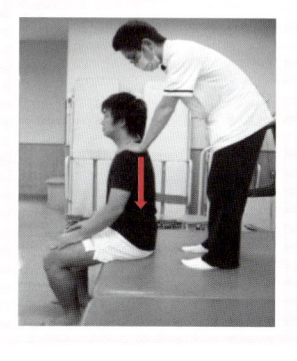

理学療法プラクティス

③仙腸関節検査　背臥位にて両側骨盤を片側ずつ押し，硬さを確認する．腹臥位にて両側の上後腸骨棘（PSIS）を触診し，第2仙骨（S2）との距離を確認する．距離が近ければアウトフレア（開き気味），遠ければインフレア（閉鎖気味）．動きがタイトな場合はアウトフレア側が問題であることが多い．

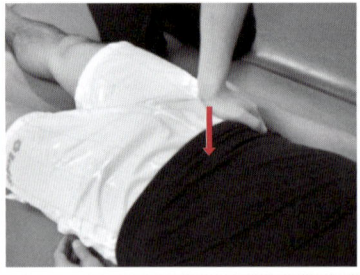

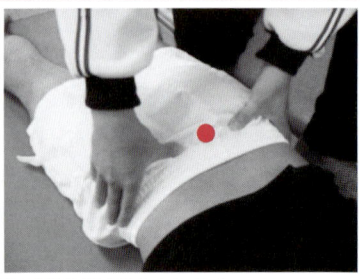

2. 股関節

チェックポイント CP	診るうえでのポイント
①屈曲，伸展，外転，内転，内旋可動域	立位，歩行時は，伸展・外転・外旋位になっていることが多い．股関節の分離した動きが少ないため，全体的に可動性の低さが予想される．内旋可動域制限は，荷重時の screw home movement の破綻に絡む．
②大殿筋，腸腰筋，外転筋群，内転筋群の筋力	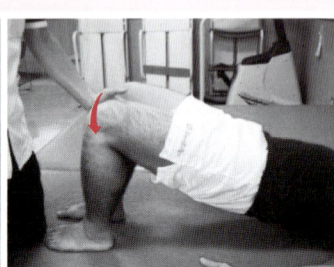 アライメントが不良であり，また，股関節の分離した動きが少ないため，全体的に筋出力の低下が予想される．大殿筋は伸張位，短縮位ともにみられる．大殿筋上部は外転に関与し，下部は内転に関与する．ブリッジ（股関節伸展）した状態にて，外転運動では上部，内転運動では下部の検査になる． 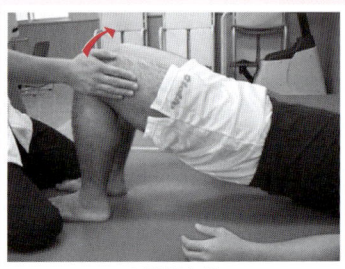
③大腿外側筋（中殿筋，大腿筋膜張筋，腸脛靱帯），内側筋（長内転筋）緊張，および滑動性	筋の滑動性を確認．圧迫した状態ですべりを確認する． 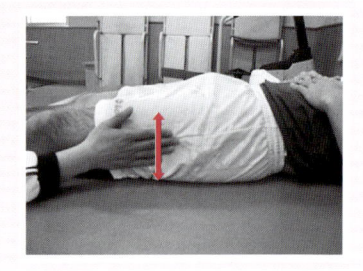

大殿筋上部　　大殿筋下部

3. 膝関節，下腿

チェックポイント CP	診るうえでのポイント
①膝関節屈曲，伸展，下腿回旋可動域	end feel を確認しながら行う．
②大腿四頭筋（特に広筋群）の筋力	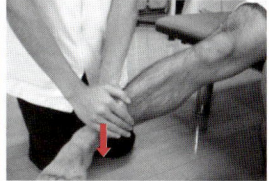 広筋群は内側，外側それぞれで確認を行う． 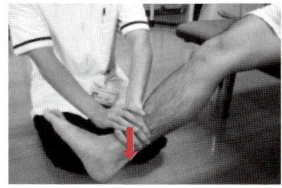
③膝関節アライメント	脛骨は内旋偏位と外側偏位がみられることが多い．外側へ偏位している場合，膝関節内側を触診すると，関節裂隙に凹みがみられる．

内側広筋　　　　　外側広筋

4. 足関節

チェックポイント CP	診るうえでのポイント
①背屈，底屈，内がえし，外がえし可動域	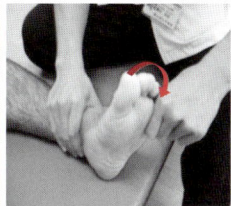 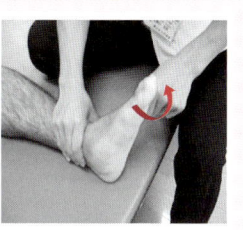 下腿三頭筋の滑動性，距腿関節，距骨下関節の可動性を確認する．この部位以外の足根骨間の可動性を確認し，硬さを確認する． 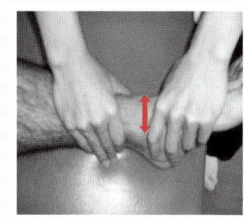
②前脛骨筋，後脛骨筋，腓骨筋群の筋力	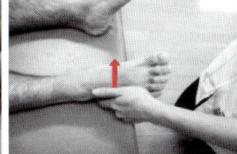 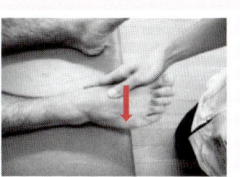 前脛骨筋は歩行時の衝撃緩和に重要．後脛骨筋，腓骨筋群は最大底屈位で検査．両筋とも距骨下関節過回内の防止につながる． 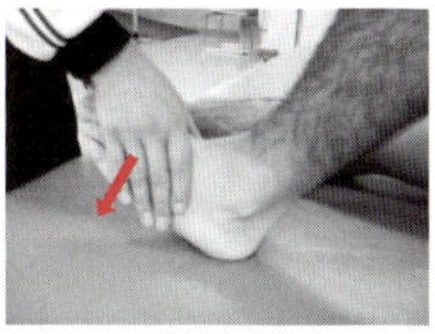

距腿関節　　　　距骨下関節内がえし，外がえし

前脛骨筋　　　　腓骨筋群　　　　後脛骨筋

C. 立位姿勢

チェックポイント CP	診るうえでのポイント
①姿勢確認	姿勢のタイプを確認する（前述参照）．全身を確認する必要があるため，頭部の位置，肩甲帯の高さも併せて確認する．

D. 歩行

チェックポイント CP	診るうえでのポイント
① lateral thrust の確認 ②歩幅 ③足部クリアランス	膝 OA の特徴的な歩行を観察する（メモ「lateral thrust とは？」，point「膝 OA 症例の歩行の特徴」参照）．
④身体重心の移動	左右の動揺を確認する．外側への動揺が大きければ，より腸脛靱帯に依存し，中殿筋の機能が低いことが予想される．

理学療法介入の実際

　膝OAの治療に関しては，今日，様々な文献が出ており，治療法においても非常に多く紹介されている．運動連鎖に基づいた評価が正しくできていれば，治療法に関してはどのようなものを適用しても効果が期待できると考えられる．しかし，**膝OAは運動連鎖不全であり，二次的障害の要素を多分に含むことを念頭に置いて治療を進めていくことが重要である**．そのため，それぞれの関節の問題点を改善させたうえで，最終的に身体全体を統合するように治療を進めていく必要がある．本稿では，臨床上多く経験する「脊柱後彎タイプ」の治療を中心に述べる．各治療について，前掲の表に挙げたチェックポイントの中で対応するものを「CP B-1 脊柱①」のように記す．

●脊柱，骨盤　　CP B-1 脊柱，骨盤①，②

　脊柱は後彎していることが多く，変形も併発している場合は脊柱の可動性は少ない．また，老化に伴い，体幹のスタビライザーである腹横筋，多裂筋の機能が低下するため，体幹の支持性を十分に出すことはできない．このような場合，骨盤を完全にニュートラルの位置に戻すことは困難であることが予想される．したがって，その患者にとって最もニュートラルに近い位置で固定できるように促し，体幹の支持性向上を図る（図5）．運動を行う際は肩に力が入り，努力性にならないように注意する．

　より応用的に行う場合，端座位で，殿部の下にエアースタビライザー（バランスディスク）を挿入する．この状態で，下肢を交互に挙上させることで体幹の支持性の向上を図る．この際，できるだけ体幹は左右方向へ動揺させないように注意し，指導する（図6）．

●股関節　　CP B-1 脊柱，骨盤③，B-2 股関節①，②，③

　股関節は伸展・外転・外旋位をとる．そのため，長内転筋は伸張位での活動を強いられ，筋緊張が亢進している．短縮位で置かれた中殿筋の筋出力は低下しており，腸脛靱帯に依存した歩行を行っているため，これらに硬さがみられる．股関節の選択的活動は低下し，特に股関節外側の外転筋群や腸脛靱帯の滑動性は低下する．これらの部位の筋緊張や滑動性を調整しながら可動域運動を行う．

　膝OA患者は，股関節の分離した運動が少ない歩行を行っている場合が多い．そのため，股関節の運動における認知が低下していることが予想される．このような場合，股関節を意識した運動として「スクワット」が効果的である．大腿骨頭を下方に押し込むように，両母指で誘導させる．骨盤はできるだけ前傾した状態で，股関節屈曲しながら寛骨がインフレアの方向に動くようにイメージして行うとより効果的である（図7）．また，重心をゆっくり下げ，股関節を屈曲位で固定させることで股関節伸展モーメントが働くため，大殿筋が機能し，また，骨盤を前傾位に保つことで腸腰筋が機能するため，これらの筋に対してのトレーニング効果がある．

●膝関節，下腿　　CP B-3 膝関節，下腿①，②，③

　腸脛靱帯の牽引により，脛骨上部は外側へ偏位していることが多い．そのため，大腿骨と下腿のアライメントが整うように徒手的に補正を行う（図8）．触診にて腸脛靱帯の滑動性が低下している場合は，徒手的に滑動性を引き出す必要がある．また，下腿外旋可動域が減少している場合が多いため，screw home movementや膝関節の安定性から考えて，

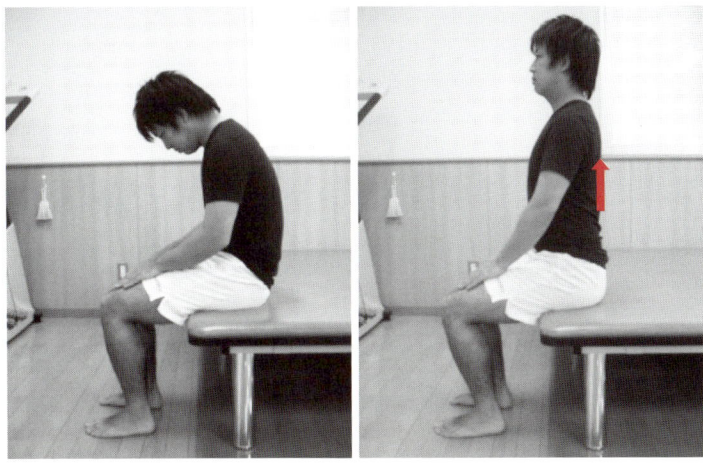

図5：体幹の支持性向上
骨盤をニュートラルに位置させる．

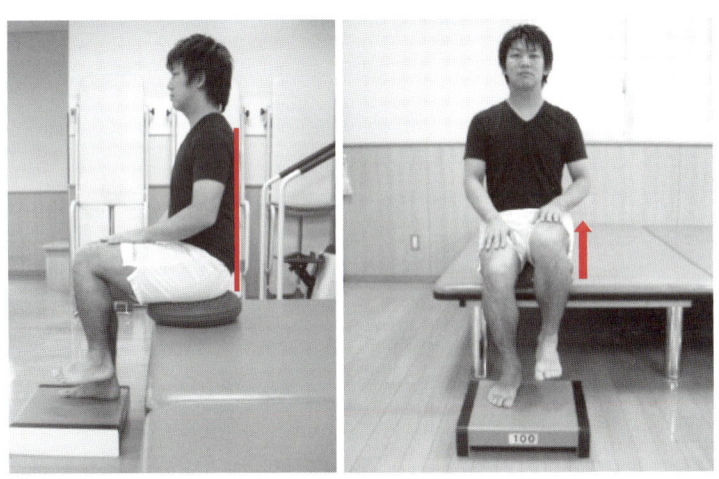

図6：応用的に体幹の支持性向上を図る例
バランスディスク上での体幹トレーニング．

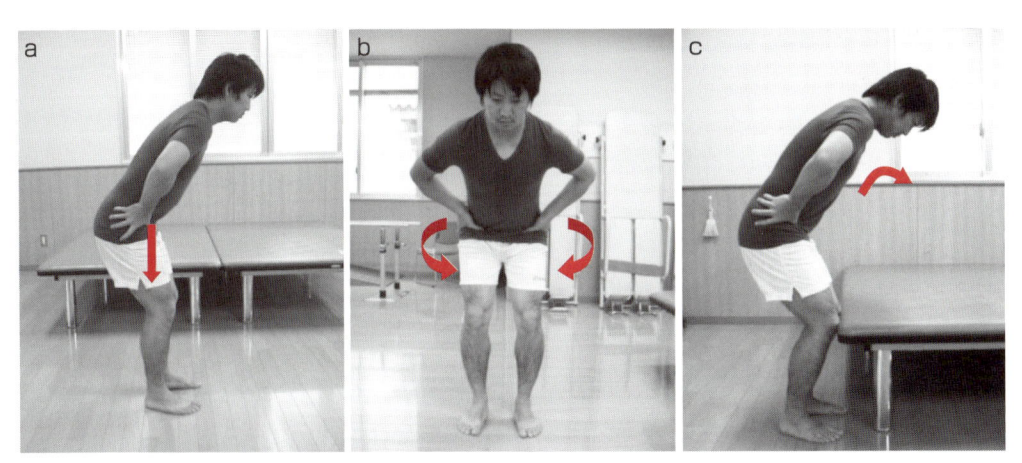

図7：スクワット
a：大腿骨頭を下に押し下げる．b：股関節屈曲に合わせ，両寛骨がインフレアの方向に動くイメージ．
c：膝関節の過屈曲を防止する方法（台や壁なども有効）．膝関節伸展モーメントを減ずることで膝関節への負担を軽減する．膝関節はあまり屈曲せず，股関節屈曲を中心に行うことが重要．

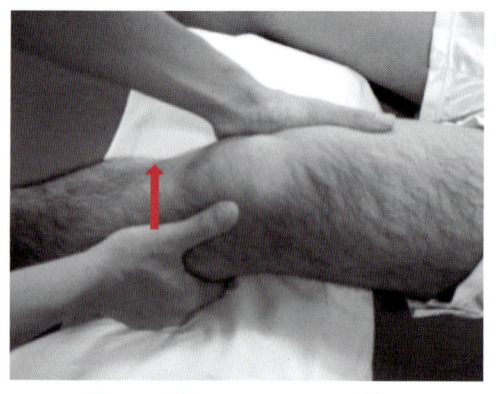

図8：下腿のアライメントの補正
下腿を外側から内側へ補正する．

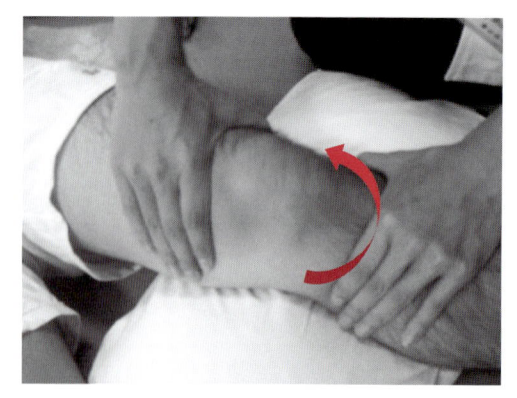

図9：下腿を外旋方向へ動きを拡大

膝関節に対して脛骨外旋の動きを拡大させていく必要がある．これは膝伸展可動域獲得のためにも重要である（図9）．

膝関節可動域運動は伸展を中心に行う．膝関節の伸展角度が少ないほど，歩行時における膝関節の負担が大きくなるためである．正常歩行と膝OA患者の歩行の膝関節の関節モーメントを比較すると，正常歩行では，立脚中期に減少しているのに対し，膝OA患者ではこれがみられない（図10）．また，正常歩行の立脚中期では，膝関節はほぼ伸展に近い角度になり，重心が上方へ移動する慣性が生じる．この動きで膝関節が受ける外的トルクを軽減させている．伸展制限がある場合は，重心の位置は大きく変化できず，常に膝関節伸展モーメントを高め続けなければならない結果につながる．

筋機能では大腿広筋群が重要であり，選択的に機能させることで関節運動が有効的に機能し，膝関節の安定性を大きく得ることが可能になる．内側広筋は膝関節の最終伸展にて重要な機能を持ち，外側広筋は大腿四頭筋の中で最大の筋であり，下腿の外旋も誘導する．トレーニングとしては，内側広筋は下肢外旋位で膝伸展を促し，特に膝関節最終伸展域付近10～15°にて行う．外側広筋は下肢内旋にて膝関節伸展を促す．運動方法は表の膝関節，下腿の検査法と同様に行う．その際，抵抗を加える位置も同位置になるように注意する．

● 足　部　CP B-4 足関節①，②

距骨下関節が過回内していることが多い．歩行において，初期接地時，踵の外側から接地することが望ましいが，距骨下関節が回外できる状態でなければ，踵の内側からの接地になる．この状態では，常に足部過回内連鎖による運動連鎖不全が生じることになる．まずは，距骨下関節回外の可動性が必要である．距骨下関節以外にも可動性の低い部位があれば緩めていく必要があるため，足根骨それぞれの動きを確認し，足根骨と下腿，足根骨と中足骨それぞれの関係を考え，チェックしていく．チェック後，距骨下関節，問題のある部分に対してモビライゼーションなどを行い，動きを拡大させる．

足部周囲において重要視する必要がある筋として，前脛骨筋，後脛骨筋，腓骨筋群が挙げられる．前脛骨筋は接地時の衝撃を吸収する機能を持ち，膝関節の屈曲を誘導することにより膝関節においても衝撃を緩和している．後脛骨筋，腓骨筋群は足部アライメントと足圧中心軌跡を正しく誘導させる機能を持つため，これらの機能を高めておく必要がある．

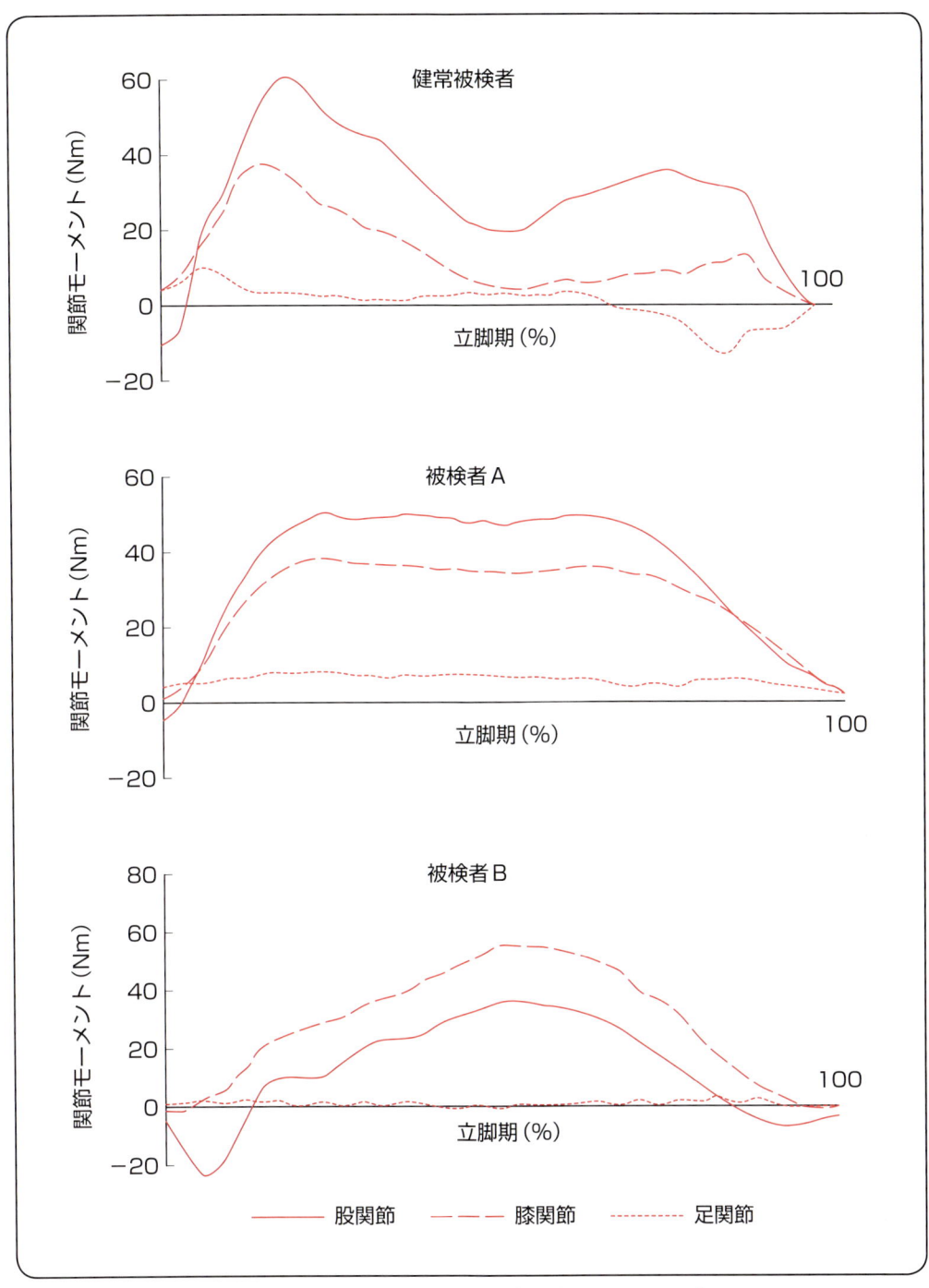

図10：正常例と膝OA症例との膝関節モーメントの違い

● コーディネーション

部位別に機能を高めた後に，全身をコーディネートしていく必要がある．つまり，各部位でそれぞれ行ってきたことすべてを「一つの身体」として統合するのである．

股関節の分離性が低下しており，中殿筋，大腿筋膜張筋，腸脛靱帯などでの滑動性が低下している．そのため，これらの筋の滑動性を促しそれぞれの筋の出力を高める必要があ

る．これらに対しては，側臥位にて左側の大転子の圧迫を感じながら身体を一直線に配置した状態で，身体全体を前後に傾斜する運動をゆっくりと行う．股関節の内転，内旋可動域改善のほか，腹圧や股関節外転筋の活動を高めることができ，体幹の支持性を向上する運動にもなる（図11）．更に座位にて，膝OA側の殿部に荷重をかけ，その状態で無理なく体幹を回旋させる．この運動により，骨盤のアライメントの補正を行う．寛骨はアウトフレアを呈していることが多く，この運動によってインフレア方向へ補正することができる（図12）．

続いて荷重点を足底にイメージさせる．荷重点は姿勢などでも変化するが，臨床上，荷重点は足部の第四列と内・外果を結んだ線が交差した点とすることで膝OAの足部過回内を防止しやすい．そのため，まず理想的な荷重点をイメージするよう促し，感覚入力によって足底での本来の荷重点に移動できるようにその点を圧迫する（図13）．その後，立

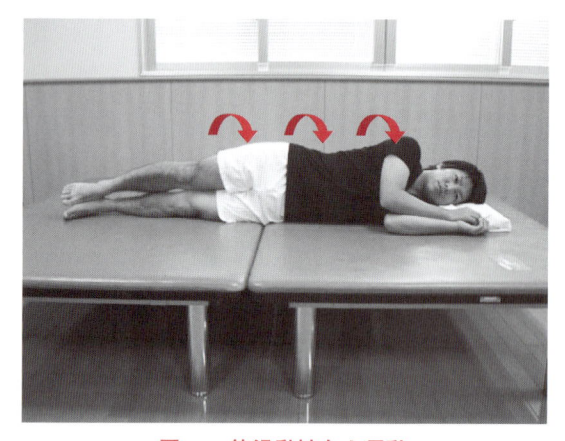

図11：筋滑動性向上運動

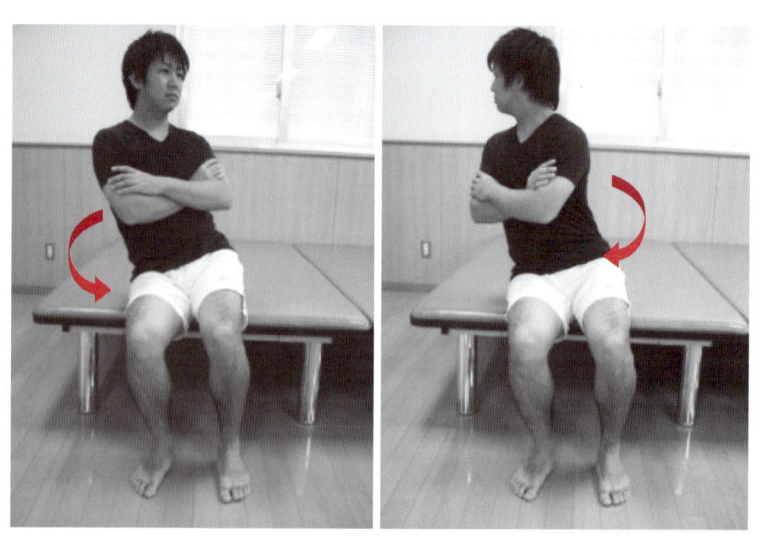

図12：骨盤補正運動

位において大腿骨の選択的内旋を行う．膝OA側の足をやや前に出し，軽度膝関節屈曲させておく．その位置で，可能なかぎりの膝伸展をしながら大腿骨が選択的内旋をするイメージを作る．この際，同側上肢を内旋させながら行うことでイメージを作りやすくなる．また，閉眼で行うことが望ましい（図14）．

> **メモ** 膝OAにおける足底挿板療法の効果は？
>
> 足底挿板療法は，正確に評価を行い，足のタイプに合わせて処方することで大きな効果が期待できる．距骨下関節回内タイプに対しては回外方向への誘導，回外タイプに対しては回内誘導するように足底板を作製し，処方することで，歩行速度や歩行時痛，日本整形外科学会機能判定基準（JOAスコア）を改善させることが可能である．回内タイプである場合は内側ウエッジ，回外タイプの場合は外側ウエッジを挿入する．

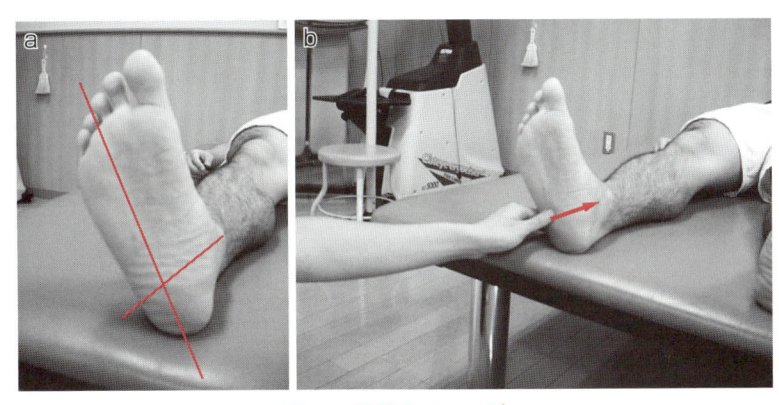

図13：荷重点イメージ
a：理想荷重点（2直線の交点），b：荷重点イメージ作り

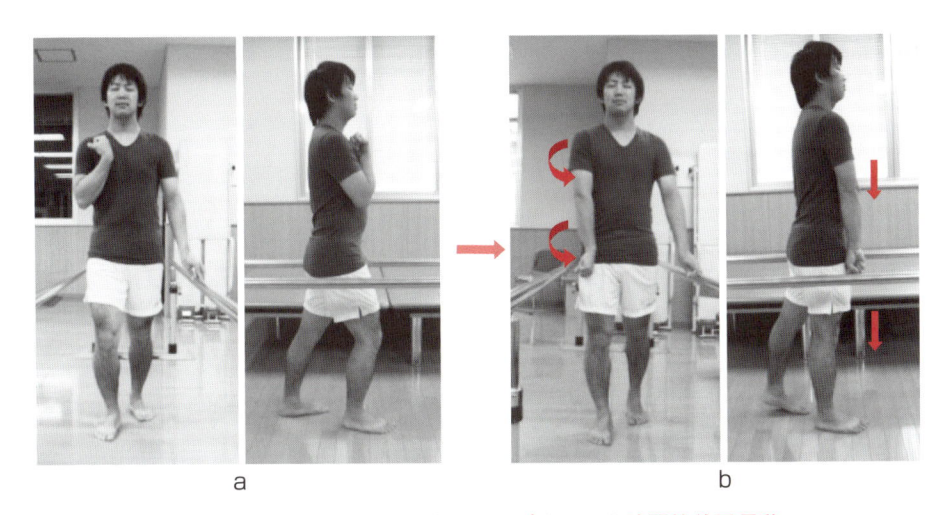

図14：上肢を利用した運動イメージを用いた膝関節伸展運動
下肢が運動イメージを作りやすくするために上肢で同じ動きを出し誘導している．
a：軽度膝関節屈曲位，上肢屈曲・外旋 → b：膝関節伸展位，上肢伸展・内旋

Advice

運動連鎖不全に対する治療効果の判定

　治療前後に足部内・外果，膝蓋骨の位置，上前腸骨棘（ASIS），PSIS，腸骨稜の高さ，肩の高さなどを確認する（図15）．運動連鎖の波及が変化すれば，これらのランドマークの位置は変化する．この位置によって運動連鎖不全の有無を確認でき，また，治療において運動連鎖不全を改善できたか評価できる．

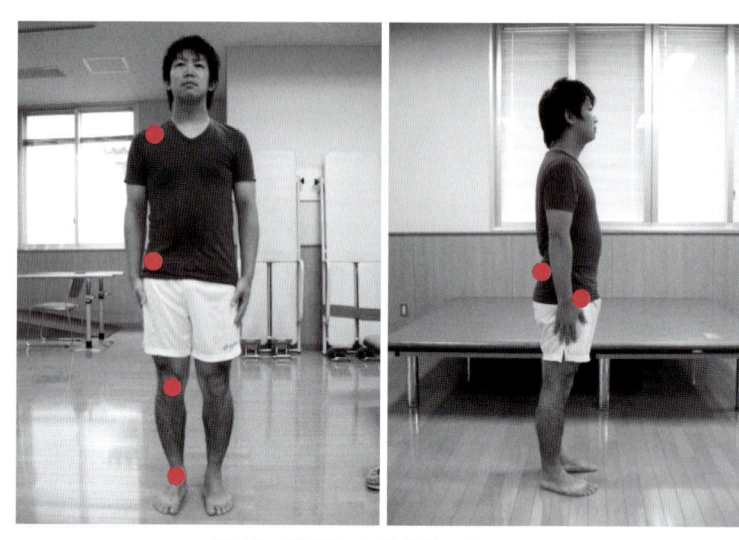

図15：評価におけるランドマーク

●新人理学療法士へひとこと●

「膝関節」以外の重要性

　膝関節以外の問題点をいかに探ることができるか，そしてそれらの問題を解決し，いかに「一つの身体」に統合できるかが大事である．視野を広く，そして必ず身体全部をチェックすることが重要である．

Further Reading

実践MOOK・理学療法プラクティス　膝・足関節障害，嶋田智明・大峯三郎・他（編），文光堂，2010
　☞ 膝関節，足関節に関して，それぞれの考えかたや治療法が詳しく記載されており，両関節の関係性を理解するうえで参考になる．

3. 下肢の障害
(2) 変形性股関節症

対馬栄輝

> 股関節は安定性を要求される体幹と運動性を要求される下肢を連結する関節であり，その仲介役として重要な位置に存在する．股関節は骨盤と大腿骨で構成されるため，骨盤から体幹上部へ，そして大腿骨から下肢全体へと連鎖的に障害が波及する特徴がある．このことからもわかるように，変形性股関節症に対する理学療法では，股関節のみを評価，治療すればよいわけではない．本稿では，どのような考えかたで評価し，治療へと展開していく必要があるかのヒントを提案する．

運動連鎖を加味した評価

● 変形性股関節症はなぜ起こるのか？

　変形性股関節症（以下，股関節症）とは，読んで字のごとく股関節が変形する疾患である．股関節症の原因はいまだ不明であるが，臼蓋形成不全や先天性股関節脱臼，外傷などによる股関節のアライメント不良に起因することは確かである．最近では，股関節インピンジメント（femoroacetabular impingement：FAI）といった股関節の形態異常に伴う病態も原因の一つとされている．そのほか，長期にわたるストレス（負担）の偏りや，他の下肢関節の障害により起こることもみられる．長期にわたるストレスとしては，関節の負担を強いられる職業の影響が多く確認されている．また，膝関節や足関節の障害が股関節症の原因となることや，逆に股関節症によって膝関節や足関節の障害，あるいは仙腸関節の障害が引き起こされることもある．これらの所見が診断に有力であるという報告は数多く存在するが，わずかながらも異なる意見も存在するため，絶対的ではないことに留意してほしい．

> **メモ** 股関節インピンジメント（FAI）
>
> 大腿骨頭と頸部移行部分で骨の突出が存在することや，寛骨臼蓋が過度に被覆している（寛骨臼蓋縁が深い）ことなどの形態異常により，大腿骨と寛骨臼蓋が衝突してしまう病態のことである．最初は無症状であるが，徐々に骨頭の骨突出によって関節軟骨の剥離が起こったり，関節唇に衝突して損傷をきたしたりする．このような病変が進行して股関節症を代表とした疾患に移行する．
> 大腿骨頭側の形態異常は cam type，寛骨臼蓋の形態異常は pincer type，両者の混在は mixed type と呼ばれ，mixed type が最も多い．

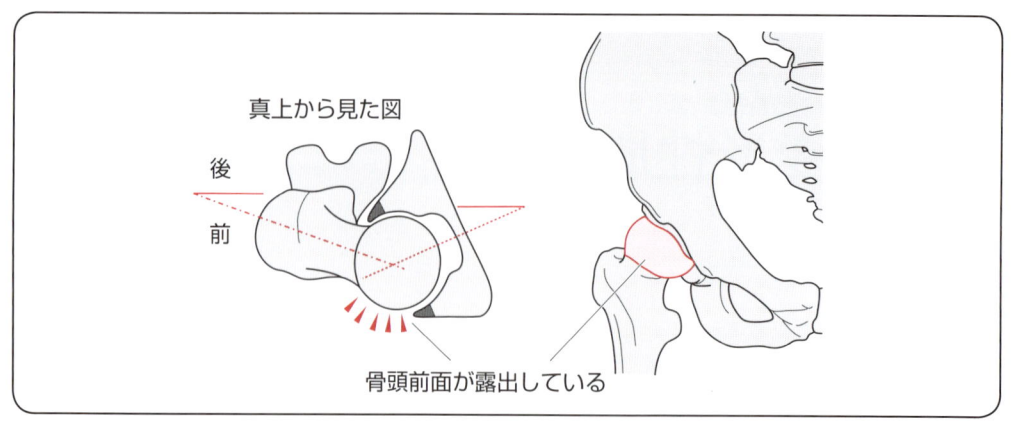

図1：股関節の構築学的な特徴

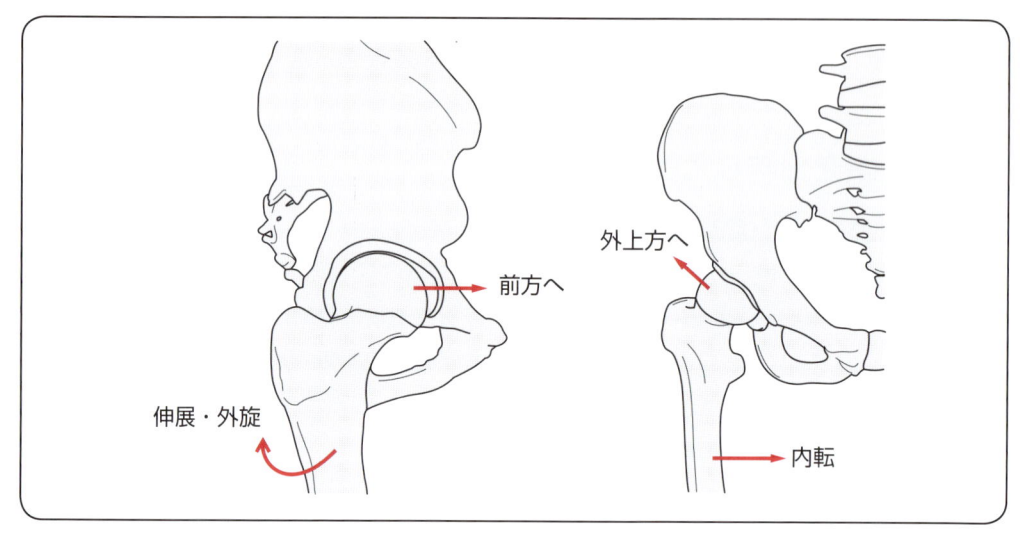

図2：股関節における不安定肢位

　確かに，股関節症は股関節自体の問題によって起こる可能性は高いと言える．しかし，関節は互いに関連し合っているということから，他の関節の障害が股関節症の発症に結びついたり，股関節症が他の関節障害の原因となったりする可能性が十分あることも想像できるであろう．生体力学的には，1つの関節障害が他の関節へ負担を強いるという機序が論理的に説明できる．そして，説明された機序と臨床所見は，ほぼ一致することも確かである．

● 股関節症における関節障害の特徴は？

　股関節の構造の特徴と，病態の特徴を考えてみよう．股関節は，周知のとおり屈曲・伸展，内転・外転，回旋が可能な自由度3の臼（球）状関節である．ソケット形の寛骨臼蓋に対して，球形の大腿骨頭がはまり込み，極めて安定した関節である（図1）．しかしながら，**寛骨臼蓋は前外上方を向いており，大腿骨頭は寛骨臼蓋に完全に覆われているわけではなく，骨頭の前外面は露出している**（図1）．この部分が力学的に脆弱な部位になる．

　日本では，臼蓋形成不全や先天性股関節脱臼に起因する二次性の股関節症が多い．この

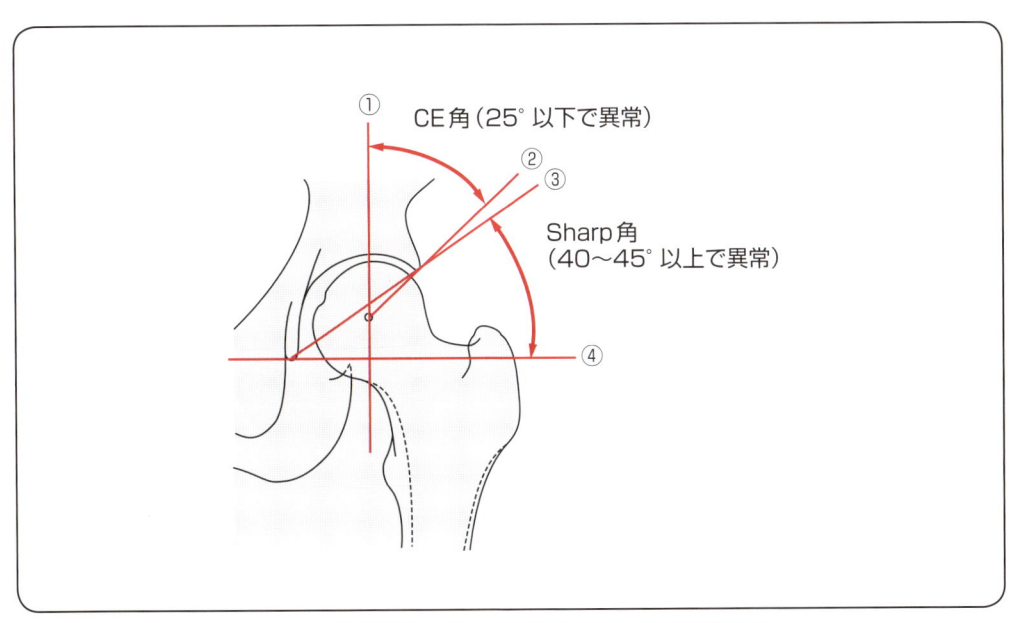

図3：X線撮影像によるCE角とSharp角の計測方法

場合，寛骨臼蓋の被覆度が不足するために，その被覆度不足を補おうとする骨盤前傾といった姿勢に変化していくという特徴があり，また，寛骨臼蓋が前外上方を向いているため，**股関節伸展・外旋位をとると前方に脱臼しやすく，股関節が内転すると外上方へ脱臼しやすいという特徴がある（図2）**．もちろん，実際には関節唇や靱帯，関節包などの関節周囲組織が存在するので容易に脱臼することはないが，寛骨臼蓋の被覆度が不足していたり骨頭変形が存在すると，上述の肢位で関節が不安定になることは確かである．

> **メモ**　寛骨臼蓋の被覆度計測
>
> 寛骨臼蓋の被覆度としては，X線撮影像によるCE角とSharp角がよく用いられる（図3）．CE角は，骨頭中心と考えられる点を通る鉛直線（図中①）と，骨頭中心と臼蓋縁を通る線（同②）がなす角度である．Sharp角は，涙痕下端と臼蓋縁とを結ぶ線（同③）と，左右の涙痕を結ぶ線（同④）のなす角度である．

股関節症の症例では，股関節が伸展するとすべての周囲靱帯が緊張して股関節内圧が高まり，疼痛が誘発されるため，屈曲位をとりやすくなる．**ただ実際は，腰椎前彎・骨盤前傾させて相対的に股関節屈曲状態を呈することが多い**．この骨盤前傾姿勢は臼蓋の被覆度も向上させるために，都合が良い（図4）．

二次性股関節症の場合，先天性股関節脱臼や臼蓋形成不全が幼少期から存在すると，臼蓋の成長障害に伴って大腿骨の成長も障害される．大腿骨の頸体角は健常者の場合，成長に伴って減少するが，臼蓋形成不全の場合は減少しない．前捻角については，増大によって大腿骨は内旋位となり，減少によって外旋位となる（図5）．特に臼蓋形成不全が存在して，前捻角が増大している場合は，前方の被覆度不足を補うために，下肢全体が内旋位と

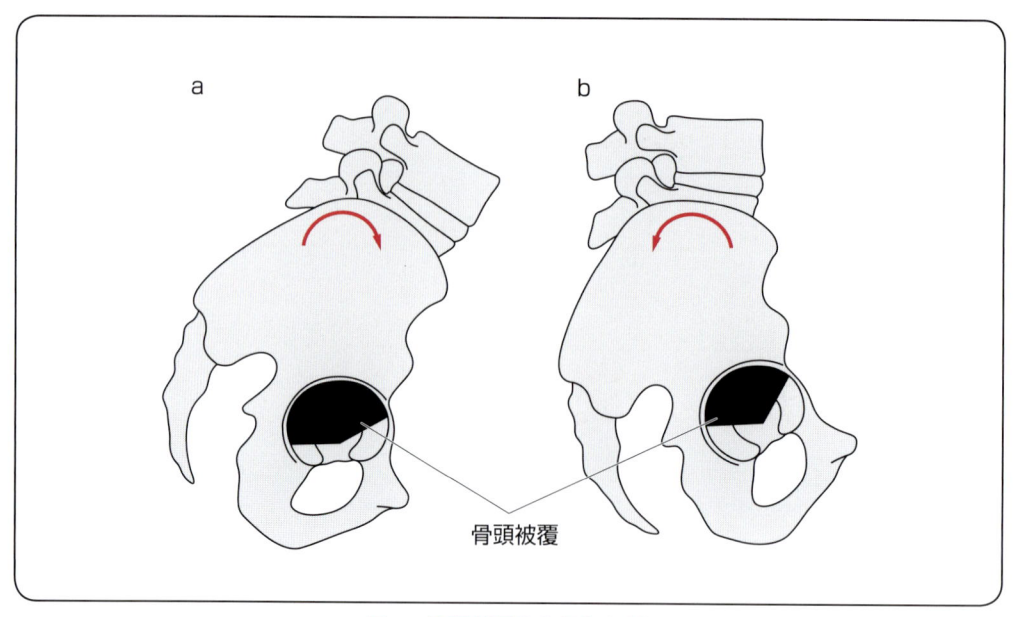

図4：骨頭被覆度と骨盤傾斜
a：骨盤前傾によって屈曲位となり，骨頭被覆度は向上する．
b：脊柱の変形によって骨盤後傾となり，骨頭被覆度は低下する．臼蓋へのストレスは狭小化する．

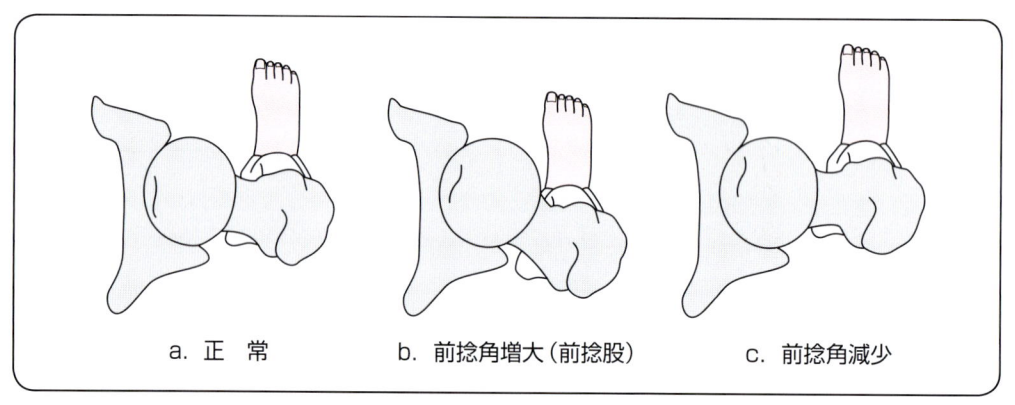

a．正　常　　　b．前捻角増大（前捻股）　　　c．前捻角減少

図5：前捻角の変化による寛骨臼蓋と大腿骨のアライメントの違い（股関節を真上から見た図）
（文献1）より引用）

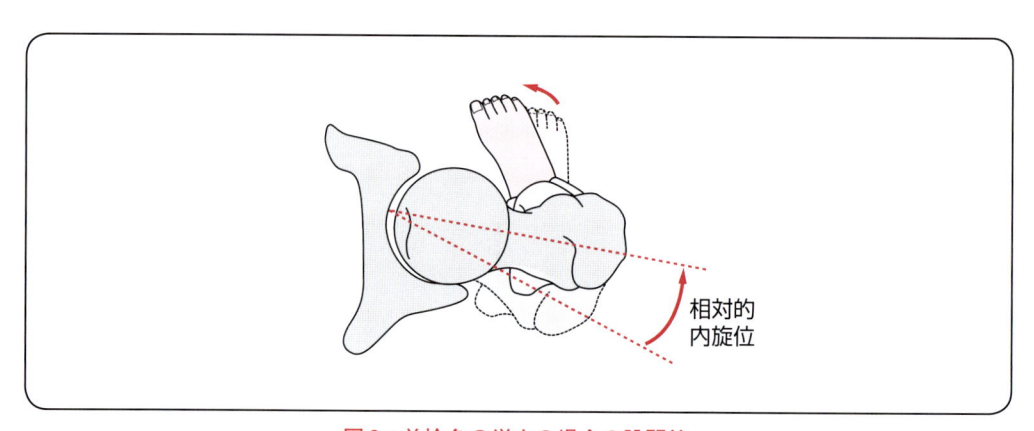

相対的内旋位

図6：前捻角の増大の場合の股関節
（文献1）より引用）

122　　理学療法プラクティス

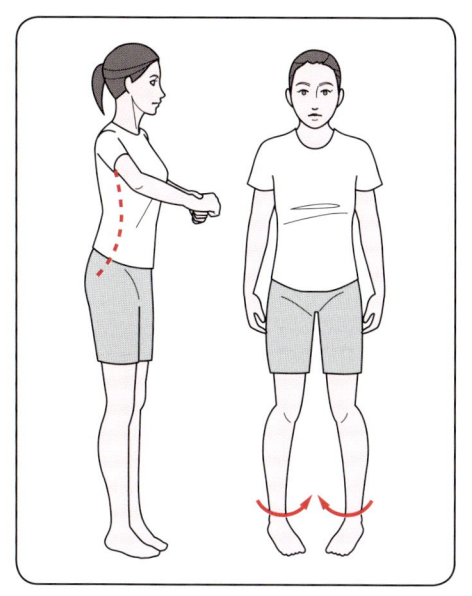

図7：二次性股関節症の典型的な姿勢
骨盤前傾と下肢全体の内旋位の姿勢を呈する．

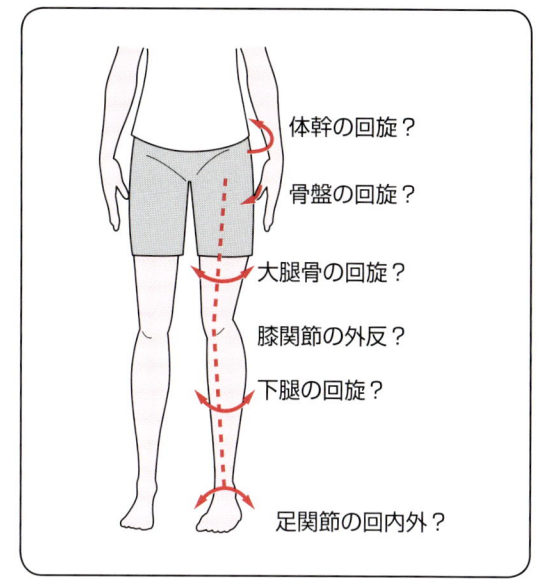

図8：下肢の回旋を構成する要素
下肢の関節で回旋ができるのは股関節のみだが，図に挙げた要素が複雑に絡み合って様々なアライメントを呈する．

なりやすい（図6）．そして，進展した場合の典型例として，図7のような姿勢を呈するようになる．

二次性の股関節症では骨盤前傾を呈するケースが多いが，逆に高齢発症の一次性股関節症では，腰椎後彎という脊柱変形によって骨盤後傾が起こり，臼蓋へのストレスが狭小化して股関節症を発症した者も多いと言われる．

● 部分と全体の評価を繰り返す！

運動連鎖という用語が頻繁に聞かれるようになった．確かに下肢関節の運動連鎖を念頭に置いた評価は重要と考える．障害を受けた単関節という部分を評価するだけではなく，運動連鎖を考慮して全体を評価しなければならない．

下肢全体が内旋を呈する姿勢をみてみよう．図8は，左下肢全体が内旋位となっている状態を表している．下肢の関節で回旋が可能なのは，通常は股関節だけである．しかしながら，図8に挙げたような様々な構成要素が複雑に絡んで，下肢全体が内旋を呈する．

とはいうものの，評価では，それぞれの構成要素を1つずつ確認することが必要である．局所と全体を交互に確認することが原則である．全体の観察を行って経験的な知識から安易に結論を出さず，推論に対する検証が不可欠である．

基本となる評価は，各関節可動域（range of motion：ROM）の測定である．ROMは，他動運動だけではなく自動運動でも評価する．また，単にROMを測定するだけではなく，運動時の抵抗感，最終域感，代償運動，運動の円滑さなどの観察も重要である．もちろん，このような主観的な評価の信頼性は十分高いとは言えないが，問題発見のヒントとなることは多い．

このほかの評価であるが，ROM測定をするよりも先に，肢位・姿勢の観察を行っておくとよい．肢位・姿勢の観察は，背臥位から立位までを通して行う．支持基底面が広くか

表：立位で股関節が内旋位を呈するときに疑われる原因の例

推測する原因	具体的に調べる内容
骨形態の異常	X線撮影像も併用して以下の有無を確認. ・臼蓋形成不全 ・大腿骨前捻角（大） ・大腿骨頭変形 ・下腿捻転（内捻）
股関節内旋筋群の短縮	・内旋筋群は，同時に外転作用を有するものが多いため，内転可動域も調べる. ・股関節屈伸角度を変化させたときの内旋可動域はどうか. ・股関節内転位における外旋可動域はどうか（FADIRテスト：図11）. 制限がみられるときは梨状筋の短縮があり得る. また，FAIや前方関節唇の障害と関連する可能性もある.
股関節外旋筋群の伸張	・伸張状態を調べることは難しいが，筋の長さと張力の関係を考慮すれば，筋力の変化から伸張状態の推測は可能.
他の関節構成体による制限・過度可動性	・関節包・靱帯などの関節構成体による可動域制限，または伸張による過度可動性

FADIR：股関節の屈曲・内転・内旋

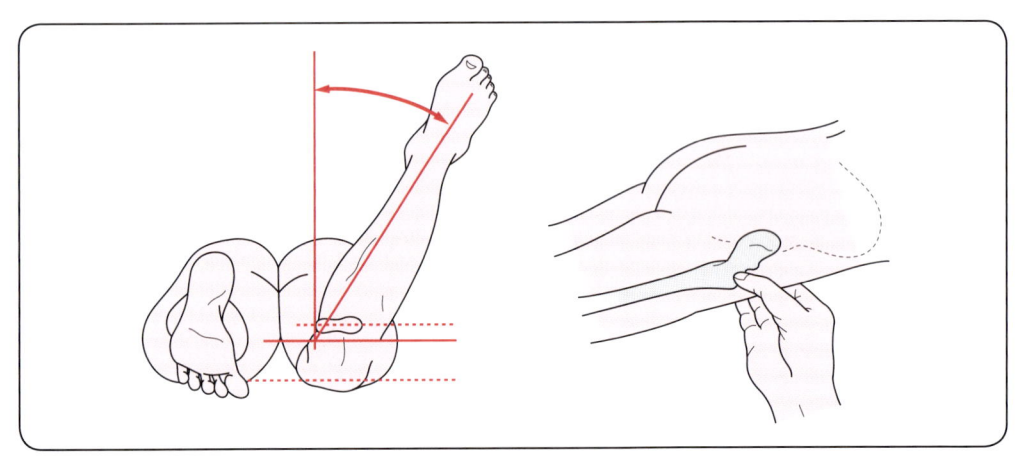

図9：Craigテスト

被検者を腹臥位として，測定肢の膝関節を屈曲位（90°が理想）とする．検者は，大転子を触知しながら，他動的に股関節を内外旋する．大転子が最も外側に突出して，かつ殿部側面の上下中央に位置するところで下腿を止める．床への垂直線と下腿の角度が前捻角の推定値となる．ゴニオメーターで計測してもよいが，その場合は流体傾斜計の方が正確である．
（文献2）より引用）

つ重心の低い背臥位では，筋緊張の影響を最小限にした観察が可能である．肢位に左右差があるかどうかという点から観察するのが簡単である．衣服の状態によっては骨指標などに触れたり，必要に応じて肌を露出したりして確認する．筋の膨隆の状態なども同様に確認する．こうした観察は，後に続く具体的な測定から問題の原因を推論する際の一助となる．慣れないうちはチャートとして観察の要点をまとめておけばよいだろう．

下肢荷重位における肢位・姿勢では，疼痛やROM制限に加えて，更に筋緊張・収縮の分布によって特徴づけられる．重力に抗する姿勢をどのように作っているか，支持基底面と重心推定位置の関係を基本として，筋緊張に関しては，膨隆の観察だけではなく，必ず触れて硬さなどを確認する．

仮に図8の状態で，股関節が内旋位で外旋制限があるとすれば，**表**のような原因が推測

でき，続いてこれらを確かめる評価へと進める．骨形態の異常については，X線撮影像やMRIなどの画像情報を活用する．前捻角の評価指標としては，画像情報と同程度の信頼性が認められている，簡便かつ容易に測定できるCraigテスト（図9）が有効である．

股関節は自由度3の関節であり，肢位によっては筋の作用の逆転も起こる．そのためにROMや筋力評価として，前額・矢状・水平面という運動面に従った規定の測定方法だけではなく，3次元的に様々に肢位を変えて測定してみる必要もある（図10）．その際には，

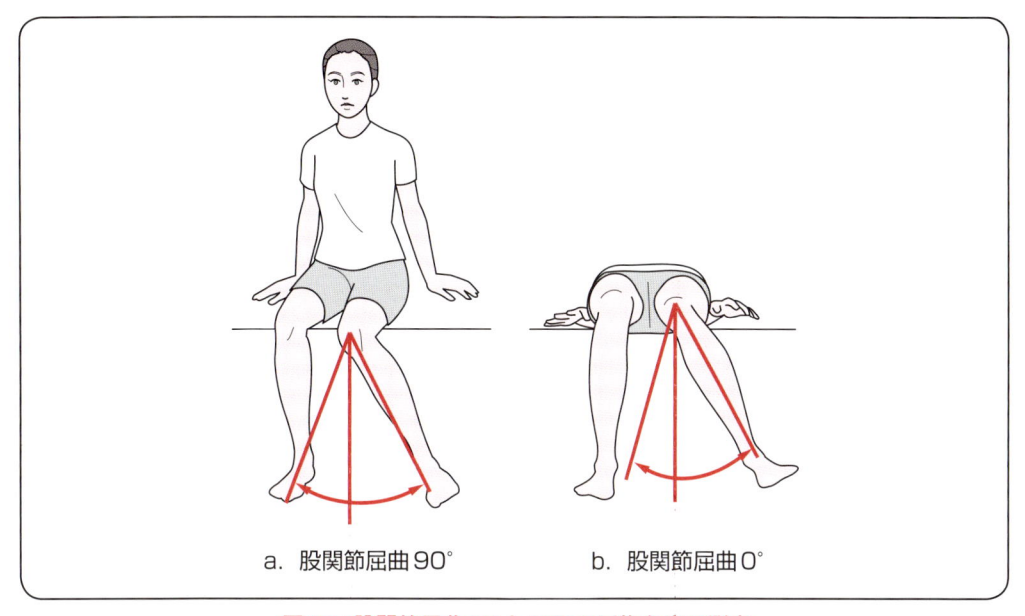

a. 股関節屈曲90° b. 股関節屈曲0°

図10：股関節屈曲90°と0°での回旋角度の測定
股関節回旋のROMは屈曲90°と0°で，ほとんど同じと考えてよいが，外旋角度は屈曲0°の方が10°程度小さい傾向にある．立位時に股関節内旋位や外旋位をとっている場合，屈曲90°と0°の回旋ROMがほぼ等しいようであれば，前捻角などの骨形態の異常が考えられる．屈曲0°で内旋制限が大きいのであれば，腸腰筋が短縮しているかもしれない．また，0°で外旋制限が大きいようであれば，股関節靱帯や内旋筋群（特に腸脛靱帯）の短縮が疑われるだろう．

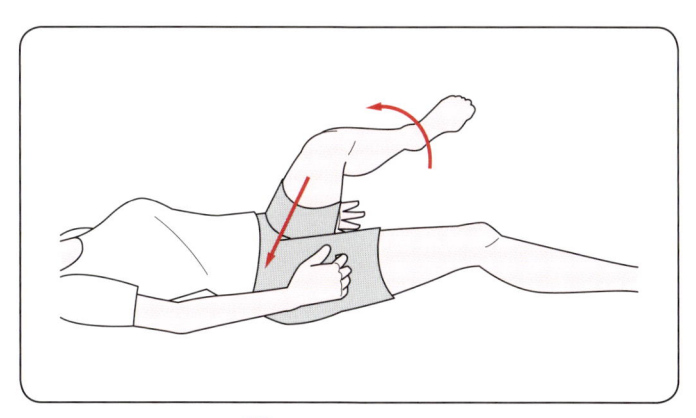

図11：FADIRテスト
股関節を他動的に屈曲・内転・内旋（flexion, adduction, internal rotation）させて，疼痛が誘発されるかどうかを検査する．股関節に由来する疼痛検査であるが，股関節前縁のインピンジメント（例えばFAI），梨状筋症候群，坐骨神経障害に由来する疼痛の誘発テストとしても有効である．また，中殿筋（内旋・外転の作用）の伸張検査の肢位でもある．

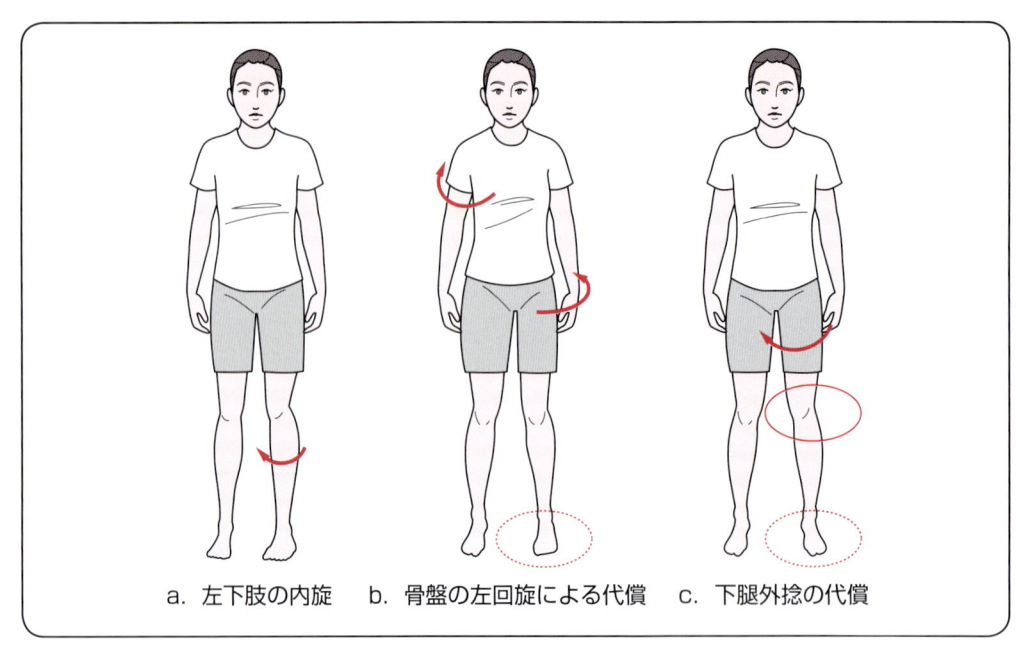

a. 左下肢の内旋　　b. 骨盤の左回旋による代償　　c. 下腿外捻の代償

図12：左下肢回旋の代償例

a：下肢全体の内旋が観察される例.
b：爪先が正面を向いているので，特に問題がないように思えるが，骨盤と体幹の代償が起こっている.
c：爪先は正面を向いているが，下腿外捻のために股関節は内旋している．この例では膝蓋骨の向きを観察すると明確である.

筋短縮の影響，関節変形の影響も考慮する．PatrickテストやFADIRテスト（図11）のような整形外科的理学検査は，その一例である．

POINT 評価を行う際には，入念な視診（観察），触診が必要不可欠である．可能なかぎり，肌を露出した状態で評価するように心がける．

●関節相互の連鎖的な関係を考えてみよう

図8の例に戻るが，立位において左下肢全体が内旋しているように観察されるとき，まずは左股関節の障害を疑って評価を行うだろう．しかし，左股関節以外に，体幹，骨盤，大腿，下腿，足（距腿）関節との相互位置関係も考えなければならない．体幹が右回旋していた代償の結果，股関節が内旋して見えたかもしれないし，足関節が回内しているために股関節が内旋位を呈しているかもしれない．また，下肢回旋が中間位に見えても，観察点を間違うと，代償であることを見逃すことがあるので注意が必要である（図12）．この例だけでも，多関節運動連鎖を無視できないことがわかる．

骨盤のアライメントは，例えば，上前腸骨棘・上後腸骨棘，腸骨稜などを指標として，前後傾，回旋，左右挙上・下制の状態を確認する方法がある．また，足関節のアライメントは，足部アーチ形状の確認や，下腿後面左右二等分線と踵骨二等分線を指標として回内・回外のアライメントを確認する方法などがある．

脛骨捻転の評価は，前額面と内・外果を結ぶ線の角度を指標とする．ベッド上に背臥位とさせ，膝蓋骨を前額面上に向けた状態で，内・外果のそれぞれの中心を結ぶ線とベッド

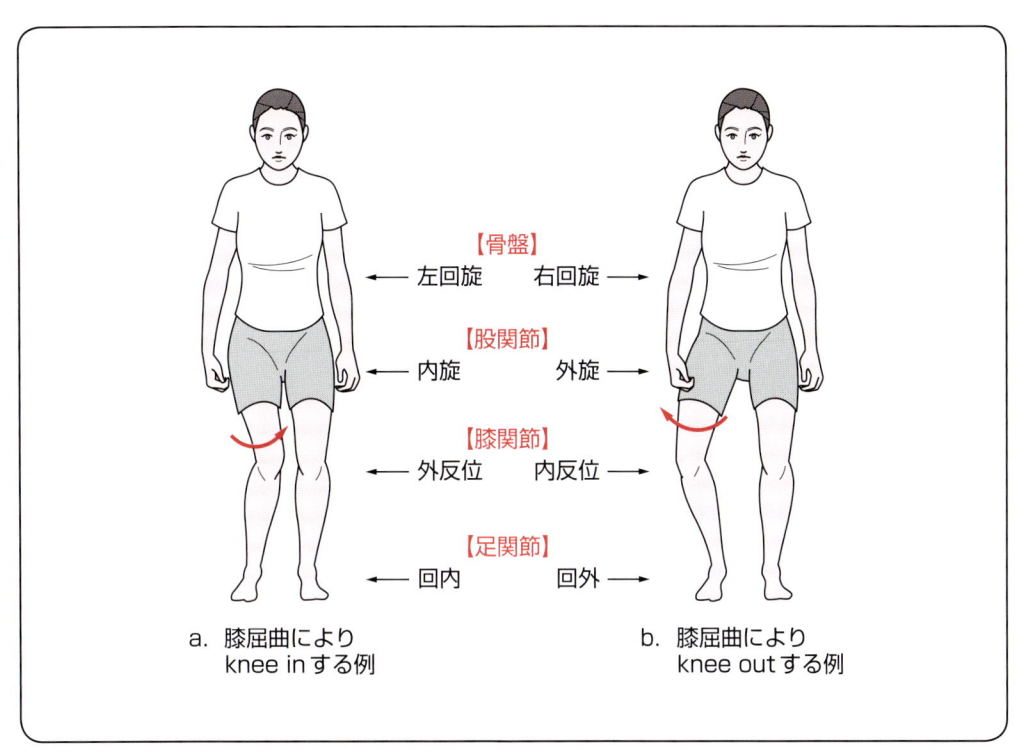

【骨盤】左回旋／右回旋
【股関節】内旋／外旋
【膝関節】外反位／内反位
【足関節】回内／回外

a. 膝屈曲により knee in する例
b. 膝屈曲により knee out する例

図13：スクワットや椅子からの立ち上がりでみられる右下肢の運動連鎖の例

との角度を測定する．健常者の場合は13～18°外旋位にあると言われる[1]が，股関節症患者では外旋が大きくなる（外捻）ケースが多い．

更に，静的な姿勢だけではなく，運動を行わせて観察し，疑わしい原因を明確にする．例えば，スクワットや高い椅子からの立ち上がりの際に，下肢がどのように動くかを観察する．爪先を正面に向けてスクワットをさせると，骨盤から下肢の関節の運動連鎖によって特徴的な動きが起こる．**図13**は，前額面から観察した特徴的な動きの例である．観察上では，関節が互いの問題を相殺して，左右差もみられず運動していることもある．しかし，問題がないように見えても，様々に姿勢・動作を変えて検証しなければならない．

股関節は体幹上部と下肢を連結する関節であるため，運動時の体幹の動きを観察・評価することも必要である．その際，体重を前後左右に移動させるといった立位バランス運動を観察することは有効であり（**図14**），非荷重位での端座位における座位バランスでも異常を観察することができるので比較するとよい．

Advice

評価結果の捉えかたとして，正常，異常を区別し，異常ならば治療の対象とする，という判断は好ましくない．健常でも異常のような現象をきたすことがあり得る．むしろ，結果は単なる現象として捉え，その現象がなぜ起こるのか原因追究を行う．その推定された原因が果たして問題なのかどうかという点を判断する．

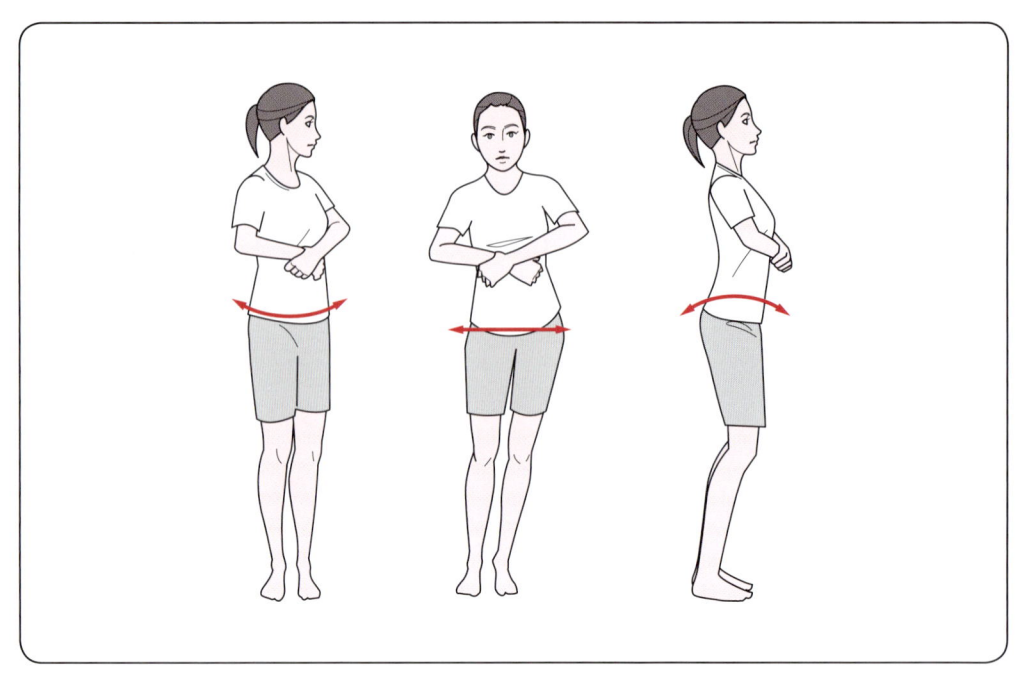

図14：立位バランス運動による姿勢制御の評価
立位において，体幹の回旋・側屈・屈伸を行わせる．また，骨盤の回旋・側方移動・前後傾をさせてみる．それぞれの運動で体幹上部，骨盤，下肢の反応や姿勢を観察する．

理学療法介入の実際

　理学療法治療の主眼は，問題と考えられる動作を改善することである．しかし，股関節症患者ならば一律して動作の改善を目指すのではなく，患者個人の病態，医学的治療に伴うリスクの管理，医学的治療目的の把握，患者の社会的背景といった情報を統合して治療法を適用する必要がある．特に，医学的な治療目的の把握は重要である．理学療法を行うことによって，著しい股関節の変形が修復するわけではない．医学的治療効果を最大限に生かすために，その効果と限界を見極めたうえでの理学療法方針を立てる．したがって，ここで述べる事項は，あらゆる症例に共通して施行されるべきではなく，適用を適宜判断できる専門性が必要となる．

●病態の悪循環を断ち切る

　股関節症は慢性進行性の疾患であり，日常生活において繰り返される姿勢・動作が病態の悪化に関わっていると言っても過言ではない．現時点でエビデンスは明確になっていないが，関節に過大な負荷をかける職業や肥満によって疾患が進行する可能性は高く，負荷は小さくとも日常生活で繰り返される姿勢・動作の影響もあり得る．

　治療を行うための事前準備として，患者の生活様式（生活環境，職業の内容，一日の過ごしかた，趣味など）や習慣的な姿勢・動作の評価，および把握は十分に行っておく．そのうえで治療に踏み込んでいかなければ，治療時間のみの治療で終わることになる．いかに習慣的姿勢・動作を変えて，治療効果を生活場面で生かせるかが重要なカギとなる．

　変形性関節症においては，図15のように，日常での習慣的な姿勢・動作に身体が適応

```
┌─────────────────────────────────────────┐
│        日常での習慣的な姿勢・動作         │
│                  ↓                       │
│        筋や関節運動が適応していく    ←┐  │
│                  ↓                    │  │
│      筋の伸張・短縮性，筋力が変化する │ 悪│
│                  ↓                    │ 循│
│         異常運動パターンの習慣化      │ 環│
│                  ↓                    │  │
│       異常運動による二次的障害の発生 ─┘  │
└─────────────────────────────────────────┘
```

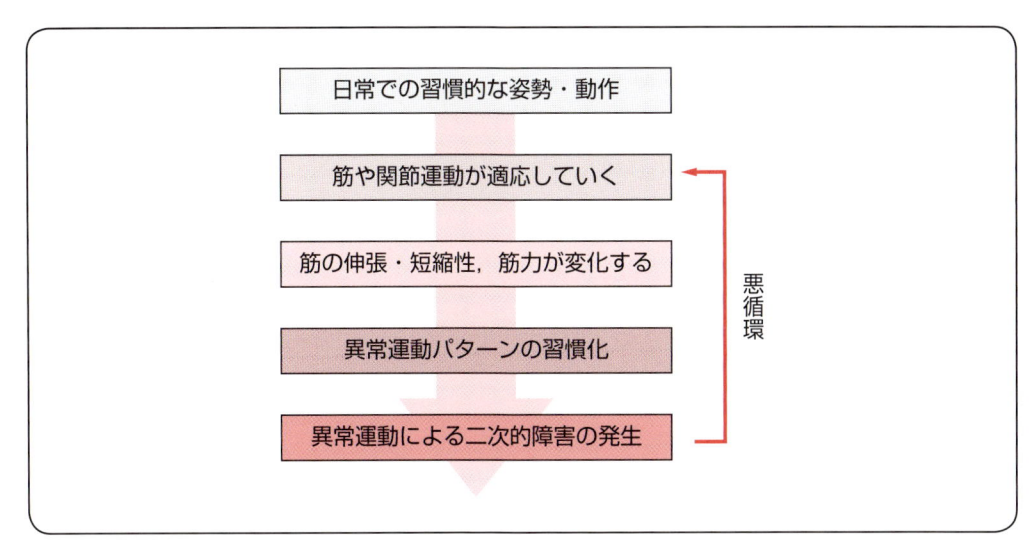

図15：病態の悪循環

していき，それが偏った異常な方向へ向かうと徐々に逸脱できなくなり，二次的障害を引き起こしてしまう．そして身体はその状態に適合してしまい，悪循環へと陥ってしまう．もちろん，一見異常と思われる姿勢動作であっても，個人の状態によっては必ずしも発症や疾患の悪化へとつながるわけではない．しかし，少なくとも疾患を有する症例であれば，この推測される悪循環を断ち切る方向で治療を計画する必要がある．どのような悪循環を形成しているかは個人差があり，一概に言い表すことはできないが，前述してきた関節障害の特徴，それに伴う運動連鎖と，患者個人個人の日常生活状況から推測する．

POINT　股関節症を代表とした変形性関節症に対する理学療法は，生活動作の改善が主目的であり，その一部分として関節機能の改善が存在する．

● 病態関節の運動を改善

1) 骨盤大腿リズム

　股関節の動きに対する代償運動として，骨盤前後傾・回旋が挙げられるが，大腿骨の代償運動も起こる．股関節は骨盤と大腿骨で構成されるため，相互に複雑な調整をしながら動いている．通常は，大腿骨の動きに伴って骨盤が動くという骨盤大腿リズムがあり，大腿骨の動きに伴う骨盤の動きの観察も重要である．

2) 股関節のすべり運動

　股関節のすべり運動の把握と改善も必要である．股関節が屈曲すれば，関節包内では後方すべりが起こる（図16）．もし後方すべりが不十分であれば，屈曲を補うための代償（主に骨盤の後傾や内旋）が起こりやすい．また，股関節を伸展すれば，関節包内では前方すべりが起こる．不十分であれば，伸展を補うための骨盤前傾や外旋といった代償がみられる．このような代償運動を，大転子の触知によって確認する方法がある．股関節の屈曲・伸展に伴って，大転子はほとんど動かないか，わずかに動く程度である（図17）．2横指以

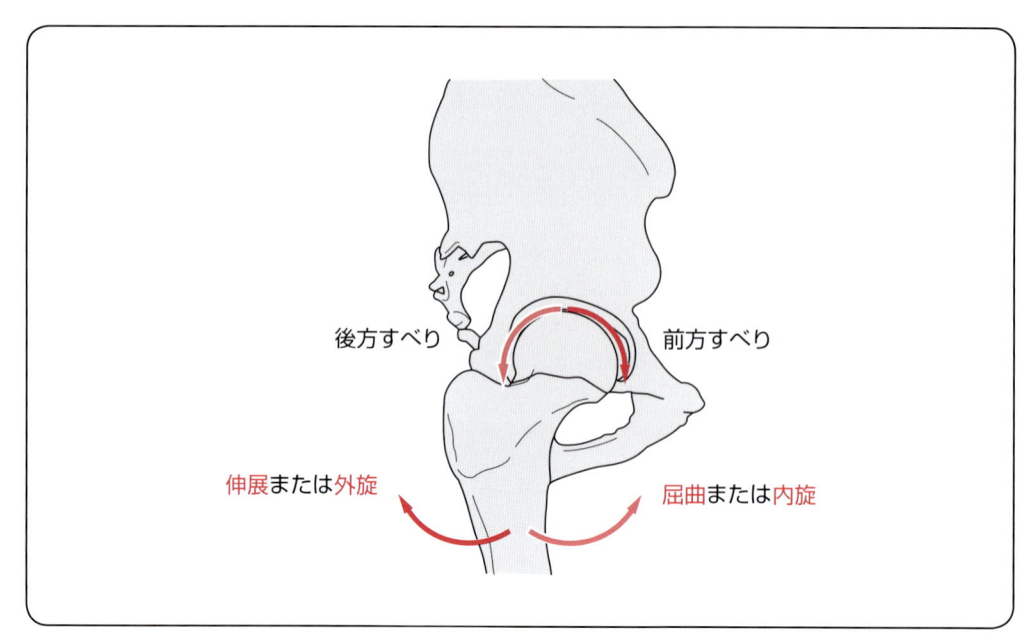

図16：大腿骨の動きと関節包内のすべり運動

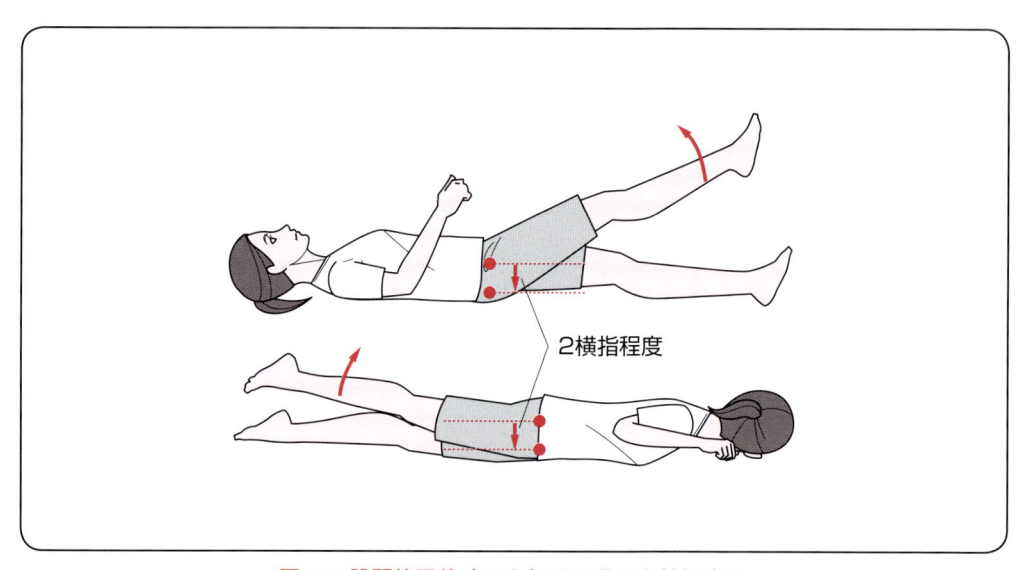

図17：股関節屈伸時の大転子の動きを触知する
屈曲時は，わずかに後方へ動き，伸展時は，わずかに前方へ動く．ここでの"わずか"とは，触診の誤差を考えて1〜2横指程度である．

上動くようであれば，すべり運動の不足が疑われる．前捻角が大きい場合は，大転子が大きく動くので，Craigテストなどの理学検査で検証する．股関節の屈曲・伸展は，すべり運動のみでなくROM制限や疼痛，筋の短縮・伸張も影響するので，注意深く鑑別しなければならない．

もし，すべり運動の不足が推定できるなら，関節モビライゼーションを行う（**図18**）．股関節のすべりは体感できるものではないため，イメージを持って行うことまでが限界であるが，それでもROMの改善が得られるときもある．

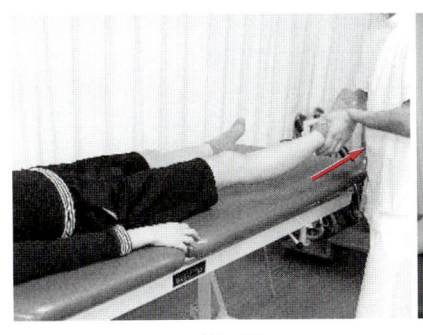

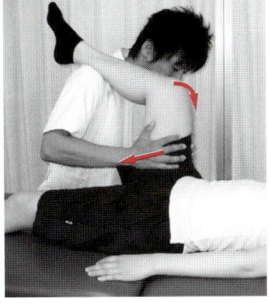

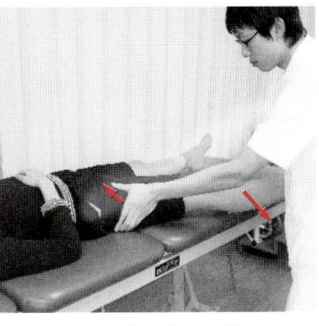

a. 離　開　　　　　　　b. 屈曲の凸すべり　　　　　c. 外転の凸すべり

図18：股関節のモビライゼーション

詳細については，他の専門書に譲るが，関節運動学的な考えから大腿骨の運動に伴う後方・前方・内方・外方のすべりを考えれば，特別な知識は必要ないであろう．なお，人工股関節全置換術（total hip arthroplasty：THA）後症例では禁忌となる．

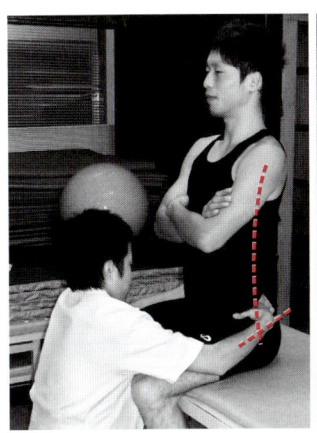

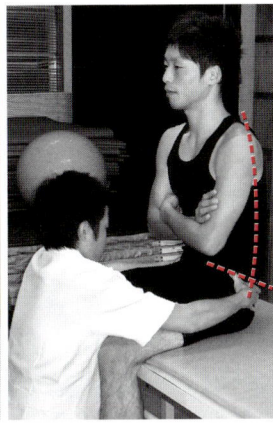

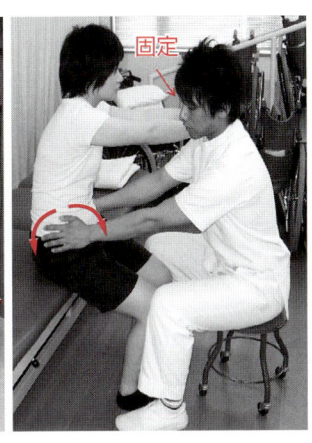

図19：骨盤の可動性の向上

端座位での骨盤前後傾運動は，股関節屈伸運動でもある．骨盤前後傾を行わせたとき，左右坐骨に体重が均等にかからず，骨盤傾斜，体幹側屈などがみられるときは，代償運動が生じている．それが改善するように運動の再教育を行う．体幹が前傾または後傾する例では，上肢を固定して行わせるとよい．

3）骨盤の可動性と固定性

　股関節を構成する骨盤の動きにも障害が起こるため，骨盤の可動性と固定性も確認する（図19）．骨盤の可動性とは，どこまで動くかをみることであるが，動きすぎるという過度可動性（過可動性）も確認する．また，固定性をみるために筋力も確認する．

　骨盤は通常の日常動作において，大きく前後傾することはないので，運動も大きな可動範囲で行う必要はない．むしろ，治療者の徒手抵抗に抗して固定できる固定性の向上運動に主眼を置く．当然ながら，高齢で脊椎変形を有している場合は，可能な範囲で行わせる．

　このような治療においては，身体の動きをよく観察することが大切である．例えば股関節屈曲を行う際，必ずしも矢状面に平行に直線を描くように屈曲するわけではない．しかし，観察には限界があるから，日頃から多くの症例，また，機会があれば健常者の動きも観察して身体の動きをイメージできるようにしておくとよい．

理学療法プラクティス

POINT　治療においては，患者の反応を観察し，なぜそのような反応をするのか，修正のためにはどのように介入を工夫したらよいかという観点で，治療と評価を繰り返して進める．

● 運動連鎖の改善

　股関節症患者に対する運動療法としては，運動特異性の原則を考えても1つの動作による反復練習を行うのが最も望ましい．例えば歩行機能を向上させるには，歩行の動作を繰り返し練習するのが最も効率良い．動作の獲得を目的とするなら積極的に閉鎖［性］運動連鎖（closed kinetic chain：CKC）となる肢位で運動を行う．術後の免荷時期や筋をリラックスさせた運動の再教育，股関節の選択的な運動の練習には，背臥位や端座位で運動を行うが，CKCにおける動作練習が可能であれば，可及的早期に取り入れる．

　立位は，下肢に対する抗重力肢位の基本である．股関節は体幹との連結役を担っているため，特に骨盤・体幹部の運動連鎖障害が現れやすい．また，股関節には，立位から動作に移るとき，骨盤上部を効率良く移動させる働きが要求される．そこで，立位での股関節運動，すなわち骨盤運動と体幹の運動を通して，効率良く立位から動作へ移行するための協調性を練習する（図20）．望ましい筋収縮などは患者自身にも触診させてフィードバックする．

　通常の移動動作では，骨盤は大きく動くことは少なく，むしろ体幹の固定としての役割をなすことの方が多い．移動の際の体幹の安定性を得るために，例えば立位で肩幅程度に足を開いて，体重を右踵部→右爪先部→左爪先部→左踵部の順に移動するイメージで立位バランスの練習を行う．その際骨盤が体重をかけている部位の直上に位置するように行わせる．体重計を2つあるいは4つ並べて行うと，より客観的に確認できる．また，この運動中の姿勢変化は評価にも役立つだろう．

　今度は，骨盤上部が最小限の動きとなるように（骨盤を一点に固定するように）同じように行わせてみる．瞬時に体重移動する素早い運動となるため，小刻みとなり，左右方向の体重移動では，足踏み運動のようになる．この運動では，股関節は固定の役割，他の関節は運動を調整する役割へと変化する．この運動中で体幹と下肢の運動連鎖[1]を考慮してアライメントを確認・修正する．更には，患者の能力に応じてスクワット位で行う方法へと発展もできる．歩行の歩き始めを想定した，踏み出し位でも同様に行い，歩行練習へと発展させる．歩行を始めた途端に跛行を呈するときは，問題の起こる動作相を見出し，部分的な反復運動を取り入れる必要がある．そのような場合は，いきなり歩行させるというよりは，このような立位における基本的な運動を反復する方が良い．

　　メモ　　運動特異性の原則

　筋力増強を目的とした関節運動の反復は，筋力の増強が得られることは確かである．しかし，運動の技能獲得には結びつきにくい．ある運動の獲得には，その運動の反復練習が最も効率が良い．これが運動特異性の原則である．筋力増強も含めて，動作学習による技能の習得，運動耐性の向上が得られる．ただし，単調に動作を反復練習しても効率が良いわけではない．

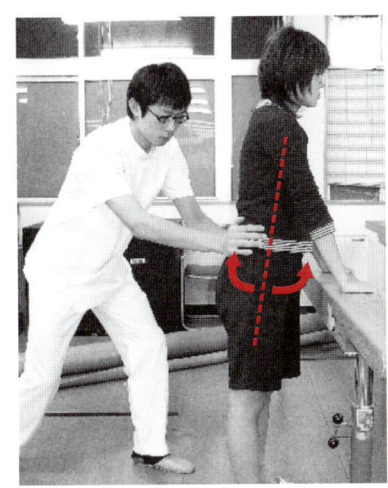

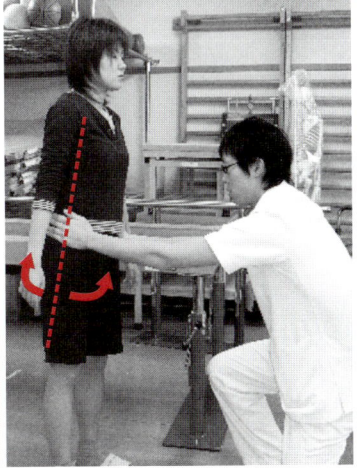

a. 骨盤回旋運動

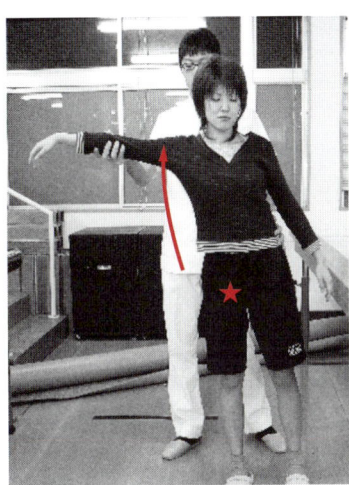

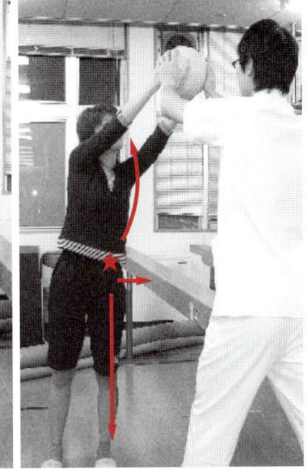

b. 立位における全身の連鎖的運動練習

図20：立位における体幹の運動と骨盤運動の例
a：歩行などの移動では，骨盤の回旋が重要となるため，その運動を練習する．体幹が動いて不安定なときは，平行棒などを上肢でつかまらせて固定する必要がある．介助運動から自動運動，抵抗に対する保持，そして抵抗運動へと進める．最大可動範囲で回旋させる必要はない．
b：体幹（近位）から上肢（遠位）への介助へと，コントロール部位を変化させて，股関節だけではなく全身の望ましい運動を起こす．姿勢鏡を用いて，患者とともに重心推定位置（★）が適切であるかなども観察し，フィードバックする．

Advice

　運動連鎖と一言で言っても，そのシステムは複雑である．股関節のある運動と膝関節のある運動が連鎖的に起こるという記述があったとしても，それに必ず従うわけではない．パターン的に表された運動連鎖の先入観を持たず，その患者に起こる運動連鎖を評価し，どうしてそれが起こっているのかを追究し，その意味を知ることが重要である．

●―文献―●
1) 山口光國, 福井 勉, 他：結果の出せる整形外科理学療法, メジカルビュー社, 2009

●新人理学療法士へひとこと●

評価と治療の繰り返しによる適切な推論過程の習得を目指そう

　書籍や先人の知識は，取りかかりのよりどころとして必要ではあるが，現実の複雑多岐にわたる患者の障害像を表現しきれない．新人のうちから経験則といった知見に惑わされることなく，客観性・妥当性の保証されたエビデンスに基づいて，専門的理論に基づく推論を行い，問題の推定，治療の選択，再評価による治療の修正といった過程を繰り返すことが重要である．また，評価・治療に対して「これで良いのだろうか？」という疑問を常に持ち，必要があれば研究へと結びつける臨床こそ，専門家に要求されているのである．

Further Reading

変形性股関節症, 久保俊一・杉山 肇, 南江堂, 2010
　☞ 変形性股関節症に対する病態，診断，評価，治療の最新の知見がエビデンスを交えて詳細に記載されている．基本的な知識を身につけるために役立つ書である．

MEMO

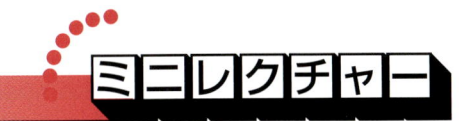

hip-spine syndrome

対馬栄輝

　変形性股関節症患者が，腰痛や下肢など他関節の障害を伴うことはめずらしくない．股関節は骨盤と大腿骨よりなる関節であることからも，骨盤の動きやアライメントに障害が起こることは避けにくい．したがって，脊柱アライメントに異常をきたすことも十分に起こり得ると思われる．

　hip-spine syndromeは，腰痛と股関節痛が同時に存在する症候群として，MacNabとOffierski (1983) により提唱されている．推定される病因によって，以下のように分類される．

> ① simple hip-spine syndrome：股関節と脊椎の両方に病変が認められる．原因はいずれか一方である．
> ② complex hip-spine syndrome：股関節と脊椎の両方に病変が認められる．原因は不明瞭である．
> ③ secondary hip-spine syndrome：股関節と脊椎の一方に病変が認められる．原因は病変のみられない方にある．
>
> また，多少分類のしかたが異なるが，4つ目として次がある．
> ④ misdiagnosed hip-spine syndrome：股関節または脊椎の病変を誤診し，誤った治療を行った場合．

　hip-spine syndromeは，本来，腰痛と股関節痛の症状分類として提唱されたものであるが，現在は病態生理についても議論が行われている．つまり，矢状面における腰椎・骨盤前後傾アライメントと骨頭被覆度の関係についての議論である．

　Jackson (1994) は，矢状面の脊柱-骨盤アライメント（sagittal spinopelvic alignment）として，立位における脊柱，骨盤，大腿骨までの矢状面アライメントを分類している．基準として，頸椎C7椎体からの鉛直線と股関節中心軸を通る線との前後関係と骨盤前後傾角度（仙骨の角度）によって5つに分類している．

> 【代償性矢状面バランス（compensate sagittal balance）】
> ①頸椎C7椎体からの鉛直線が股関節中心軸より後方を通る．骨盤前後傾は中間位で，理想的なバランス．
> ②頸椎C7椎体からの鉛直線が股関節中心軸より後方を通る．骨盤前傾は強い．
> ③頸椎C7椎体からの鉛直線が股関節中心軸より後方を通る．骨盤は，やや後傾．

> **【非代償性矢状面バランス (decompensate sagittal balance)】**
> ④頸椎 C7 椎体からの鉛直線が股関節中心軸より前方を通る．骨盤後傾は強い．
> ⑤頸椎 C7 椎体からの鉛直線が股関節中心軸より前方を通る．骨盤前傾は強い．

　観察で判断する場合は，C7 椎体からの鉛直線の代わりに体幹の重心線を用いて推定する．特に体幹の重心線が股関節中心軸の前方を通って骨盤後傾がみられる症例（多くは高齢者の例）では，臼蓋前方への応力が増大し，急性破壊型股関節症（rapidly destructive coxarthrosis：RDC）や一次性変形性股関節症の原因となる可能性が指摘されている．もちろん，この姿勢だけが主原因となって発症するわけではない．もともと軽度の臼蓋形成不全が存在する場合や骨粗鬆症を伴った場合に発症する可能性が推察されているが，明確な知見は得られていない．

　hip-spine syndrome から脊柱-骨盤アライメントが注目され，股関節と脊柱だけの関係ではあるが，整形外科学分野でも運動連鎖への関心が高まっている．変形性関節症などの慢性進行性疾患は，日常的な姿勢・動作との関連が高いこと，最近では，画像診断技術の進歩による早期診断と早期からの保存療法や運動療法に効果を期待する話題があることからも，関節の運動学的側面と多関節運動連鎖をもとにした生体力学的側面から，姿勢・運動を改善する評価・治療のアプローチを行うことは重要であろう．今後は，変形性股関節症に対する保存療法としての理学療法の重要性が注目される可能性もある．

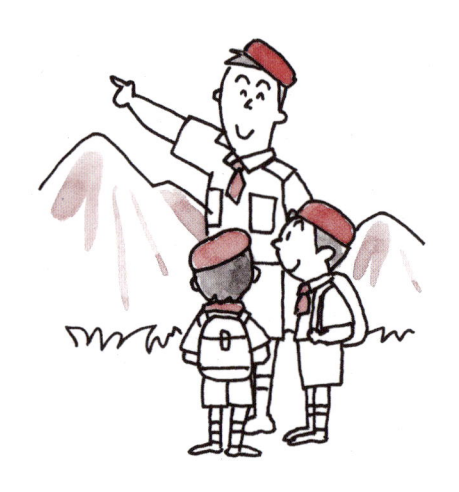

MINI LECTURE

4. 脊柱障害
(1) 腰椎分離すべり症

前角滋彦

日々，私たちは臨床の場で様々な疾患と対峙する．とかく私たちの意識と目は「疾患部位」や「疾患名」という呪縛にとらわれがちになる．このような呪縛は私たちの治療戦略の思考過程にバイアスをかけ，その結果，本質を見抜けぬまま時間だけが経過し，「いつまでたっても良くならない…」という状況に陥りやすい．本稿では，「腰椎分離すべり症」を腰部疾患として捉えるだけでなく，身体運動連鎖と関連づけながらその考えかたについて解説する．

運動連鎖を加味した評価

●腰椎分離すべり症の力学的メカニズムについて考えよう

腰椎分離すべり症のメカニズムは以下のとおりである．腰椎の分離による椎体後方支持機構の破綻により不安定性が増大し，腰椎は前方すべりを生じやすい．また，脊柱にかかる力が大きくなることにより腰椎前彎角は増大し，それとともに椎体にかかる剪断力も増大する．その結果，椎体は前方にすべることになる．前方にすべることにより，上位椎体には後方回転モーメントが発生するため，更に腰椎前彎が増強すると考えられる（図1）．

●腰椎分離すべり症と運動連鎖について考える

1）足部の異常は姿勢の異常に！

いくつもの分節で構成されている身体の姿勢制御パターンは，非常にバリエーションに富んでおり，重力に支配される地球上では，環境や生活スタイルなど様々な条件に大きく影響されやすい．人間はその条件に円滑に協応することによって日々の生活を送っている．しかし，その条件のすべてがプラス方向に働くわけではない．身体のどこかに何らかの支障をきたすと，そこを起点として上行性ないし下行性に連鎖が波及する．特に臨床において多く目にするのは，足部過回内を起点とした上行性運動連鎖である．距骨下関節 (subtalar joint：STJ) 過回内により横足根関節 (midtarsal joint：MTJ) の不安定性が増し，剛性を失った足部は，距腿関節を介して脛骨を内旋，膝関節を外反・外旋させる．これに伴い，骨盤前傾，股関節屈曲・内転・内旋し，腰椎前彎増強が助長され，後部靱帯系システムを利用しながら代償的に胸椎後彎，肩甲帯は下制・下方回旋位となる．その結果，上半身質量中心は前下方へ，下半身質量中心は後下方，足圧中心 (center of foot pressure：COP) は前方へ移動することとなる．このような運動連鎖は，腰椎の前方すべりを助長すると同時に様々な弊害を生み出す要因となり得る（図2）．

臨床においては，上行性運動連鎖の起点となり得る距骨下関節過回内（図3a）とそれに伴う横足根関節の内反・背屈・外転，第一列の背屈・内転・内反と横アーチの低下による

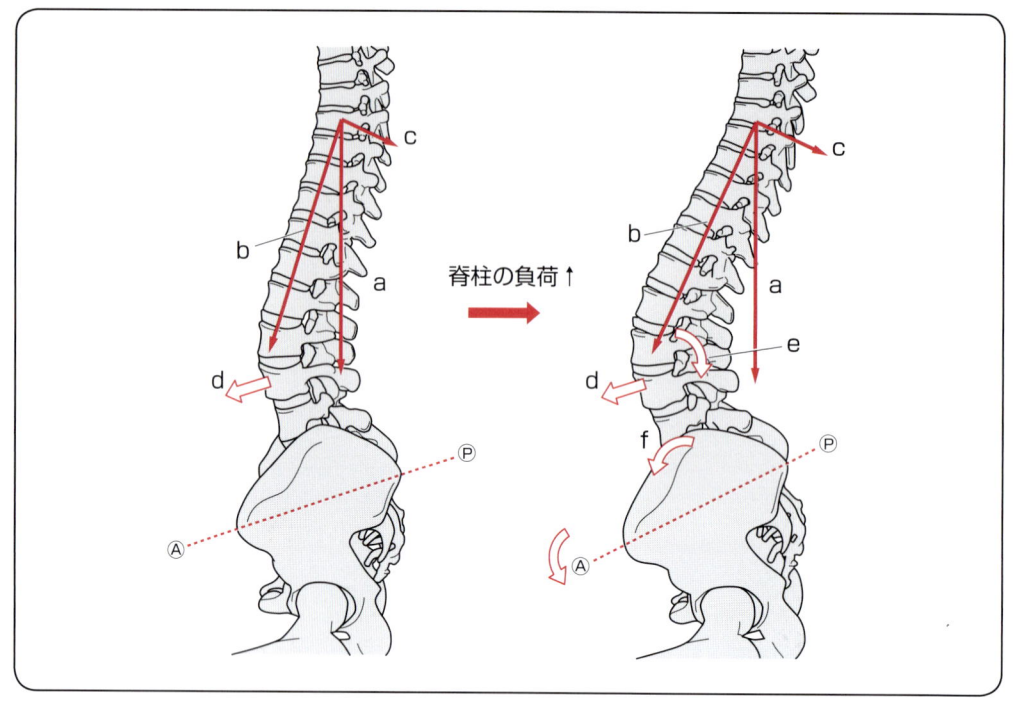

図1：腰椎分離すべり症の力学的メカニズム

a：脊柱にかかる力，b：脊柱にかかる力の分力（前方向成分），c：脊柱にかかる力の分力（後方向成分），
d：腰椎にかかる剪断力，e：椎体にかかる後方回転モーメント，f：骨盤の傾斜方向（前傾）
Ⓐ：上前腸骨棘（ASIS），Ⓟ：上後腸骨棘（PSIS）
脊柱にかかる力が大きくなると，腰椎前彎，骨盤前傾が強まり，腰椎にかかる剪断力も大きくなる．

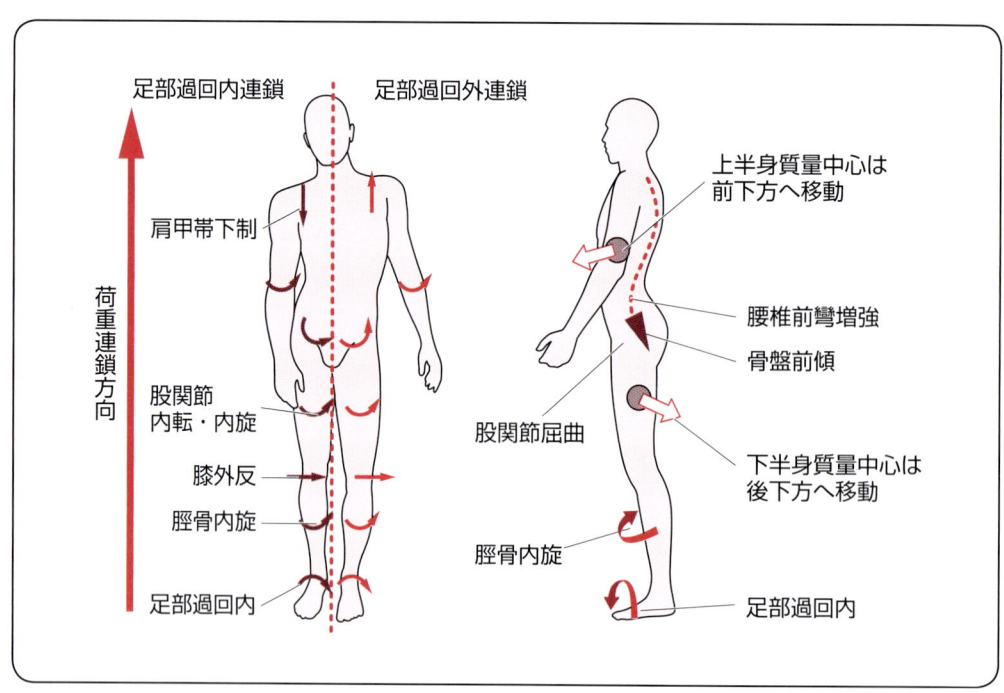

図2：足部からの上行性運動連鎖

足部過回内は上行性に波及し，距腿関節を介して脛骨内旋，膝関節外反・外旋，股関節屈曲・内転・内旋，骨盤前傾，腰椎前彎増強，肩甲帯下制といった運動連鎖を引き起こす．その結果，上半身質量中心は前下方，下半身質量中心は後下方へ移動する．

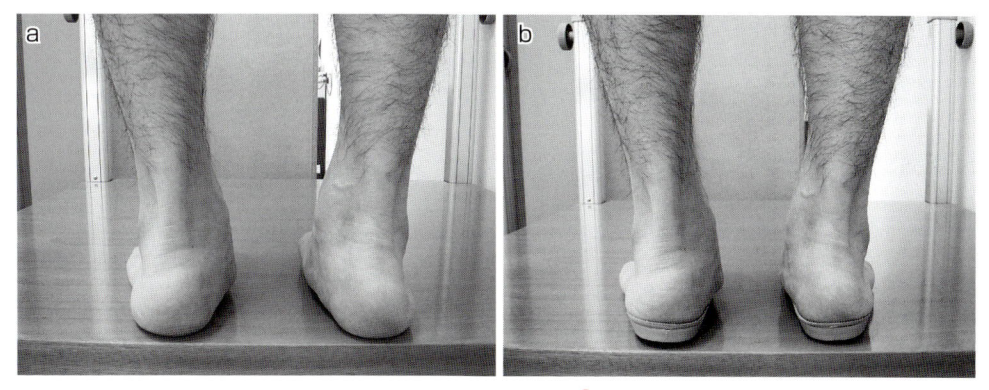

図3：距骨下関節過回内とインソール（SUPERfeet®）による距骨下関節過回内の補正
STJを補正することにより，MTJは外反ロックされ，足部剛性は高まる．また，第一列底屈可動域が大きくなり，内側縦アーチは改善する．

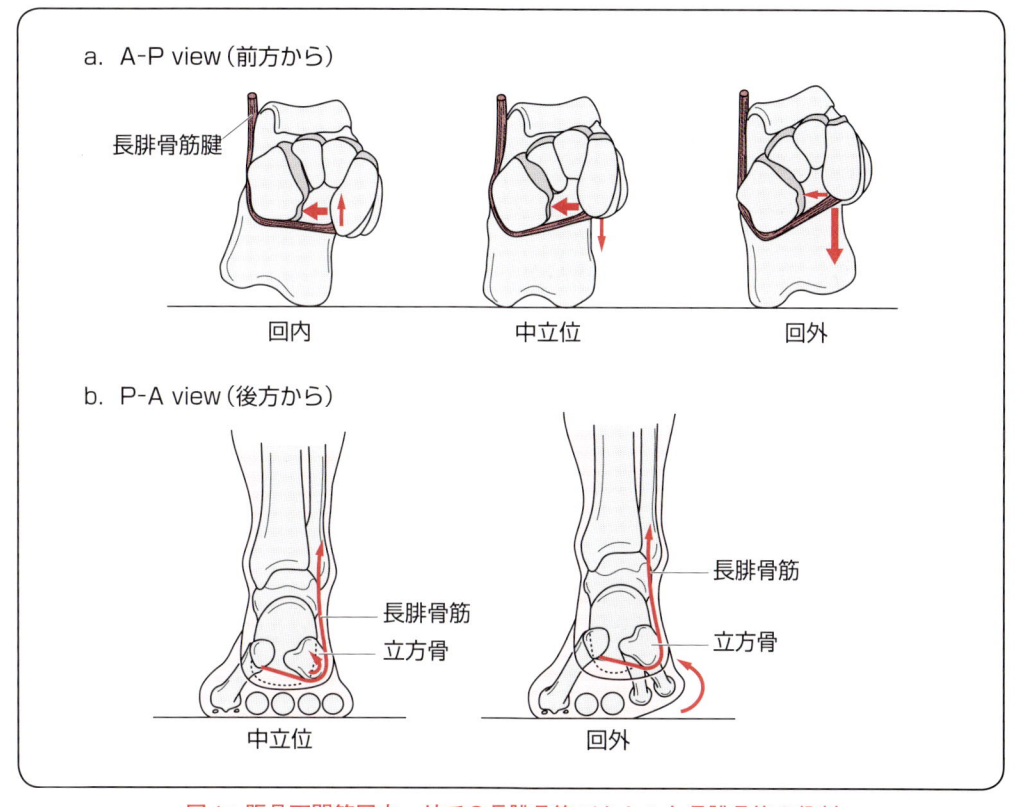

図4：距骨下関節回内・外での長腓骨筋ベクトルと長腓骨筋の役割
長腓骨筋の効率的な働きは距骨下関節アライメントにより左右される．距骨下関節回外時，長腓骨筋の働きは最も効率良く，歩行時推進期の横足根関節ロック，第一列底屈，第一列MP関節背屈（フォアフットロッカー機能）の役割を担う．
（文献1）より引用）

開張を確認し，可及的早期に補正することが重要となる（**図3b**）．また，横足根関節ロックや歩行時推進期の中足趾節（metacarpophalangeal：MP）関節背屈で重要となる長腓骨筋（**図4**）や，内側縦アーチを支える後脛骨筋などの足部安定性に寄与する筋の活動性が十分かどうかについても確認する必要がある．足部自体もいくつもの分節によるユニットとして捉えると理解しやすい．

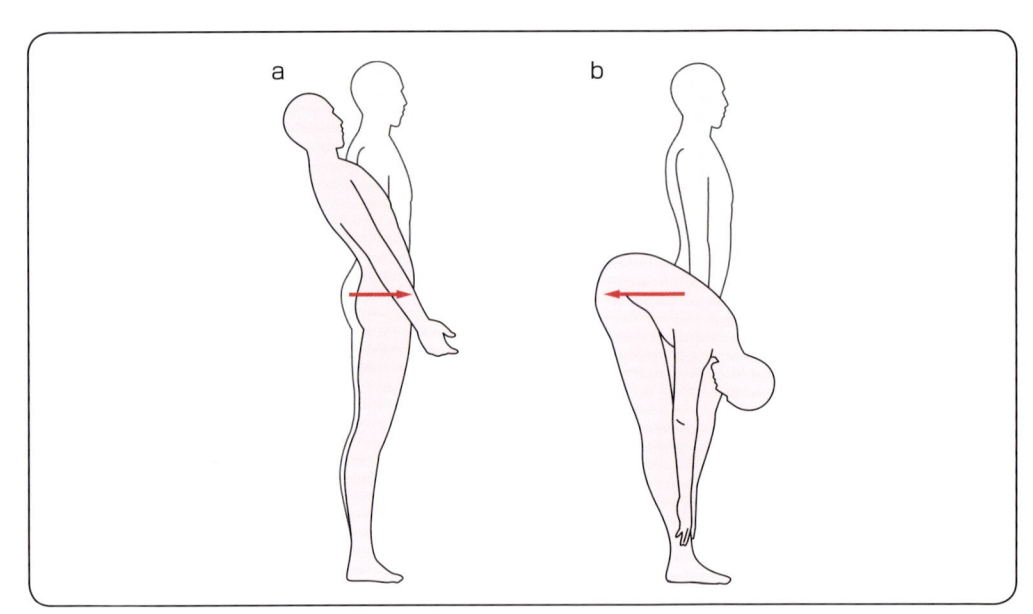

図5：理想的な体幹屈曲，伸展時の骨盤移動
a：体幹伸展では骨盤は前方移動，b：体幹屈曲では骨盤は後方移動．
（文献2）より引用）

> **POINT　どの分節も運動連鎖の起点となり得る！**
> 運動連鎖は足部や頭頸部等の身体の末端のみが起点となるわけではない．どこの分節であろうともそこを起点として上方には上行性，下方には下行性に波及していく．あるパフォーマンスを成立させようとする場合，1分節に障害をきたしていると，その分節に課せられる仕事量は他分節で代償されなければならない．例えば，片側下肢の何らかの障害により跛行が生じ腰痛が引き起こされるということも，運動連鎖により代償されているがために起こる現象と考えてもよいのではないだろうか．

2) 運動連鎖から生じる様々な弊害を捉える

　上行性あるいは下行性に波及する運動連鎖により身体には様々な弊害が及びやすい．ここでは体幹屈曲・伸展運動について考えてみる．

　体幹伸展運動は，骨盤の前方移動を伴い，上半身質量中心の後下方への移動と下半身質量中心の前下方への移動により身体平衡を保とうとする姿勢制御である（**図5a**）．腰椎前彎増強は，腰部および股関節屈筋群や浅層部の筋膜，皮膚等の軟部組織の過緊張や硬化をきたしやすく，最終的には慢性的な短縮に移行し，上半身マルアライメントを生じる．それらの短縮は腰椎前彎を助長し，更なる悪循環を辿ることとなる．そして，体幹伸展運動の際の上半身質量中心の後方移動制限や下半身質量中心の前方移動制限を引き起こすことになる（**図6a**）．

　一方，体幹屈曲運動の際は（**図5b**），慢性的な腰椎前彎増強による腰椎屈曲制限により，骨盤は更なる前傾を強要され，ハムストリングスの伸張により前屈運動を代償する．その結果，体幹屈曲運動の際の骨盤後方移動も制限され，下半身マルアライメントを生じさせる（**図6b**）．

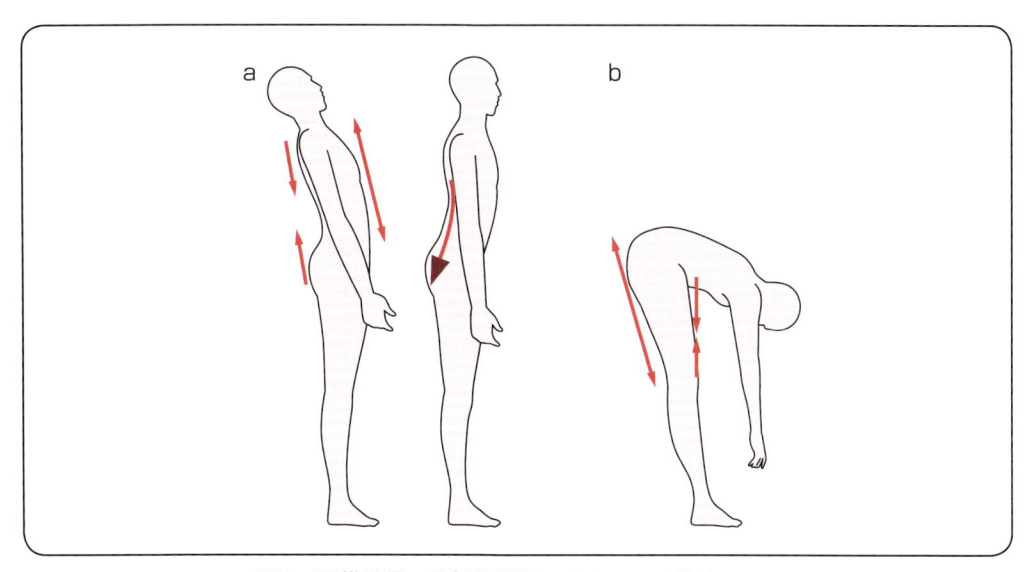

図6：腰椎前彎・骨盤前傾位からのマルアライメント
a：伸展時の上半身マルアライメント，b：屈曲時の下半身マルアライメント．
（文献2）より引用）

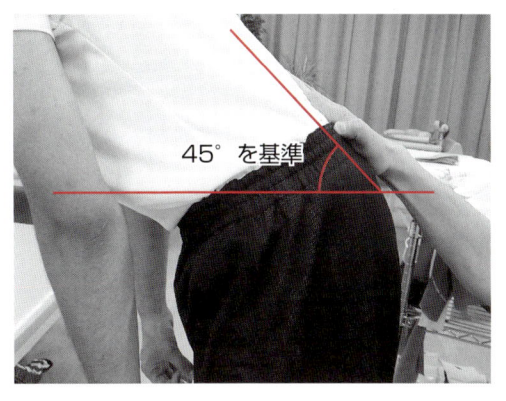

図7：腰椎骨盤リズムのチェック
前屈時の腰椎前彎が消失するときの体幹角度をその人の前彎角とする．立位にてゆっくり前屈していく際に腰椎前彎が消失したときの腰椎の水平面に対する角度を計測する．45°を基準とし，それより以前に消失する場合は腰椎前彎減少，45°より後に消失する場合を腰椎前彎増強，あるいは腰椎骨盤リズム不全とする．

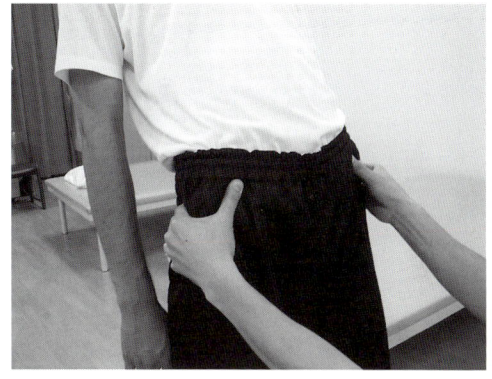

図8：股関節伸展制限のチェック
体幹伸展時の上前腸骨棘の上方移動を確認する．移動が遅れる側に股関節伸展制限を認める．

　以上のことから，腰椎分離すべり症では，協調性を維持したスムーズな骨盤後傾に伴う腰椎後彎運動ができず，腰椎骨盤リズムは破綻し，身体運動制御は困難となる．評価の際は骨盤の動きに伴った理想的な腰椎骨盤リズムが保たれているかどうかを確認したうえで（図7），腰部や股関節周囲に問題がないかを把握する必要がある．

　股関節伸展制限も腰椎骨盤リズムに影響を与えるため，体幹伸展運動時の左右上前腸骨棘の上方移動の左右差を観察する（図8）．伸展制限がより強い側は，骨盤前傾により骨盤下方ロックされるため，上方移動が遅れる．股関節伸展制限が存在する場合，体幹伸展運動の際は膝関節を屈曲させることにより運動を代償することも多い．

理学療法介入の実際

●コアスタビリティーや股関節機能, および腰椎アライメントの改善

　足部からの上行性運動連鎖を補正したとしても, 骨盤帯機能自体の低下による下行性連鎖が存在する場合, 皮肉にも新たな障害を引き起こし得ることも十分考慮すべきである. つまり, 腰椎アライメントを補正し, 適切な腰椎骨盤リズムを意識しながらインナーおよびアウターユニットによる骨盤帯の安定化機能獲得を図ることも重要となる (図9～11).

　腰部および股関節周囲筋の過緊張や硬化・短縮は, 体幹機能低下に直結しやすい. 全身の筋膜性連結は姿勢制御に大きく関与しており, 筋のストレッチのみならず, 筋膜や皮膚自体の柔軟性や滑動性の獲得が姿勢制御に大きな変化をもたらすケースも多い (図12). また, 上部体幹における胸椎伸展制限や肩甲帯内転制限の存在は下行性運動連鎖に波及し, 運動連鎖不全からの離脱を更に困難なものとする. 肩甲帯周囲の柔軟性や安定性, 胸椎伸展性の獲得も併せて重要となる.

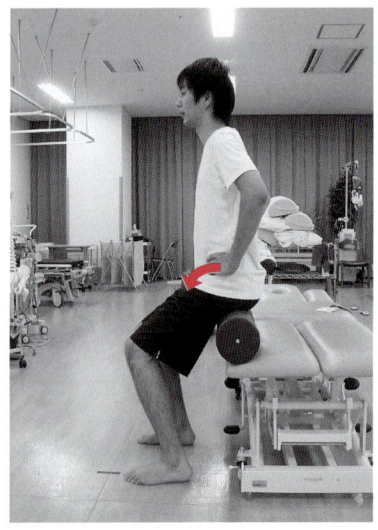

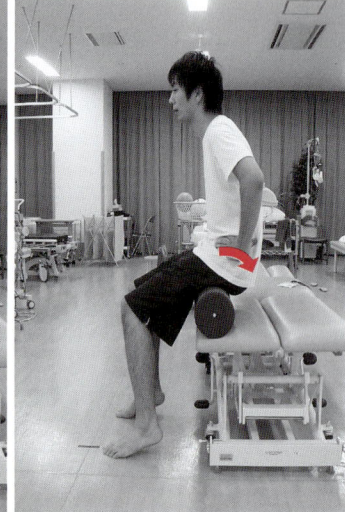

図9: ポールを利用した腰椎骨盤の協調性運動
理想的な運動制御を獲得する. ポール上での坐骨結節の位置を認識してもらい, 骨盤前後傾と腰椎の前後彎の協調性を保ちつつポールを転がすように指示する.

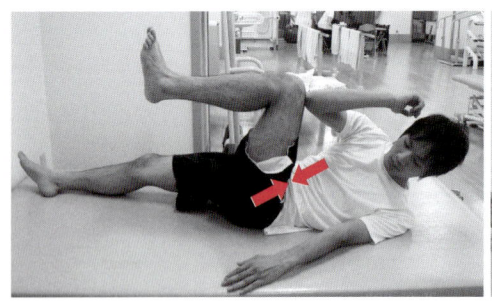

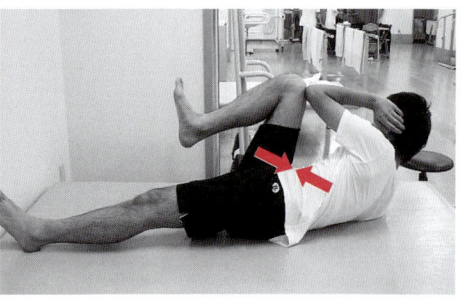

図10: アウターユニットを活用した骨盤帯安定化機能の獲得
anterior oblique systemの働きを活性化して体幹背面を伸張させることにより過緊張や短縮を緩和し, 体幹前・後面の緊張バランスを保つ.

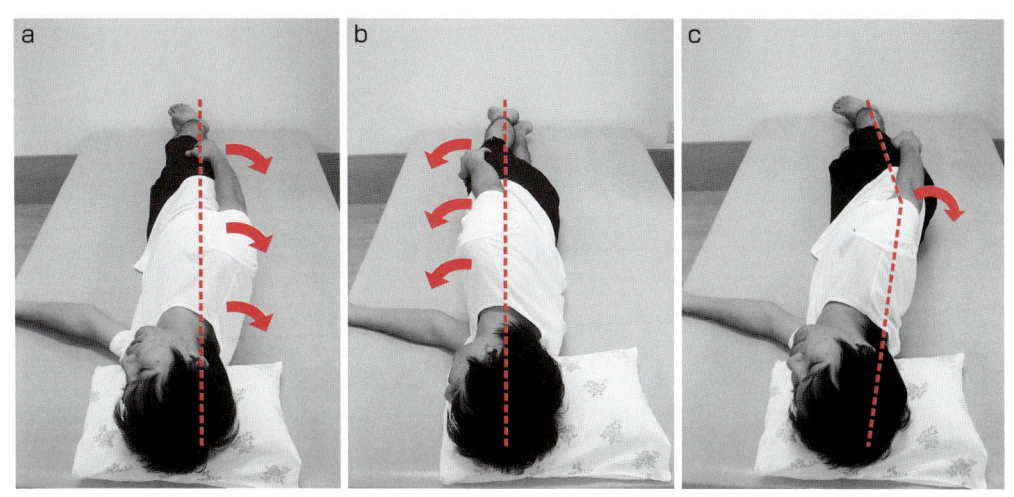

図11：体幹機能テストおよび安定化トレーニング
理想的な腰椎骨盤リズムを意識し，体軸ラインを維持しながら身体ローリングを行う．a：理想的な後方へのローリング，b：理想的な前方へのローリング，c：悪い例．cでは体軸にねじれが生じ，骨盤の動きが先行する．坐位や立位で行うよりも体幹への負荷を減免でき，簡便に行えるため，ホームエクササイズとしても選択しやすい．

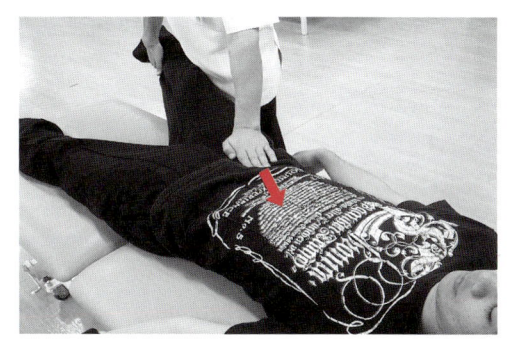

図12：股関節の前面の筋膜リリース
強い圧迫は与えず，体幹中央（中枢部）への筋・筋膜スライドをイメージし，促すことで，股関節伸展制限の軽減を図る．

● 運動連鎖を整える

1) 足部からの上行性連鎖を整える

　距骨下関節の問題は横足根関節や第一列に波及し，マルアライメントをきたすことにより様々な障害が引き起こされ，その障害が再び上行性運動連鎖の引き金となり得る．距骨下関節過回内が認められた場合は，足底挿板（インソール）などを用い，距骨下関節中間位に補正することが有効である．これにより，横足根関節は外反ロックが起こりやすくなり，足部剛性は高まる．また，第一列底屈可動域が大きくなり，内側縦アーチも改善する．アライメントが補正されると長腓骨筋，後脛骨筋，長母趾屈筋などの足部機能に重要な筋も効率良く働きやすくなる．つまり，足部ユニットの連鎖を補正することで理想的な上行性運動連鎖を波及させ（図3，4），これによる姿勢制御戦略に変化をもたらすことが重要である．

理学療法プラクティス

2）理想的な姿勢制御を引き出す

　体幹屈曲・伸展運動の際には骨盤の前後移動とともにCOPの移動も重要となる．ここでは支持基底面を踵部寄りにし，COPを後方にすることで力学的平衡を保つようにする（**図13**）．COPを後方とした立位では，足関節の背屈モーメントが高まり，身体にかかる後方回転モーメントに対し，力学的平衡を保つために体幹の屈曲モーメントが発生する．その結果，腰椎前彎を弱め，骨盤後傾方向に連鎖を波及させる．COPを後方にしたスクワット動作では，立位での力学的平衡を保ちつつ，骨盤後方移動と大腿直筋とハムストリングスのparallel shiftにより，骨盤を後傾方向に誘導させる．このトレーニングは，環境条件を設定したなかで理想的な姿勢制御を誘発することにより，骨盤帯機能を獲得させることが目的であるため，個々の姿勢制御戦略には注意を払いながら実施する必要がある．

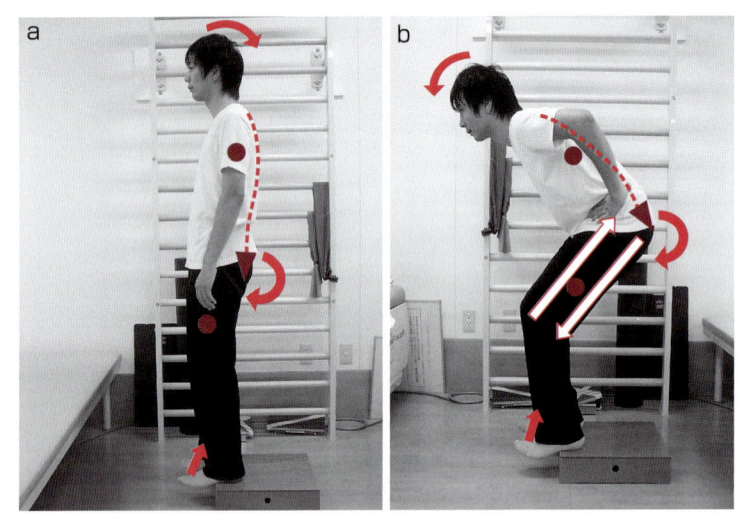

図13：段差による運動制御を利用したアライメント補正
a：支持基底面を後方にした立位．足関節の背屈モーメントは高まり，身体にかかる後方回転モーメントに対し，腰椎前彎を弱め，骨盤後傾にしながら力学的平衡を保とうとする．
b：支持基底面を後方にしたスクワット．体幹前屈し，大腿直筋とハムストリングスのparallel shiftにより骨盤を後傾方向に誘導させる．
制御パターンの代償は様々であるため，それぞれの運動戦略を観察することが重要である．

メモ　アウターユニットによる安定化機構

　腹横筋，骨盤底筋群，多裂筋，横隔膜などの骨盤および腹腔の内在筋群をインナーユニット（inner unit）と呼ぶ．これに対し，筋膜や靱帯を介して，脊柱，胸郭，下肢，肩甲帯からの骨盤帯に付着する多数の筋は仙腸関節に影響を与え，直立姿勢での骨盤帯の安定性に大きく関与する．これをアウターユニット（outer unit）と呼ぶ（**図14**）．アウターユニットシステムは4つ存在するが，これら4つのシステムは骨盤帯の安定化に非常に重要であり，ここからも筋と筋を連結する筋膜が大きな役割を担っていることが確認できる．背側や腹側のアンバランスは骨盤帯不安定性につながる．

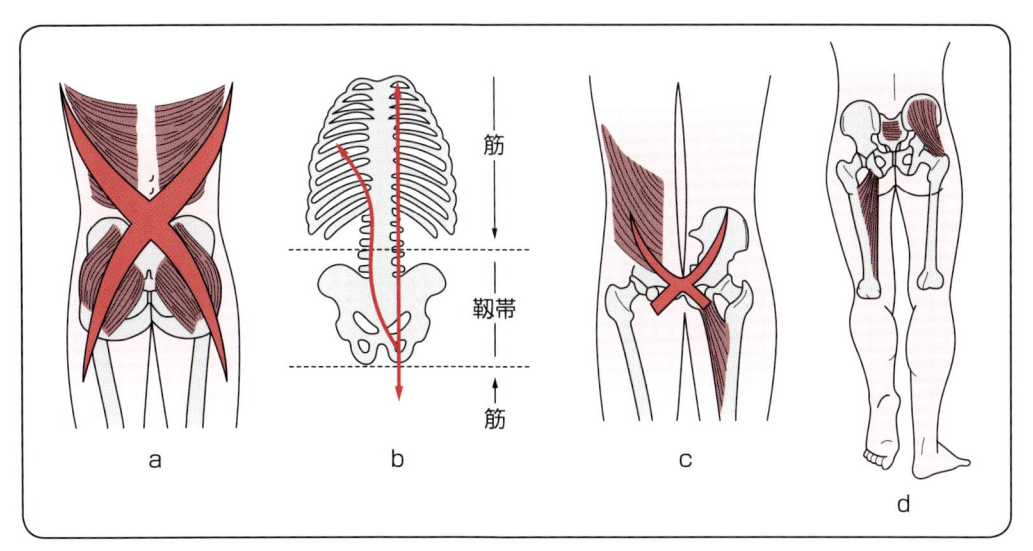

図14：アウターユニット
a：posterior oblique system. 広背筋，大殿筋，胸腰筋膜で構成．大殿筋は胸腰筋膜を介して対側広背筋と連携する．
b：deep longitudinal system. 脊柱起立筋から胸腰筋膜深層，仙結節靱帯を経由し大腿二頭筋と連携している．
c：anterior oblique system. 前腹筋鞘を介して腹斜筋と対側の股関節内転筋群を結ぶ．
d：lateral system. 一側の中殿筋，小殿筋と対側の股関節内転筋群が連携する．

（文献3）より引用）

●文献●

1) Michaud TC（著），加倉井周一（翻訳）：臨床足装具学，医歯薬出版，2005
2) 山嵜　勉（編）：整形外科理学療法の理論と技術，メジカルビュー社，1998
3) 丸山仁司（編）：考える理学療法　評価から治療手技の選択，文光堂，2004
4) 山口光國，福井　勉，他：結果の出せる整形外科理学療法，メジカルビュー社，2010

●新人理学療法士へひとこと●

　治療戦略立案においては，腰椎，骨盤，股関節など局所の分節の問題をどのように制御するかということのみならず，身体運動連鎖による他分節への影響や他分節からの影響についても分析し，その連鎖をいかに断ち切るかということが重要である．つまり，局所を捉えるローカル目線と全体を捉えるグローバル目線の双方を兼ね備え，常にその相互関係を意識しながら進めていかなければならない．狭い視野にとらわれることなく，治療開始時より運動連鎖による影響も考慮して，広い視野を持って様々な可能性を模索しながら疾患に対峙していくことが早期解決のカギとなる．

Further Reading

①基礎バイオメカニクス，山本澄子・石井慎一郎・他，医歯薬出版，2010
　☞ 日頃，目を背けがちなバイオメカニクスについて，教育者に向けた指導者観点からわかりやすく解説しているため理解しやすく，他者に説明する場合にも役に立つ．CD-ROMもお得！
②実践MOOK・理学療法プラクティス　膝・足関節障害，嶋田智明・大峯三郎・他（編），文光堂，2010
　☞ 膝・足関節を身体の一分節としてだけではなく，運動連鎖の観点から捉えているので，他分節との関連性を踏まえたアプローチをイメージづけやすい．グローバルな目線を鍛えられる一冊．

4. 脊柱障害
(2) 脊柱後彎疾患

北出一平

> 脊柱後彎疾患における疼痛症状の要因には様々なものが複合されている．まずは，現段階がどのような時期なのかを考え，量的評価を行う必要がある．次いで，病態を理解したうえで，動作時の連鎖波及が行えているか否かといった質的評価を行い，適切な治療法へ結びつけることが重要である．アライメント不良であることから正常へ近づけるといった考えかた以外にも，そのような動作戦略で，疼痛症状をどのように軽減させたらよいかを考えることも重要となる．

運動連鎖を加味した評価

●評価するのは「なぜ腰が曲がっているのだろう？」

脊柱の後彎を起こす疾患の代表的なものとして，骨粗鬆症による椎体圧迫骨折または椎体圧潰が挙げられる．また，これらに椎間板や骨などの加齢変化が重なり，変性後彎症を呈することもある．圧潰の病態に関しては，受傷後早期に出現する椎体内裂が原因となり，繰り返し加わる軽微な外力などの骨折治癒阻害因子により徐々に亀裂が椎体前方へ拡大し，椎体前壁の破綻が生じると言われている[1]．このように，椎体安定要素の一角が崩れることにより不安定性を生じ，後彎変性に至る．

POINT 　脊柱後彎の要因となる代表的な椎体圧迫骨折や椎体圧潰を紹介したが，一概に脊柱後彎疾患の症例すべてに骨傷があるわけではない．先天性のもの，様々な原因疾患で体幹筋力の低下を生じて脊柱のアライメントが不良となる二次的なもの，前述したように加齢的変化による変性的なもの，と様々である．したがって，この症例はなぜ脊柱が後彎しているのかをまず評価することが必要である．

●ひとくくりに「腰が曲がっている症例」でまとめていいの？

脊柱後彎の形態には，図1のように様々なタイプがある．前述した要因から考えると，椎体変形や潰れかた，またその生じた部位によっても様々なタイプに分類される．また，これらに左右に曲がる「側彎」が複合的に生じることもある．

また，歩いているときは腰が曲がっているが，腹臥位のときは背骨をまっすぐにできるという症例をみたことはないだろうか？　前述したように後彎には様々なタイプが存在するが，脊柱後彎を呈した症例は，腹臥位がとれる者とそうでない者に分かれる．すなわち，図2のように「脊柱が後彎位で強直しているタイプ」と「脊柱が後彎位で強直していないタイプ」が存在する．評価および治療を行ううえで，まず，脊柱後彎の形態（椎体圧潰部位），

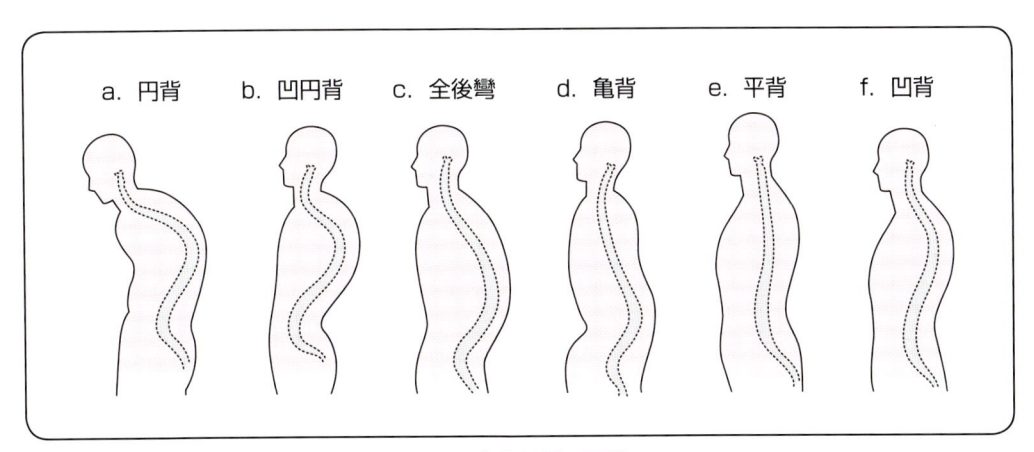

図1：脊柱後彎の形態

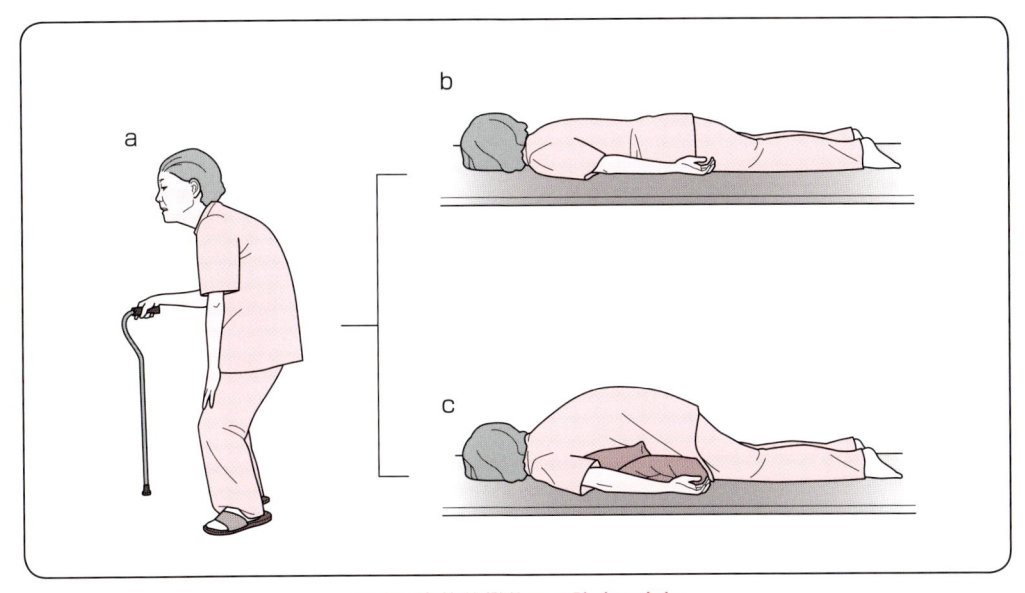

a. 円背　b. 凹円背　c. 全後彎　d. 亀背　e. 平背　f. 凹背

図2：脊柱後彎位での強直の有無
a：立位で脊柱後彎位
b：腹臥位が可能
c：腹臥位が不可能または困難

側彎の合併の有無および脊柱後彎位での強直の有無が重要となる．

POINT 脊柱後彎の形態や強直の有無などといったタイプによって，連鎖に異なる傾向がみられるため，タイプをしっかりと把握する必要がある．まずは，単純X線画像などで評価したうえで症例の動きを評価していくことをお勧めする．

● どのような症状や障害が現れるのだろう？

　脊柱後彎を呈する症例には様々な症状がみられ，局所的な痛みなどといった自覚症状，換気障害などの胸郭運動障害などが挙げられる．後彎の要因には靱帯骨化や下肢変形などの加齢変化による症状も複合されている場合が多い．また，脊柱アライメントが不良であ

ることから，重心をとるために体幹および下肢関節周囲を含む様々な部位に過度な負荷がかかり，筋スパスムなどの症状がみられることもある．二次的な症状としては，バランス障害や疼痛などによって基本動作や歩行動作などの日常生活活動（activity of dairy living：ADL）に支障をきたし，転倒リスクが高まる場合がある．

また，大きな症状の代表としては，脊柱後彎の要因の一つである椎体圧潰に起因して発生する遅発性神経麻痺が挙げられる．これは，脊柱変形にて神経根もしくは脊髄の圧迫が生じ，脊髄損傷のような運動神経や感覚神経の麻痺を呈するものである．

> **メモ** 症例は現段階でどの時期に当たるのか？
>
> 様々な症状などを記したが，脊柱後彎があっても，すべてに上述のような局所的な痛みなどといった自覚症状，神経症状そして代償動作などがあるわけではない．まずは，「疼痛などにより急に脊柱の伸展が困難となる急性期なのか」「後彎姿勢を長期間保っていたために疼痛を抱える慢性期なのか？」また，「遅発的に神経症状などを呈したことによる疼痛なのか」それとも，「後彎姿勢が直接関与しているわけでなく，今まで抱えていた変性疾患などによる疼痛なのか？」を判断する必要がある．

● なぜ痛いのかを評価してみよう！

どのような疾患においても同様のことが言えるが，まずは，問診，視診，触診，聴診などを行い，量的な客観的評価を行った後に，どのような動作でどのような症状や反応が現れているかといった質的な評価を行う必要がある．ここでは，なぜ疼痛があるのかを明確にするための評価の一部を紹介する．

1) 量的評価

脊柱後彎疾患の評価法は，いくつか散見される．代表的なものを挙げると，脊柱可動性テスト，アライメント評価および筋力評価に加え，ADLおよび生活の質（quality of life：QOL）評価がある．脊柱可動性テストには機器を使用した評価や徒手的な評価があり，脊柱体幹の屈曲，伸展，回旋などの可動範囲を測定するものがある．また，脊柱および骨盤周囲以下の下肢関節における関節の遊びは左右ともに同程度なのか，腰部，胸部，そして頸部を徒手的に触診し，同程度の関節の遊びが確認できるのかについても評価する必要がある．

姿勢などのアライメント評価としては，壁に沿って立位をとった際に，壁と後頭部がどれだけ離れているかを測定する physical examination tests for detection of occult vertebral fractures がある．また，可動性を評価した後に，体幹および下肢がどのくらいの力でその範囲を動かすことができるのかといった筋力評価をすることも重要である．

2) 質的評価

上記の量的な評価に加え，運動連鎖の観点から，なぜ疼痛が発生しているかを評価することが治療の鍵となってくる．例えば，主訴として軟部組織性の疼痛がある場合，なぜ疼痛があるのかを上記の量的評価から総合的に考え，質的評価に結びつける．**図3**は軟部組織性の疼痛を伴った脊柱後彎の患者における疼痛要因の一部である．初めに述べたように，脊柱が曲がった部分は，正常の椎体間と比較して不安定性を生じていることが考えら

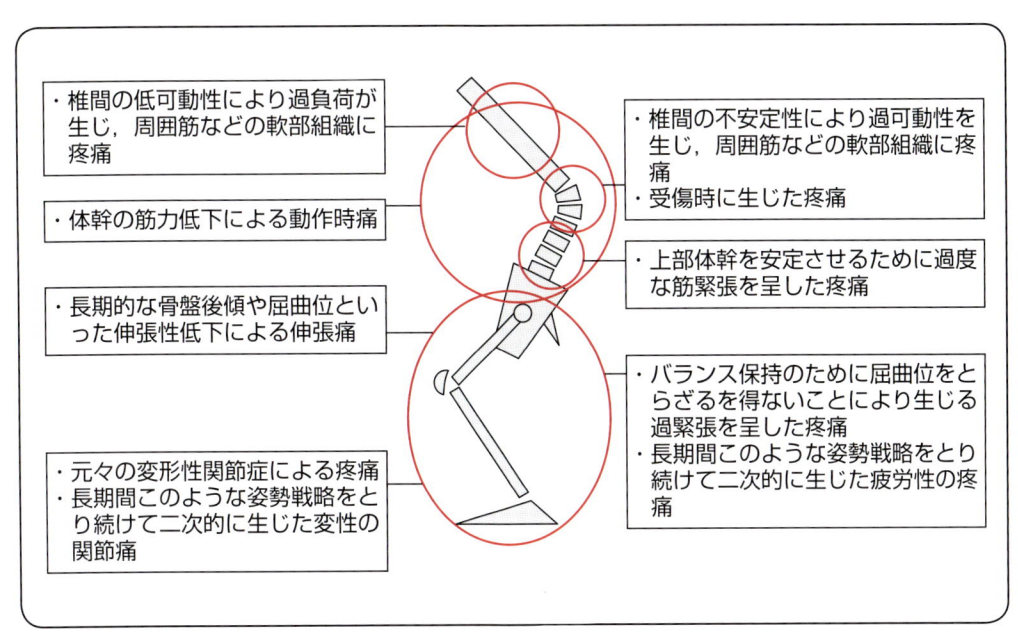

```
┌─────────────────────────────────────────────────────────────┐
│ ・椎間の低可動性により過負荷が          ・椎間の不安定性により過可動性を │
│  生じ，周囲筋などの軟部組織に           生じ，周囲筋などの軟部組織に疼 │
│  疼痛                                痛                    │
│                                     ・受傷時に生じた疼痛        │
│ ・体幹の筋力低下による動作時痛                                  │
│                                     ・上部体幹を安定させるために過度 │
│ ・長期的な骨盤後傾や屈曲位とい          な筋緊張を呈した疼痛        │
│  った伸張性低下による伸張痛                                    │
│                                     ・バランス保持のために屈曲位をと │
│                                      らざるを得ないことにより生じる │
│                                      過緊張を呈した疼痛        │
│                                     ・長期間このような姿勢戦略をと │
│ ・元々の変形性関節症による疼痛           り続けて二次的に生じた疲労性の │
│ ・長期間このような姿勢戦略をと           疼痛                    │
│  り続けて二次的に生じた変性の                                  │
│  関節痛                                                    │
└─────────────────────────────────────────────────────────────┘
```

図3：脊柱後彎患者における疼痛の要因の一部

れる．そのため，より軟らかな部分で過度な動きが生じることから，そこに過度な負荷がかかっていることが考えられる．また，脊柱の可動性が低下している部分では，その周囲筋などの軟部組織に過負荷が生じ筋スパズムや疼痛が生じることが考えられる．そのほかにも，体幹の筋力低下による疼痛や，後彎による脊柱アライメントの不良に対する下肢関節の屈曲位保持といった代償にて生じる筋スパズムや疼痛が考えられる．これらの要因を評価するために，安静時および動作時における個々の可動性や筋収縮形態を評価することが必要である．また，要因は1つだけではなく複合している場合が多い．

> **メモ** 椎間を含む各関節は，「てこの原理」の入れ替わり
>
> 疼痛の要因の一部を挙げたが，椎間に限らず各関節，各軟部組織，各神経系などは，一つ一つがつながっており，疼痛の要因は複合的なものであることが考えられる．各関節は，様々な動作において，「力点」，「作用点」そして「支点」へと働きを変えるため，可動性に加え，支持性も要求される．したがって，各点への切り替わりへの対応が困難な場合に障害を呈することから，静的な可動性や支持性を評価し，一動作周期のどの時期で，どこに，どのような症状がみられるのかを評価することが重要である．

POINT 脊柱は24個の椎体で成り立っており，1つの部分に異常があれば他がそれを補おうとし，連鎖波及的に障害をきたすということを考慮してほしい．したがって，原病巣部のみをみていては症状の原因がわからなくなることがある．

Advice

　脊柱の後彎には様々な症状があるため，ここで順番に評価のおさらいをしておこう．

①脊柱が後彎している原因疾患は？
②脊柱後彎はどのようなタイプか？
③脊柱後彎位で強直しているか？
④脊柱および骨盤周囲を含む下肢関節などの可動性は？
⑤静的アライメント（脊柱および下肢関節）はどうか？
⑥体幹や下肢の筋力はどの程度か？
⑦静的バランスは保たれているのか？
⑧どのようなときに症状が現れるのか？

　【例】疼痛の評価の場合

- どのような動作時の？ 一動作周期のどの時期で？ どこが？ どのように痛むのか？
- 軟部組織性？
  ➡症状が現れない姿勢と症状が現れる姿勢の違いは何か？
- 神経性？
  ➡麻痺がある場合は無理に脊柱の可動性は評価せず，⑨を追加して評価する．
- 皮膚性？
  ➡臥位や座位などの安静時に圧迫される部位はないか？

⑨その他の評価

- 遅発性神経障害を考慮した評価
  ➡疼痛やしびれはあるのか（いつ？ どこが？ どのような？ どの程度？），その疼痛やしびれはdermatomeと一致しているのか？
- 胸郭運動障害を考慮した評価
  ➡息苦しさはないか（いつ？ どの程度？），肋椎関節などの可動性は？

⑩ADL/QOL評価

- その症状のために，どのようなADLが困難か？
- その症状のために，どのような不快感が生じるか？

●杖のつきかたにも連鎖反応が？

　皆さんは，円背を呈する症例に対し杖の長さをどのように処方するだろうか？ 円背を呈する場合は，成書で書かれているような一般的な長さの合わせかたでは，歩きづらさを訴えてくることがあり，床から上前腸骨棘までの高さまでの長さを好む場合が多くみられる．そして症例が歩きやすい長さの杖で歩行し始めると，杖のつきかたが図4のように，「駆動型」と「制御型」の大きく2タイプに分かれるように感じないだろうか？ 前者は地を漕いでいくように杖をつき，脚も同様に動かして歩くのに対して，後者は前に倒れない

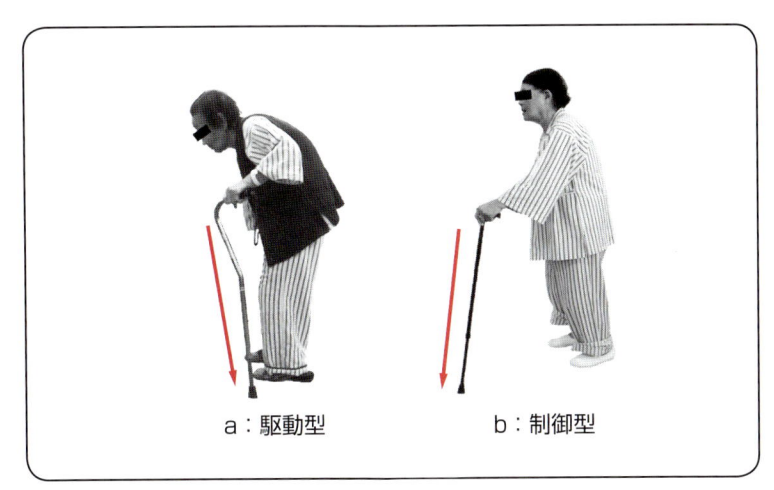

図4：後彎者の杖のつきかた
　a：駆動型　　　b：制御型

ように杖を地面前方につき，ついている間に脚を2～3歩動かし，また杖を地面前方につくように歩くという歩行形態をとっている．

　前者はノルディックウォーキング様のつきかたで，後者はポールウォーキング様のつきかたに似ているように思われないだろうか？　ノルディックウォーキングは，駆動力を補う要素を持ち，ポールウォーキングは，関節などへの負荷を補う要素を持つとされている．そのため，一概には言えないが，駆動型の症例は下肢筋の筋力低下があり，制御型の症例は疼痛などによる不十分な荷重で歩行していることが推測される．円背を呈する症例の杖のつきかたに関しても，身体機能とリンクしていることが考えられ，評価のヒントが隠れている．

理学療法介入の実際～どこをどのように治療していけばよい？

　症例は，脊柱アライメント不良にて様々な異常動作を生み出していることが多い．しかしながら，この異常動作は果たして「異常な動作」なのだろうか？　例えば，「脊柱後彎位で強直しているタイプ」の症例に対して，脊柱を生理的彎曲に近づけるといった治療は意味があるのだろうか？　症例はそのようなアライメントでも活動し，無意識に動作戦略を生み出しているため，「健常者などの動作（正常な運動連鎖）」ではないが，「異常な動作」ではないことも頭の隅に置いておく必要がある．健常者などの動作（正常な運動連鎖）へ近づけること以外にも，症例がとる動作戦略において，疼痛症状をどのように軽減させられるのかを，評価結果をもとに治療する必要がある．ここでは，腰背部痛を生じた症例に対する治療の一部を紹介する（図5）．

●リラクセーション

　疼痛がある場合，リラクセーションは，初めに行わなければならない治療の一つである．まず，症例がリラクセーションを行えないと次への治療に進めないと言っても過言ではない．マッサージや軟部組織モビライゼーションをいきなり行うことにより，逆に筋緊張が増加する場合があるので注意してほしい．筋緊張が低下しなければ次に正常な筋収縮練習

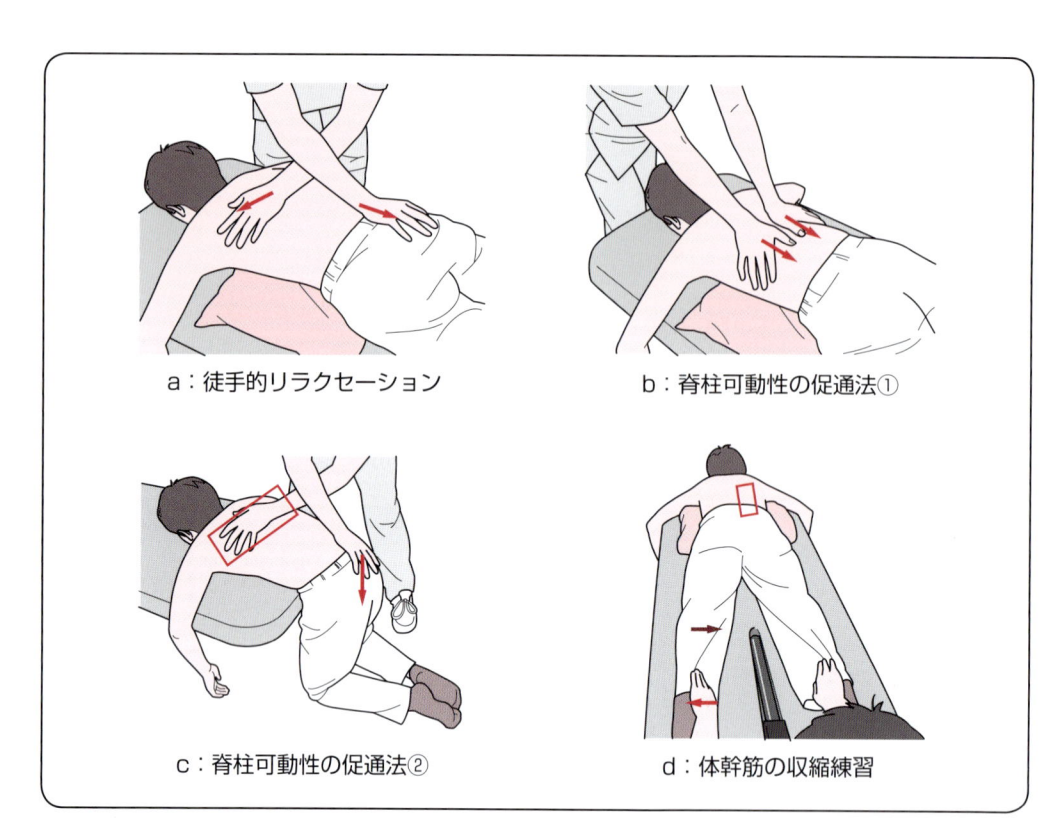

図5：治療方法の一部
a：徒手的リラクセーション
b：脊柱可動性の促通法①
c：脊柱可動性の促通法②
d：体幹筋の収縮練習

a：重力によるリラクセーション後に手をあてがうくらいの力で徒手的に伸張させる．
b：椎間関節のすべりの方向に可動性を引き出す．
c：重力による腰椎の前方引き出しを加えた脊柱周囲筋の伸張法（□で囲まれた部分は前腕で固定）．
d：股関節内転により脊柱周囲筋の収縮を促通させる（□で囲まれた部分の収縮を確認）．
脊柱の可動性改善治療と体幹の筋収縮練習の一部．脊柱の可動性を厳密に治療する場合は，椎間を含む個々の関節をモビライゼーションアプローチのように一つ一つにアプローチする必要があるが，ここでは容易に行える可動性改善治療の一部を紹介している．

や動作を伴った治療に移行することが困難となる．自重を利用した方法や徒手的方法を基本とし，場合によっては温熱療法，寒冷療法や電気療法などの物理療法を併用することもよいと思われる．リラクセーションは主に，急性期における過緊張にて生じる筋スパズムによる疼痛や，慢性期における疲労性筋スパズムによる疼痛に対して行うことが多い．

● ストレッチング/関節可動域練習

1）骨盤周囲を含む下肢関節

　脊柱後彎を呈する症例は脊柱だけが後彎するわけではない．重心をとるための戦略として骨盤後傾（タイプによっては前傾）や股，膝，足関節の屈曲位を呈する．特に骨盤周囲は腰部からの軟部組織や神経などがまたがっているため，骨盤周囲を含む下肢関節のストレッチングが重要となる．しかしながら，ただ筋の伸張性を出すだけでは不十分で，大腿神経や坐骨神経などの神経滑走性を考慮して行うことが重要である．

2）体幹（頸部，胸部，腰部）

　体幹を全体に伸張させたい場合，可能であればまず腹臥位に近づけることを目標としよう．椎間の低可動性を生じている症例が対象となる．いきなり腹臥位になれない場合は，

腹部に枕などをあてがい，徐々に枕の高さを低くするように自重を用いて無理のかからないように行うとよい．また，腸腰筋などの骨盤周囲のストレッチングを併用することも必要である．更に，個々の椎間などの関節の遊びを改善させることも一つの治療戦略である．胸郭運動障害を認めている症例に対しても，肋椎関節や椎間関節などの遊びを改善することで，胸郭運動の改善に結びつけることができる．しかしながら，脊柱後彎の原因が脊椎圧迫骨折や圧潰である場合は骨粗鬆症が背景にあることが考えられるため，無理に行うことは避ける．

　また，骨折などで折れ曲がった部分（不安定な部分）の可動性が低い症例，すなわち脊柱後彎位で強直している症例に対しては，無理に行うことを控えるべきである．このような症例に関しては，前述のリラクセーションと骨盤周囲を含む下肢関節のストレッチングにより筋スパズムなどを除去していく必要がある．

● **体幹筋力強化**

　「腰背部痛→腹筋や背筋の筋力強化」と思っていないだろうか？　体幹の筋力を鍛えることで疼痛症状が軽減するとは限らない．動作時に収縮できない，または動作時以外に過度な収縮が入ってしまうことに対しては，適切な反応を促通させる必要がある．また，疼痛が邪魔をして関節運動を伴った筋力強化を行うことが困難な場合がある．そのような場合は，アウターユニットの概念や放散（irradiation）を利用して，筋力低下のために過負荷が生じている部分に適切に筋収縮練習を行うのもポイントとなる．その他，脊柱後彎位にて強直がある場合は，その範囲内で行うようにする．この筋収縮練習は，リラクセーションが行えていることが確認できた時期から行うことが理想である．

> **メモ　アウターユニットの概念，放散とは？**
>
> 筋単体で動作を行うのでなく，様々な筋群や筋膜などの融合の反応で動作が可能となるという考えかたである．例えば，一般的な腹筋運動ができない症例に対して，背臥位で頸部を挙上することで腹筋に収縮を生じさせることができる．痛くて腹筋運動ができず促通できないのであれば，痛みなく促通できる治療を提供することが必要である．

● **静的/動的バランス練習**

　疼痛がみられる姿勢や動作に類似した姿勢や動作（歩行動作を含む）で先に述べた筋収縮の練習を行い，良好な反応がみられる時期に，疼痛がみられていた姿勢や動作（歩行動作を含む）でのバランス練習へと移行する．体幹の耐性が乏しい場合，適度な重みのあるリュックサックを担いで行うことにより姿勢維持が行えるといった報告もみられるが，骨粗鬆症の程度を把握してから行うことが重要である．

> **POINT**　すべての症例に対してここで紹介したプログラムを行うわけではない．一人一人症状が異なるため，選択して治療プログラムを立案しよう．また，その他の疼痛として遅発性神経麻痺による損傷高位以下の疼痛に関しては，求心路遮断痛やアロディニアなどの神経因性疼痛があり，脊髄障害（脊髄損傷）における評価をもとに，なぜ痛いのかを把握し，治療を行う必要がある．

●――文献――●

1) 北出一平, 佐々木伸一, 他：脊椎骨折. 理学療法ジャーナル 39：31-37, 2005

●新人理学療法士へひとこと●

なぜ痛いのかを評価し，的確な治療立案を！

脊柱後彎疾患に対しては，病態把握，量的評価そして質的な理学療法評価を組み合わせることで，より明確に疼痛の原因を理解することができ，適切な治療を提供することができます．多くは高齢者ですが，曲がっているから治療には限界があると諦めず，今まで疼痛があって困難であった動作や姿勢を，最終的に痛みなく獲得できることを目標にして行ってみましょう．

Further Reading

① Managing Low Back Pain 4th ed, Kirkaldy-Willis WH（編）, Churchill Livingstone, 1999
☞ 腰痛の基礎，臨床像や治療法などが様々な観点から記された一冊です．「腰痛のマネジメント」として和訳本もあります（原著第2版，辻 陽雄 監修，医学書院，1990，2011.4現在絶版）．推薦図書や参考文献も多く記されており，病態の基礎から学ぶには最適な一冊であると思います．

② 実践 MOOK・理学療法プラクティス 膝・足関節障害, 嶋田智明・大峯三郎・他（編），文光堂, 2010
☞ 書名としては「膝・足関節障害」ではありますが，多くの観点から疾患やその症状を捉えて評価および治療を考えるといったことが記された一冊です．

MEMO

ミニレクチャー

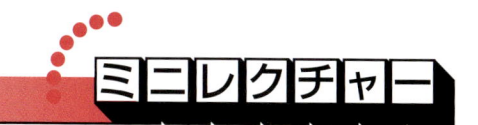

インソールの話

坂口雄司

　臨床で足関節，またそのほかの箇所に障害がみられ，直接的にその部位にアプローチをしたが疼痛等が改善しない，または一時的に改善はみられたがじきに戻ってしまったというような経験はないだろうか？　これは運動連鎖による根本的な問題の改善が図られていないことが理由として考えられる．

　本稿では，足部からの運動連鎖とインソール（図1）挿入による影響について紹介する．併せて，各ランドマーク等でのチェックポイントも説明したい．

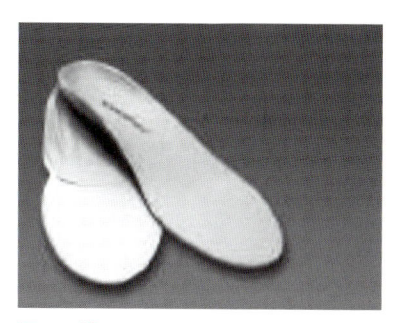

図1：使用したインソール（SUPER feet® トリムフィットブルー）

■足部から下肢への波及

　足過回内により，アーチの低下・脛骨内旋，それに伴い knee in，更に股関節の軽度屈曲・内旋・内転が生じやすい．図2a-2では特に左後足部の顕著な内反変形が確認できる．その結果，動作時に足関節内側は伸張され，外側は圧縮のストレスを受けやすくなる．膝関節も同様に，内側は伸張，外側は圧迫を受けるリスクが高くなる（図2a-1）．なお，図2〜4において，aはインソール挿入前，bは挿入後である．

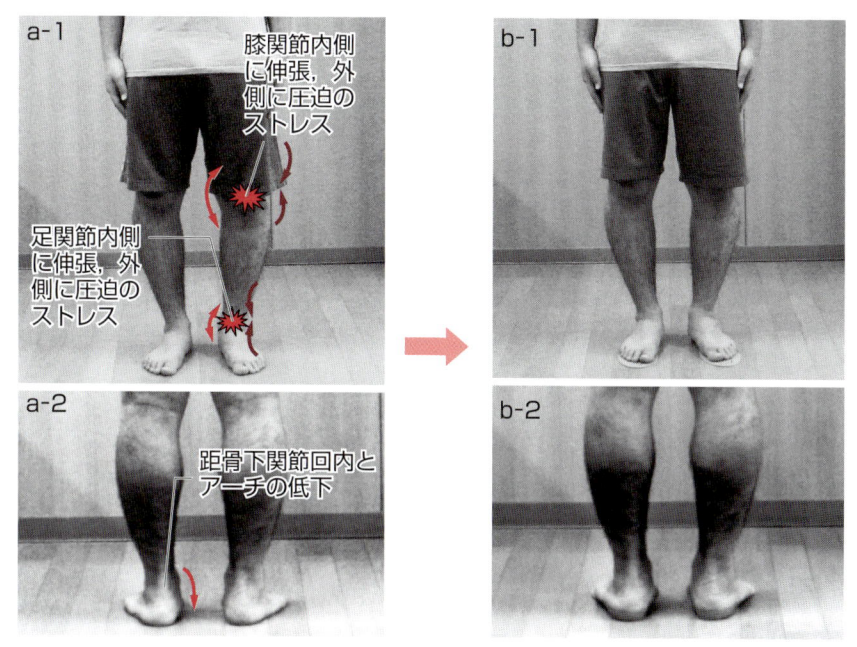

図2：足部と膝のアライメントの変化
（a-1：膝関節内側に伸張，外側に圧迫のストレス／足関節内側に伸張，外側に圧迫のストレス　a-2：距骨下関節回内とアーチの低下）

■骨盤帯への波及

　足過回内では，下肢のアライメントの変化に伴い骨盤帯の前傾が生じる（**図3a**）．そして骨盤の前傾の増大に伴い腰椎前彎は増強される．インソールを使用すると，**図3b**のように骨盤は後傾方向に誘導される．

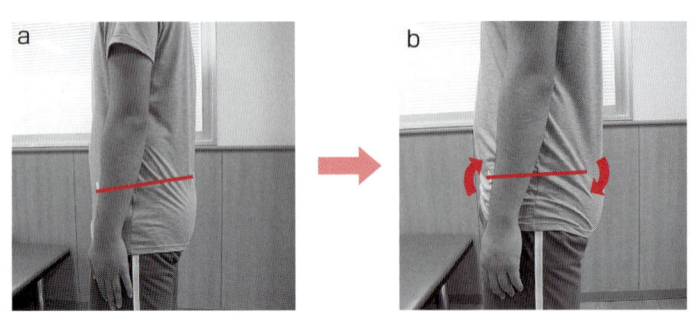

図3：骨盤の前後傾の変化

■肩甲帯への影響

　足過回内がある場合は，肩甲帯は外転・下方回旋に誘導される．**図4a**では肩関節の内旋が大きいが，インソールを使用した状態（**図4b**）では，これが補正されているのが確認できる．

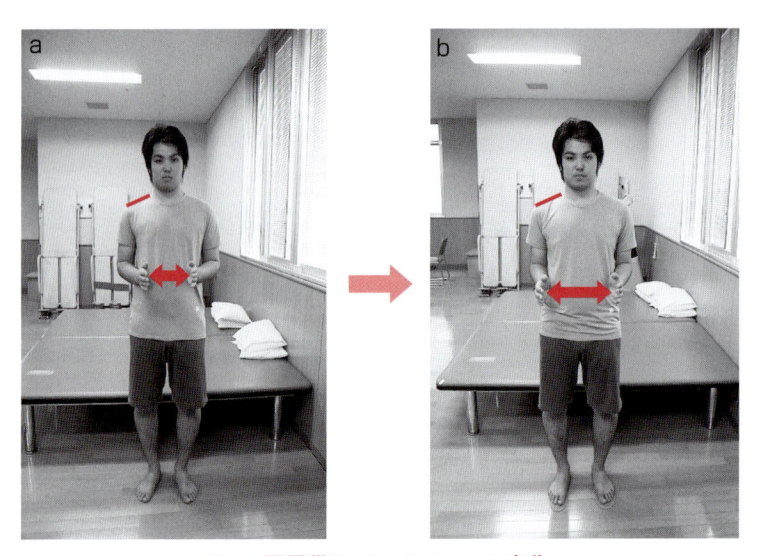

図4：肩甲帯のアライメントの変化

■上肢の安定性への影響

　足過回内があり，アーチの低下がみられる場合は，**図5**のように，上肢を90°挙上して下方向に抵抗をかけるテストにおいて，抵抗に抗するのに力感が必要になる．インソールを使用し，上行性の運動連鎖が上肢肩甲帯までしっかり波及している状態では，使用しない場合に比べ，強い抵抗に耐えることができる．

MINI LECTURE

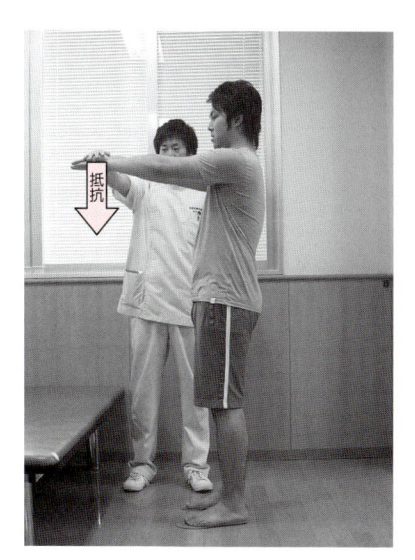

図5：上肢安定性のテスト

■その他
　インソールを利用し運動連鎖の改善を図ることは，挿入していること自体が治療となり，運動学習を促せるため，非常に有効であると考えられる．しかし処方に当たっては，図4のようにしっかりと上肢・肩甲帯まで連鎖が波及しているか確認する必要がある．もし上行性の連鎖がしっかり波及していないと，下行性の連鎖とのねじれが生じ，別の障害を作り出すことになりかねないため，注意が必要である．

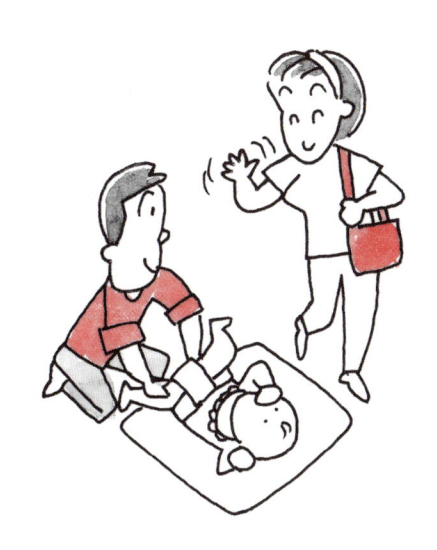

MINI LECTURE

5 慢性閉塞性肺疾患
—換気運動の連鎖—

安達 拓, 吉野克樹

　呼吸を促す際「胸にいっぱい空気を入れるように」「お腹でしっかり呼吸しましょう」などの声かけは日常の会話の中でも耳にする．指示を受けた脳は胸壁や腹壁を広げて胸腔内の圧を下げることにより肺を受動的に拡張させ，その結果，空気が鼻や口腔から肺胞内に流入する．流入した空気は肺胞で肺毛細血管血液との間でガス交換が行われる．そして肺・胸腔が縮小しガス交換された空気が排出され1回の換気が終了する（図1）．これら一連の換気運動は，動脈血中の酸素分圧，二酸化炭素分圧をモニターした呼吸中枢からの指令を受けた呼吸筋により実行される．これら呼吸筋は一生涯働き続ける臓器として最良のエネルギー効率を維持するため，呼吸筋は肺・胸郭系の機械的特性および構造をうまく利用し筋力を肺容量変化へと変換させている．

換気メカニクスを知ろう！

●呼吸の連鎖を考える前に〜肺と胸・腹壁の特異的構造

　肺はガスが移動する気管・気管支からなる気道系と，ガス交換の場の肺胞・間質，および酸素と二酸化炭素を運ぶための血管系から構成される空気と血液を内在した袋である．この袋を収めている空間が胸腔で，胸腔の外壁は側面の肋骨・肋間筋と底面の横隔膜から構成される．呼吸筋の中で主たる吸気筋である横隔膜は円筒にドームを載せた形状で，天井のドームの大部分は結合組織からなり，主な筋肉部分は円筒部にあり，胸壁を併走し下部肋骨に付着する．この胸壁に接している部分を zone of apposition と呼び[1]，力学的に重要な働きを持つ．横隔膜の下は腹部臓器を満たした腹腔で，その体外壁は呼気筋である腹筋からなる．zone of apposition は下部肋骨胸壁と横隔膜，腹腔が重なり，腹腔内圧の変化が胸壁に伝わるような構造になっている（図2）．

●換気運動における力の連鎖

1）呼吸筋とは（図3）[2]

　呼吸は呼吸筋によって営まれるが，それは単一の筋肉ではなく多くの筋群からなり，呼吸作用により呼気筋と吸気筋に大別される．呼気筋は，内肋間筋，腹直筋，外腹斜筋，内腹斜筋，腹横筋であり，多くは腹部に存在する．吸気筋は胸鎖乳突筋，僧帽筋，斜角筋，外肋間筋，横隔膜である．このうち，呼吸に特異的に機能しているのは横隔膜のみで，他の吸気筋は軀幹筋として姿勢保持や頸・上肢運動等にも関係している．

2）吸気における横隔膜の力の連鎖（図2）

　横隔膜は胸腔と腹腔を隔てる膜様筋肉で，横隔膜が収縮するとその作用力は胸腔面に対

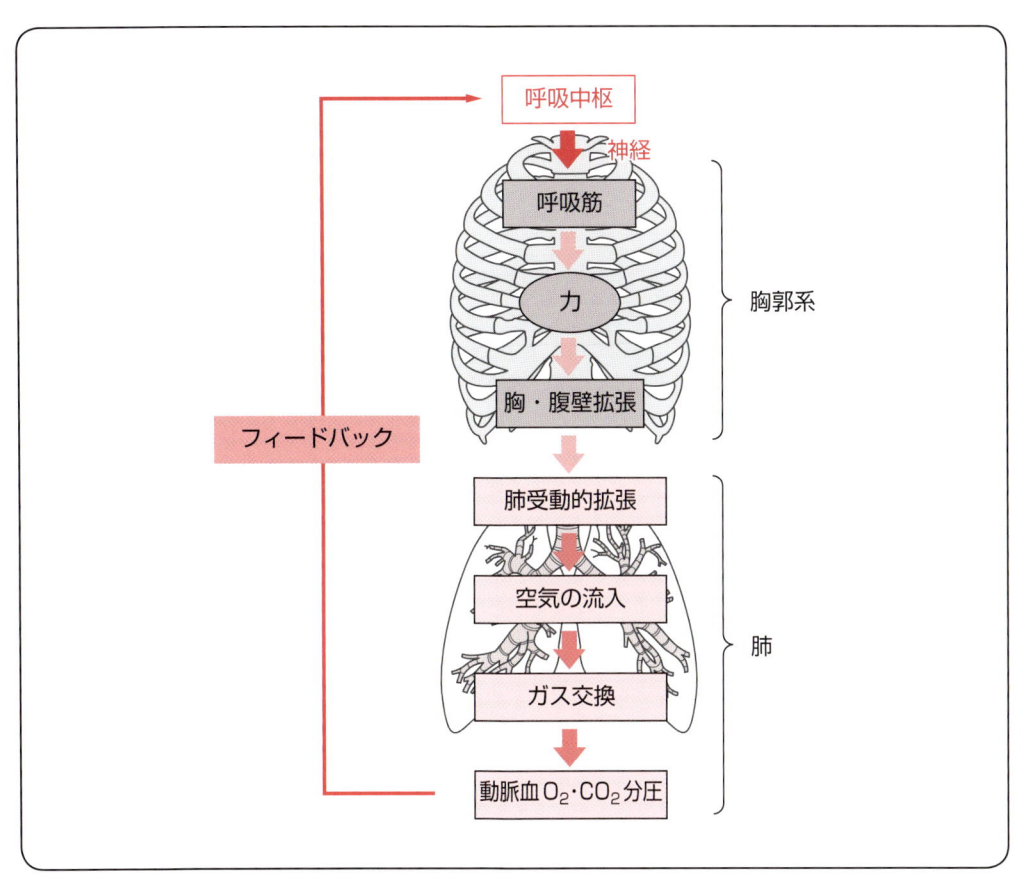

図1：呼吸の連鎖

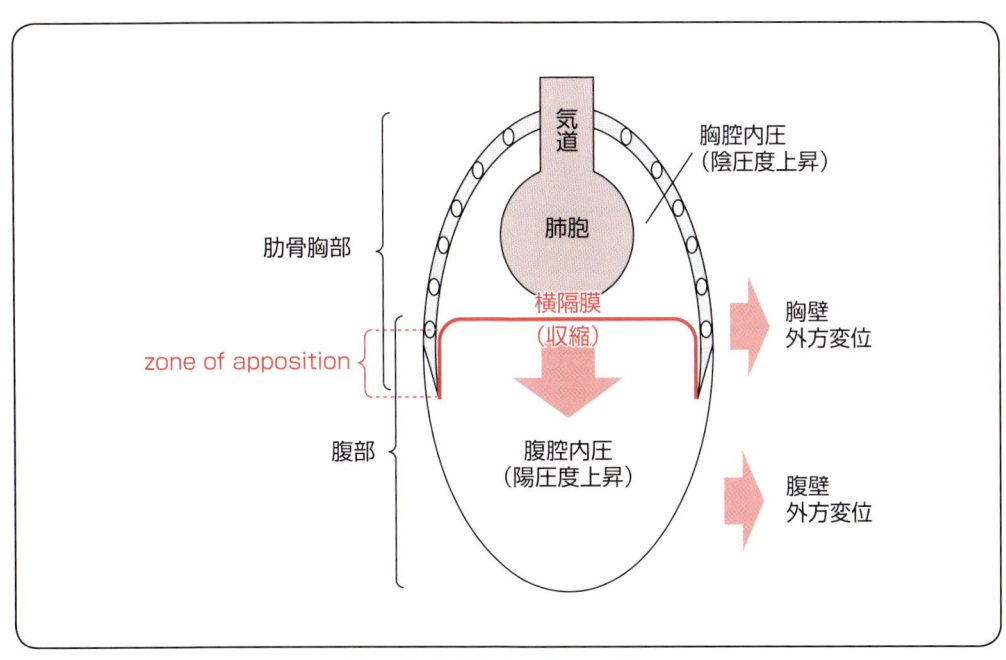

図2：胸腔と腹腔の構造の模式図
横隔膜が収縮すると，胸腔は陰圧が増し，腹腔は陽圧が上昇する．腹腔の上昇した圧は zone of apposition を介して胸壁を拡張する方向の力となる．

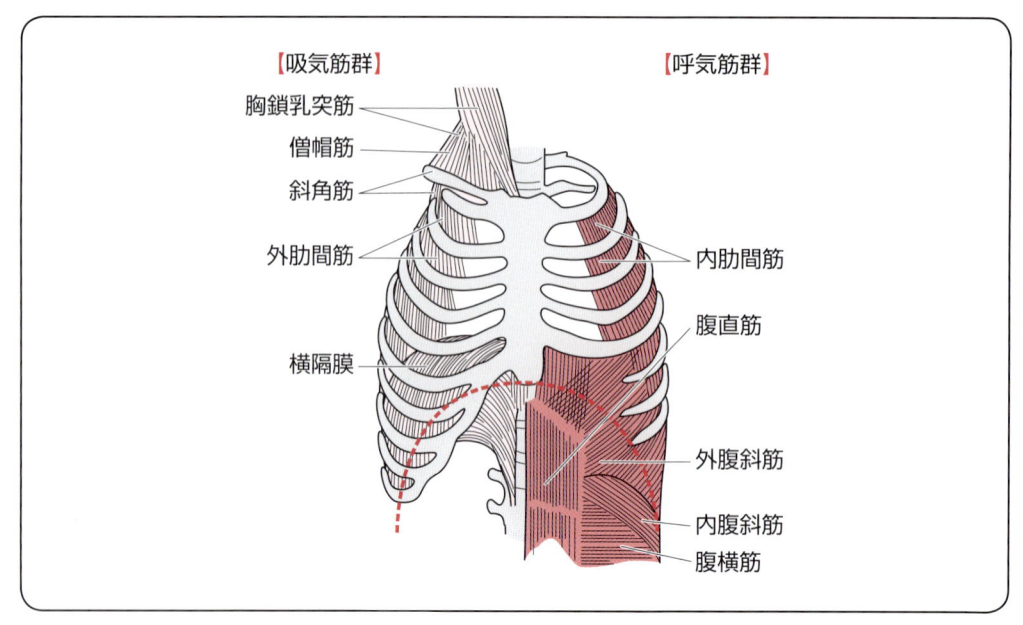

図3：呼吸筋

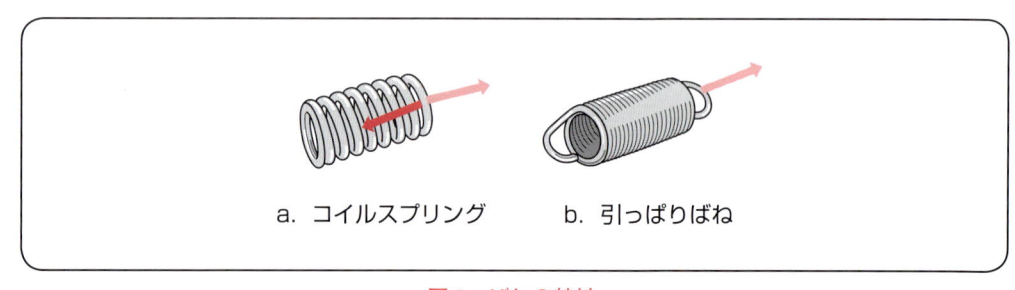

図4：ばねの特性

して胸腔内の陰圧度を増し，腹腔面に対しては腹腔内の陽圧度を高める．この腹腔内圧の増大は腹壁を外方に変位させ，同時に zone of apposition を介して胸壁を外方に変位させるように作用し，結果的には胸腔内の陰圧度を更に増して肺を受動的に拡張させる[3]．**健常人の安静呼吸はすべて横隔膜が作り出す換気で，横隔膜呼吸である**．いわゆる腹式呼吸は，腹壁に対して横隔膜を強調して吸気する呼吸法で，横隔膜強調呼吸と表すべき呼吸法である．

3）呼気における肺・胸郭系の力の連鎖

　胸壁と肺はスプリングに例えられる．胸郭は広がれば元に戻そうとする力が働き，収縮すると広がろうとする力が働く．スプリングに例えるとコイルスプリングである（**図4a**）．一方，肺は引っぱりばねのような特性を有し，拡張に対して常に縮む特性を持つ（**図4b**）[4]．肺と胸郭の弾性特性の力のバランスが釣り合った肺気量位が安静呼気位で，肺気量分画の機能的残気量（functional residual capacity：FRC）に相当する．この釣り合いの位置は重要な意味を持ち，呼吸によるエネルギーがゼロの安定した肺気量でFRCより肺・胸郭が拡張すると反作用として収縮する方向の力が生まれ，逆に空気を吐き出して肺・胸郭を収縮させると反作用として胸郭の拡張力によりFRCの気量位へ戻ろうとする（**図5**）．

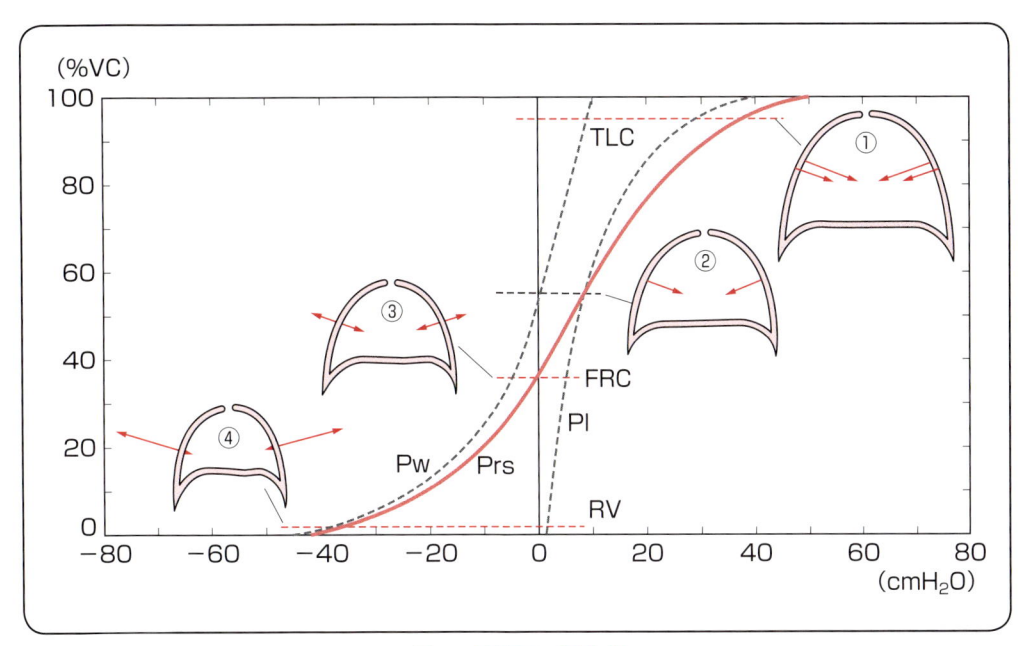

図5：静的圧・量曲線

グラフは肺および胸壁に発生する圧と肺気量の関係を表す．
Pw：胸郭の弾性曲線，PL：肺の弾性曲線，Prs：呼吸器全体の弾性曲線．Prs = Pw + PL
① TLC：PL，Pwともに収縮方向に働く．② Pw＝0位（VC：約55％）：PLの収縮力のみ．③ FRC：PL＝Pw，Prs＝0．気量位を保つための呼吸筋は働く必要がない．④ RV：PLの収縮力は最小，胸壁（Pw）は拡張力として働く．

この働きは，呼吸筋の関与なしに，胸郭と肺のスプリングのような物性に起因する．**通常安静換気では，呼気はこの肺と胸郭自身の弾性収縮によって行われ，呼気筋は関与していない**．したがって，肺と胸郭の弾性特性や力学的特性を知っておくことは，換気運動の連鎖を考えるうえで重要である．

Advice

換気運動の理解のためには，まずその構造，力学的特性等を知ることが必要である．それらを踏まえ，一度胸・腹壁の図を描いて，その図に矢印などで力の方向を記し，どのような力がどの方向に働きその力によってどのような動きになるのか整理するとわかりやすい．またその力の方向をイメージして胸・腹壁の動きを手などで確認しながら実際に呼吸を行ってみると更に理解が深まり，臨床において患者の換気運動連鎖の評価や触診での情報解釈に役立つ．

換気運動連鎖の評価

換気運動連鎖を評価する際の主要なポイントは動力としての**呼吸筋力**，それらによって作動する**胸・腹壁の変位**，および結果としての**肺容量変化（肺機能）**である．

●肺の機能測定：呼吸機能検査

呼吸機能検査により患者の肺病態を知ることは呼吸理学療法を行ううえで重要である．スパイロメトリーでは口腔に流出入する空気量を測定する．表示されたものがスパイログ

ラムで，縦軸は気量，横軸は時間である．測定される気量は，肺活量（[slow] vital capacity：[S] VC，予測肺活量で除したものは%VC），一回換気量（tidal volume：V_T），最大吸気量（inspiratory capacity：IC），予備呼気量（expiratory reserve volume：ERV）である．残気量（residual volume：RV）はヘリウム希釈法やN_2洗い出し法，体プレチスモグラフ法で測定される．最大吸気位から最大呼気位まで最大努力で一気に呼出させたときの呼出量を努力性肺活量（forced vital capacity：FVC），最初の1秒間に呼出した量を1秒量（forced expiratory volume：FEV_1），1秒量を努力性肺活量又は，肺活量で除したものを1秒率（FEV_1%）という．これらの指標を用いて，%VCが80%以下に低下した場合は拘束性換気障害，FEV_1%が70%以下に低下した場合は閉塞性換気障害として，換気機能障害を分類している．

　VCは全肺気量（total lung capacity：TLC）とRVの差であるが，TLCは吸気筋の最大吸気力と肺および胸郭の収縮力が拮抗したときの肺気量で，一方RVは呼気筋の最大呼気筋力と胸郭の拡張力が拮抗するときの肺気量である．したがって，呼吸筋力が低下するとVCは低下し拘束性換気障害に分類される（図5）．

　胸郭・肺の弾性特性は食道バルーンを用いて測定される．静肺コンプライアンス（C）は，$C = \Delta V/\Delta P$（L/cmH_2O）として表され，肺に加わった単位圧変化に対する肺容量で，肺の弾性特性を示し，値が大きくなると軟らかくなった肺の状態を示し，値が小さくなると硬くなった肺の状態を意味する．

　テープメジャー法での測定では，胸郭の拡張差が大きくなったからといって必ずしも肺コンプライアンスが変化したことにはならないので注意が必要である．

● 呼吸筋力の評価

　呼吸筋によって発生する圧力は，口腔内圧（Pm），食道内圧（Pes），胃内圧（Pga）の3つが測定できるが，後二者は食道・胃バルーンの挿入が必要で実用的でない．全呼吸筋力（Pm）を評価する方法として口腔内圧測定は簡便で，臨床上有用である．被検者の口腔内圧を測る測定管にリークを付けたリーク法[5]とリークを付けずに完全な閉鎖管による閉鎖法[6]がある．発生筋力は筋の長さに依存するため，測定肺気量が変化するリーク法では値が変化しやすく，厳密には静的，等尺性筋収縮ではない．一方閉鎖法では，測定時の肺気量位が一定となり，正確な等尺性筋力である．測定されたPmには肺および胸郭の弾性力が加わっているため，実際の筋力（Pmus）はPmから呼吸器全体としての弾性力（Prs）を引いた値である（Pmus = Pm − Prs）．しかしFRCでは肺の収縮力と胸郭の拡張力が釣り合った気量位でPrs = 0であることからPmはそのままPmusを表す．その他の肺気量位でもPrsは，最大呼吸筋力に比較して非常に小さいため，臨床的にはPmで全呼吸筋力として十分評価し得る．吸気筋力はRV，FRC位での肺気量で，呼気筋力はTLC，FRC位での肺気量で測定し，MIPS（RV），MIPS（FRC），MEPS（TLC），MEPS（FRC）として表される（図6）[4]．測定時は，頬をしっかり押さえて頬筋を使わせない，声門を閉じさせないなどの点に留意しなければならない．

● 胸・腹壁の動きの評価〜 Konno-Mead diagramを用いて

　換気運動中の胸・腹壁の動きの評価方法としてKonno-Mead diagramを紹介する．本法は呼吸筋・胸郭のメカニクスをみる方法として，臨床・研究に有用である．

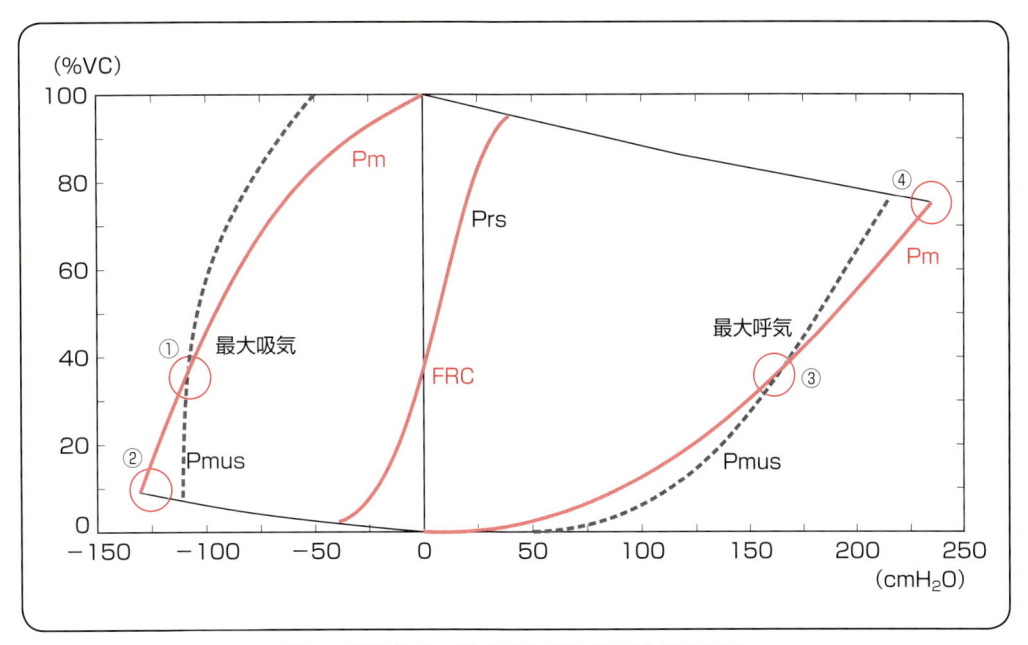

図6：最大努力口腔内圧と肺気量の関係（座位）

Pm：口腔内圧，Pmus：呼吸筋力，Prs：全呼吸器系の弾性圧．Pm＝Pmus＋Prs
呼吸筋力の測定気量位：① MIPS（FRC），② MIPS（RV），③ MEPS（FRC），④ MEPS（TLC）．
FRC（①②）ではPrs＝0である．Pm＝Pmus＋Prsの関係式より，FRCではPm＝Pmusとなり，吸気・呼気筋力が測定される．一方，TLC（④），RV（②）では，肺・胸郭の弾性圧の影響を受ける．

　換気運動に伴う気量は胸壁面（Vrc）と腹壁面（Vab）の変化量に分離され，これを解析する方法としてKonno KとMead JはKonno-Mead diagramを提唱した（1967）[7]．胸部の動き（Vrc）をY軸に，腹部の動き（Vab）をX軸にとり，iso-volume法にて等しくなるように補正した後，規定の口腔気量で較正したもので，両者の和（Vcw）の振幅が肺気量に相当する．スロープの動きから各呼吸筋の働きを間接的に評価することもできる．ニューモマグネットメーターやインダクタンスニューモグラフ（レスピトレース®）を胸壁，腹壁に装着して胸・腹部の動きを計測し，オシロスコープ上に描出すると，その軌跡により視覚的に胸・腹壁の動きを捉えることができる（**図7**）．**図8**はKonno-Mead diagram上での各呼吸筋による呼吸様式を示したもので，①は安静呼吸，②は横隔膜呼吸，③は胸部優位の呼吸時の胸・腹壁の動き，④は腹筋収縮による呼気時の胸・腹壁の動きをオシロスコープ上に表示させたものである．このように**Konno-Mead diagram上の動きから各呼吸筋の働きを推察することができ，また，一回換気量，胸壁換気量，腹壁換気量をそれぞれ測定することもできる．**

　胸・腹壁の動きを評価する方法として，従来より行われているテープメジャー法は，呼吸を止めて静止させた状態で測定するため，実際の呼吸の動きとしてみることはできない．更に，胸壁または腹壁の一方のみの計測のため，換気量との相関は低い[8]といった点に留意する必要がある．しかし，ここで紹介したKonno-Mead diagramでは，これらの問題点が解消される．

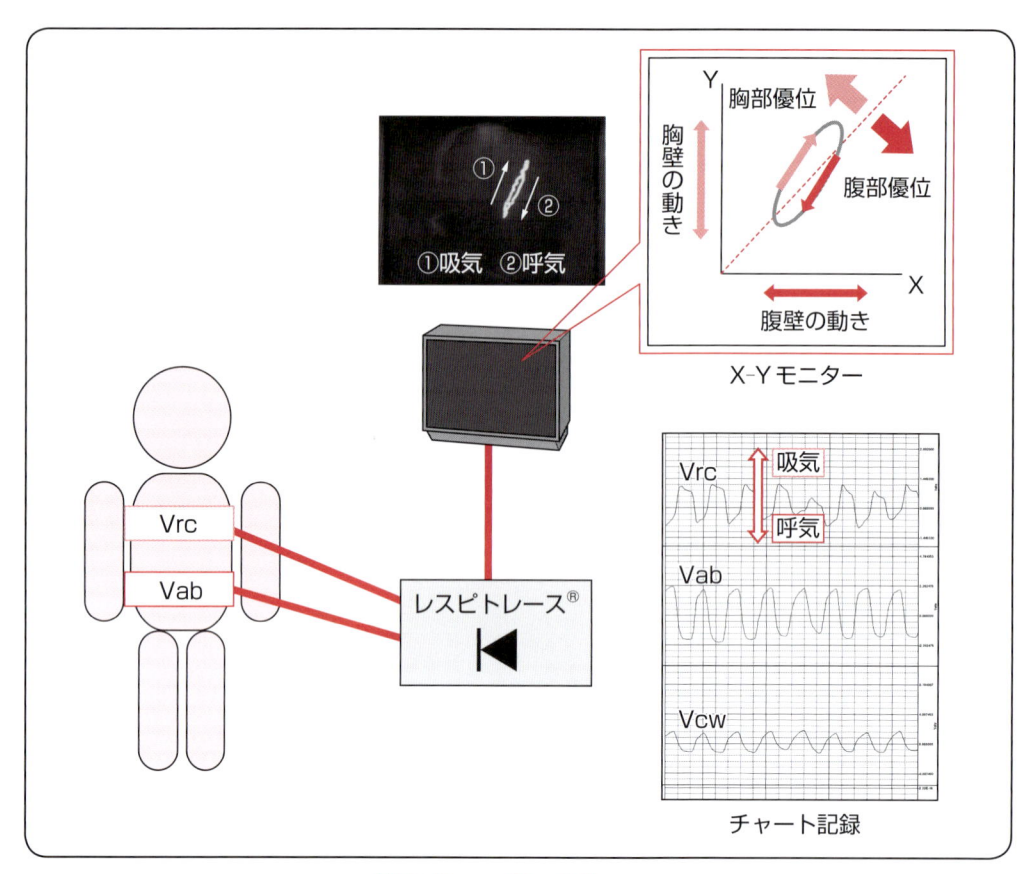

図7：Konno-Mead diagram
インダクタンスニューモグラフ（レスピトレース®）による測定.
胸・腹壁にトランスデューサを装着し，呼吸時の胸・腹壁の動きを記録．胸・腹部の動きの電気信号を iso-Volume 法にて較正した後に X-Y モニターに描出すると Konno-Mead diagram となる．

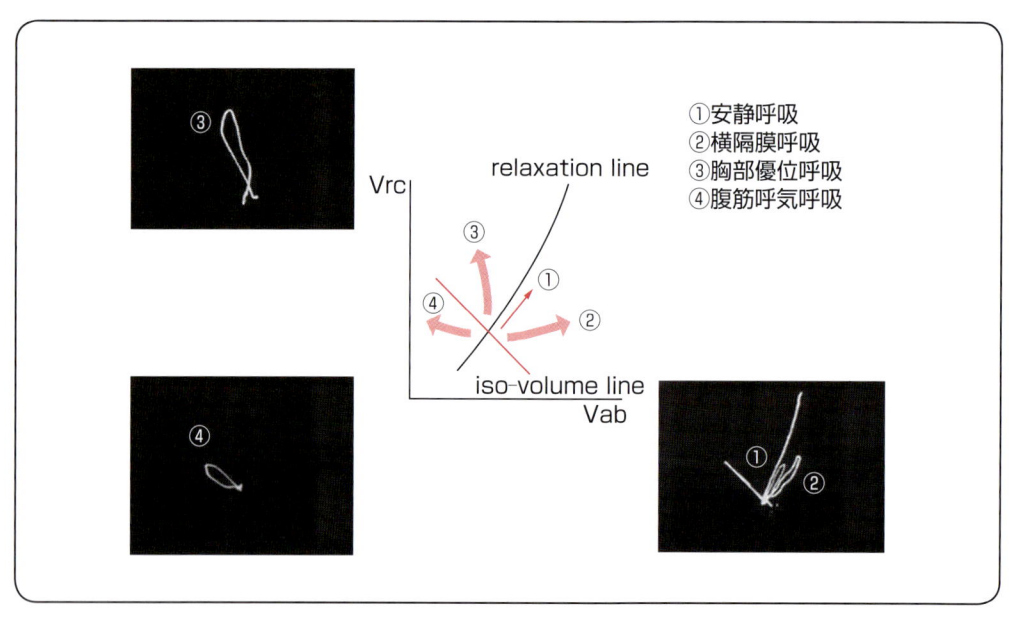

図8：Konno-Mead diagram 上での各呼吸様式の表示
Vrc：胸壁変化量，Vab：腹壁変化量．
relaxation line：最大吸気位から完全にリラックスして呼出したときの曲線．安静呼吸はこのラインに沿って働く．

慢性閉塞性肺疾患(COPD)患者の換気運動連鎖の破綻

●慢性閉塞性肺疾患,特に肺気腫病変における病態と機能障害

　肺気腫では末梢気道が狭窄し,肺胞の組織が破壊され静肺コンプライアンスは大きくなり,肺は過膨張する(表).これらの病態は正常な換気メカニクスを障害し換気運動連鎖を破綻させる.また本疾患における呼吸筋は低栄養や低酸素血症の影響により脆弱化し筋疲労を招きやすく呼吸筋不全[9]に陥る.これら肺気腫の病態の理解は,呼吸理学療法を進めるうえでも必要である.

表:COPDの病態

【肺】
- 末梢気道狭窄 ➡ 気道抵抗 ↑
- 肺胞壁の破壊
　➡ コンプライアンス($C=\Delta V/\Delta P$) ↑
- エアートラッピング ➡ FRC ↑

【呼吸筋】
- 横隔膜平坦化 ➡ 換気効率 ↓
- 呼吸筋の脆弱化(低栄養,低酸素血症,etc)

➡ 呼吸筋疲労

> **メモ　呼吸筋不全**
>
> 呼吸筋不全とは,最大の吸気筋である横隔膜が種々の病因によって換気量を維持するために必要な筋力を発生し得なくなり,2型呼吸不全が招来される病態概念である.

1) 呼吸機能の異常

　肺気腫では,肺弾性収縮力の低下やエアートラッピング現象により,FRCが大きくなる.FRCが大きくなると一回換気量に寄与できる胸・腹壁の可動域が小さくなり,換気運動を阻害する要因となる(図9).

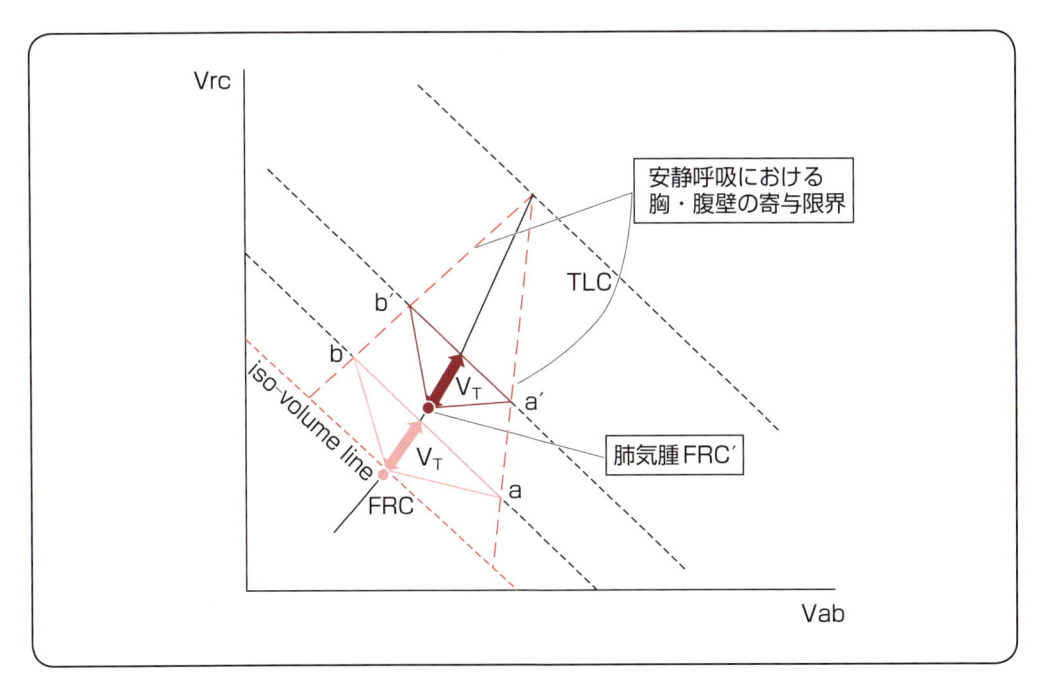

図9:健常者と肺気腫患者のKonno-Mead diagram
肺気腫でFRCの位置が高くなると(FRC→FRC'),一回換気量(V_T)に対する胸・腹部の寄与可能な範囲が狭くなる(ab→a'b').

> **メ モ** エアートラッピング現象
>
> 末梢気道の狭窄により，流入した空気が肺胞から流出困難となり，呼気が終了する前に末梢気道が閉塞し肺胞内に呼気が残る状態．空気捉えこみ現象．

2）呼吸筋作用の破綻

重症肺気腫患者では，肺は過膨張して横隔膜は平担化している．この状態では先に述べたzone of appositionの面積は減少するため腹腔内圧による胸壁を広げる力は弱くなる．**吸気時に胸郭は拡張せず，むしろ内方に引かれ，胸郭が縮小し，呼気方向の動きとなることが観察される（Hooverサイン：図10）**[10]．この結果，横隔膜の換気効率は著しく低下する結果となる．

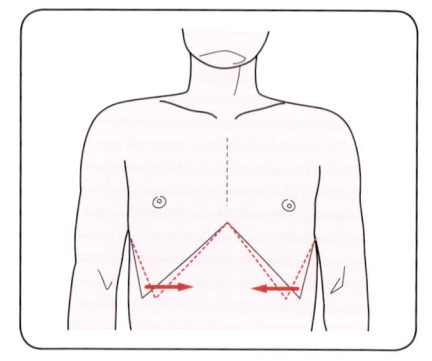

図10：Hooverサイン
吸気時に下部側胸壁が内側に引き込まれる．

3）呼吸筋の弱化と疲労

腫気腫患者では呼吸筋が有効に機能する構造上の破綻をきたしているだけでなく，呼吸筋自体も弱化している．

特に慢性呼吸不全まで進行した患者では吸気筋力も低下する．また摂取カロリー量が低く低栄養状態でもある（図11）[11]．**弱化した筋肉が低酸素血症や低栄養状態になると，筋肉の耐久力は低下し種々の外部負荷により容易に呼吸筋疲労に陥る．**

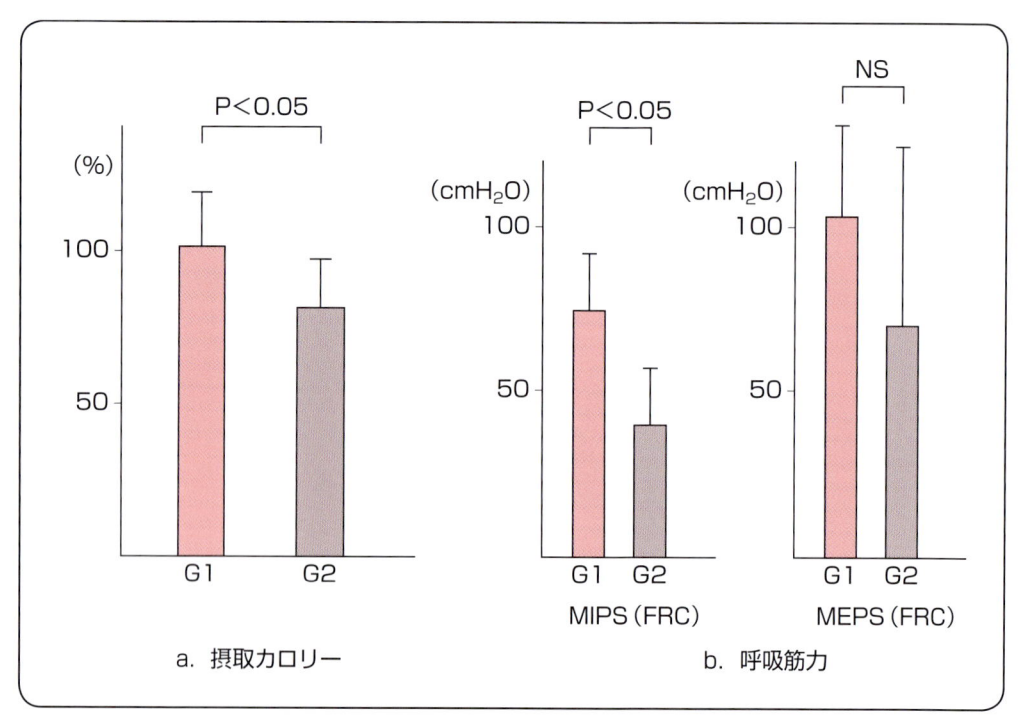

図11：COPD患者の摂取カロリーと吸気・呼気筋力
グループ1（G1）：$PaO_2 > 60$ Torr，グループ2（G2）：$PaO_2 \leq 60$ Torr
a：被検者の年齢における所要量に対する%で評価．G2が有意に摂取カロリー量が低かった．
b：MIPS（FRC）は最大吸気筋力，MEPS（FRC）は最大呼気筋力を評価．G2の吸気筋力が有意に低かった．

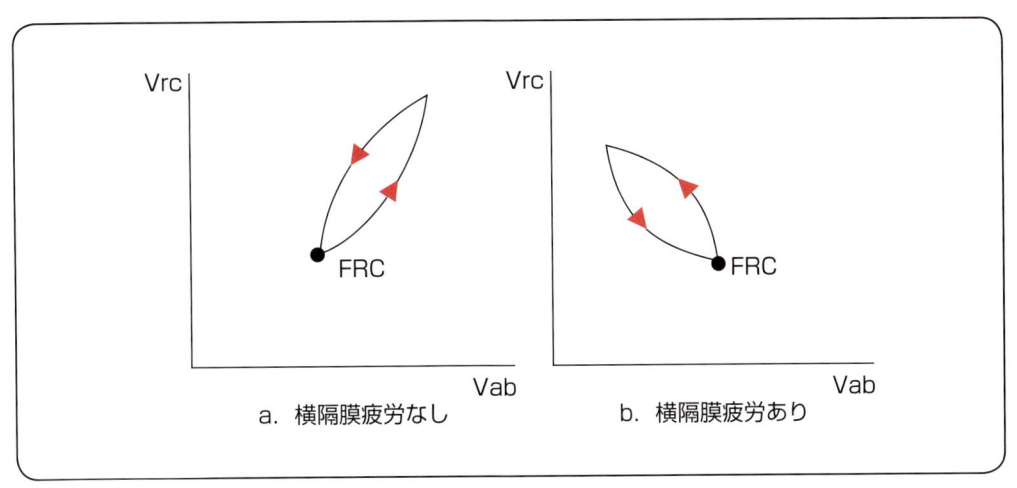

図12：Konno-Mead diagramでみる横隔膜疲労のちがいによる呼吸パターン（臥位）
横隔膜の疲労がない場合は，胸壁（Vrc）および腹壁（Vab）はともに外方変位しているが，疲労すると吸気時にVrcは外方変位しVabは内方変位する呼吸パターンとなる（奇異性呼吸）．

　重症の肺気腫患者では，体重が減少し全身の筋量の低下も認められることは臨床上よく観察される．このことは呼吸筋のみならず四肢筋力も低下し労作時の易疲労性の要因となる[12]．呼吸筋疲労になると次のような呼吸様式の異常所見が観察される．

❶呼吸数増加，および一回換気量低下
❷吸気時の腹壁内方変位（Konno-Mead diagram：図12）
❸吸気で胸壁優位呼吸と腹壁優位呼吸を交互に繰り返す

　このような呼吸筋疲労状態から回復するには，十分な休息と酸素供給，栄養補給が必要となる．

●COPD患者へのアプローチの考えかた（テイラーメイド呼吸リハビリテーション）

　COPD（chronic obstructive pulmonary disease）患者は構造上の変化や筋の弱化などの状態により呼吸様式も様々であり，対処方法も異なる．換気の運動連鎖を検討し，呼吸のどこに問題があり連鎖がうまく行われていないのかの詳細な評価が重要で，その評価結果に基づいて理学療法プランを立てなければならない．そのためには，先に述べた基礎的な呼吸，呼吸筋のメカニクスの理解が重要な鍵を握ることになる．

　COPD患者へのアプローチの考えかたを以下に挙げる．

❶肺病態・呼吸筋力，呼吸法，全身状態を評価し対応したメニューを立案することが必要．患者の運動中の一連の換気運動のどこに問題があるのか観察する．
❷病態に対応した，呼吸筋の強化，呼吸法，運動法の指導を行う．その際，低酸素血症の有無をチェックする．
❸同時に四肢・体幹筋の筋力トレーニングを行う．

　ここで強調しておきたいことは，同じ病因でも患者によって病態も状態も異なるのは周知のことであり，各々の状態に対応した呼吸理学療法のメニュー立案（テイラーメイド呼吸リハビリテーション）が重要である．

POINT COPD患者の換気運動を評価し，その意味を解釈するには，換気運動のメカニクスを理解しておく必要がある．評価が治療アプローチの第一歩となり，次に評価に基づいた理学療法のプランを立てる．やみくもに腹式呼吸を促したり，疲労しやすい筋に対し過剰なトレーニングを行っていないかなど，患者の状態と病態・治療アプローチについても再考が必要と考える．

●―文献―●

1) Mead J : Functional significance of the area of apposition of the diaphragm to rib cage〔proceedings〕. Am Rev Respir Dis 119（2 Pt 2）: 31-32, 1979
2) Luce IM, Culver BH : Respiratory muscle function in health and disease. Cest 81 : 82-90, 1982
3) Louring SH, DeTroyer A : Actions of the respiratory muscles. Roussos C, Macklem PT eds, The Thorax, Dekker, 1985, p327-349
4) Agostoni E, Mead J : Statics of the respiratory system. Fenn WO, Rahn H, eds, Handbook of Physiology, section 3 : Respiration, volume 1, American Physiological Society, 1964, p387-409
5) Black LH, Hyatt RE : Maximal respiratory pressures : normal values and relationship to age and sex. Am Rev Respir Dis 99 : 696-702, 1969
6) 吉野克樹：呼吸筋力の測定．呼吸 7：596-600, 1988
7) Konno K, Mead J : Measurement of the separate volume changes of rib cage and abdomen during breathing. J Appl Physiol 22 : 407-422, 1967
8) 安達 拓，吉野克樹，他：換気運動における胸郭拡張性の意義．日本臨床生理学会雑誌 36：86, 2006
9) Roussos CS, Macklem PT : Diaphragmatic fatigue in man. J Appl Physiol 43 : 189, 1977
10) 吉野克樹：Hooverのサインと呼吸筋疲労．呼吸 8：399-403, 1989
11) 吉野克樹：慢性呼吸不全における栄養と呼吸筋機能．日本呼吸管理学会誌 2：112-116, 1993
12) 金野公郎，吉野克樹，山口美佐子：呼吸筋不全．日医会総会21回会誌：2345, 1983

●新人理学療法士へひとこと●

呼吸は，胸部のみで行われるのではなく，胸・腹部が協調して連鎖して働く．そして呼吸筋の働きの違いによって呼吸様式は異なる形で表出する．重要なことは，解剖，呼吸メカニクス，そして病態を理解し，COPD患者を適切に評価することであり，その評価に基づいた訓練を施行することである．患者の呼吸状態を理解するうえでも，呼吸・病態生理の知識は必要不可欠である．

Further Reading

Handbook of Physiology, section 3：Respiration, volume 1, Fenn WO, Rahn H（eds），Williams & Wilkins, 1964
　☞ 本書は2000年まで改訂が重ねられているが，旧版では胸郭，肺の圧・量曲線などの成り立ちがよくわかるので，呼吸のメカニクスを知るうえで，ぜひ旧版から読んで，どんな変遷がそこにあるのか知っていただきたい．

6 脳卒中片麻痺

杉本 諭

> 脳卒中片麻痺患者では，一側上下肢の運動麻痺により随意運動が困難になることが多く，日常生活活動（activity of daily living：ADL）に支障をきたしやすいが，運動麻痺のみが原因であることは少ない．行為の遂行には，情報の入力，情報の処理，プログラムの計画，運動出力器官への命令などが必要であり，このような一連の流れこそが運動連鎖の核である．したがって行為を獲得させるには，運動的な要素だけでなく様々な要素を評価したうえで理学療法プログラムを立案することが重要である．

行為を遂行するには？

　行為とは「ある目的を持って意識的に体を動かすこと」である．例えばホットコーヒーの入ったコップが目の前にあるとする．これを飲むにはどのような要素が必要であろうか？　コップを把持し口元に持ってくるための上肢筋力，飲み込むための嚥下機能は必要不可欠である．しかし「飲みたい」という欲求，視覚や嗅覚などの感覚入力，コーヒーに対する認識などが不足していれば，「コップを持ってくる」という動作は行われないであろう．またこぼさずに口元に運ぶためには，視覚や触圧覚，深部感覚などからの情報をもとに，動作中の変化に応じて上肢の動きを調節するプログラムを計画しなければならない．このように多くの要素を時間的，空間的に組み合わせて行為を遂行しているのである．

> **メモ　行為と動作とは？**
>
> 動作とは「体を動かすこと」である．動作は「立ち上がり動作」のように単純な体の動きに使用される場合もあるが，「入浴動作」のように目的がある程度はっきりしている場合に使用されることもあり，行為と動作が同じような意味で用いられる場合も少なくない．筆者は「行為を遂行するために必要な，ある程度まとまった体の動き」を動作と捉えている．例えば「入浴」は"行為"とし，「洗体」，「浴槽への移乗」，「清拭」などの"動作"により構成されると考えている．

運動連鎖を加味した評価

　冒頭に述べたように，行為を遂行するためには運動機能だけではなく，それ以外の要素も重要であり，筆者は感覚入力要因，運動出力要因，認知的要因に大別している．ここで言う認知とは，知覚だけでなく，推理・判断・記憶などの機能を含み，外界の情報を能動

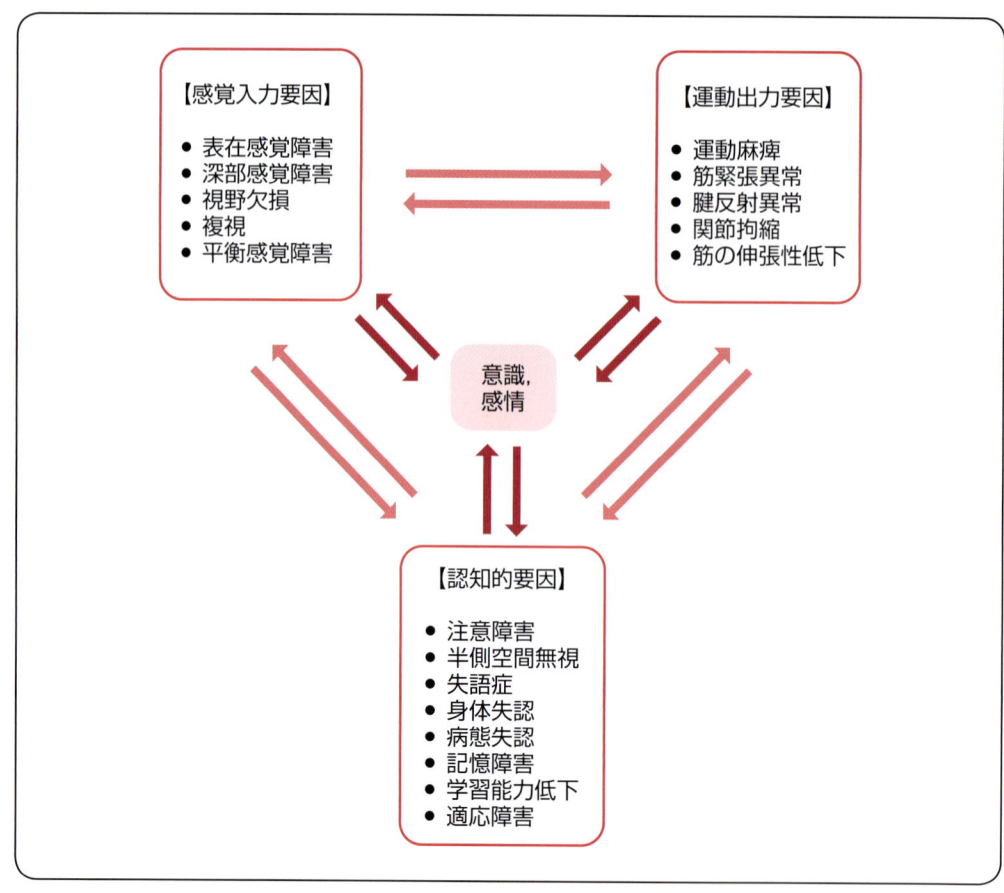

【感覚入力要因】
- 表在感覚障害
- 深部感覚障害
- 視野欠損
- 複視
- 平衡感覚障害

【運動出力要因】
- 運動麻痺
- 筋緊張異常
- 腱反射異常
- 関節拘縮
- 筋の伸張性低下

意識,感情

【認知的要因】
- 注意障害
- 半側空間無視
- 失語症
- 身体失認
- 病態失認
- 記憶障害
- 学習能力低下
- 適応障害

図1：脳卒中片麻痺患者に見られやすい症状

的に収集し処理する過程を指している．したがって"認知機能障害＝認知症"ではなく，様々な場面における状況判断能力なども認知的要因に含まれている．図1に脳卒中片麻痺患者にみられやすい症状を要因別にまとめた．意識や感情はこれらの要因を用いるための基盤となる要素であり，ある程度のレベルを保っていることが前提となる．例えば日本昏睡尺度（Japan coma scale：JCS）がⅡ桁の意識障害の患者に対し，視野検査が困難なことは明白であろう．

バランス能力を評価しよう

　ADLで行われる様々な動作を遂行するためには，動作時に変化する自己の身体を安定した状態にすることが重要である．身体を平衡状態に保持し，安定させる能力をバランス能力という．バランス能力の評価は，次の3つに大別される．

❶静的姿勢保持能力：身体を安定した状態に保持しておく能力
❷外乱負荷応答能力：外乱に抗して身体を安定させる能力
❸随意運動能力：運動による姿勢の変化に応じて，身体を安定させる能力

　バランス能力の包括的な評価としては，timed up and go testやBerg balance scaleなど多くの評価指標があるが，詳細については成書を参照してほしい．

> **メ　モ**　　バランス能力に関与する姿勢制御とは？

姿勢を安定した状態に保持する働きを姿勢制御といい，次の4つに分けられる．
　①静的姿勢制御：身体重心を安定した位置で保持しておく働き．
　②反応的姿勢制御：身体に直接または間接的に加わった外乱に対し，身体重心位置を変化させて姿勢を安定させる働き．
　③予測的姿勢制御：動作中，身体が不安定な状態となる前にその状態を予測し，回避するようにあらかじめ姿勢を調節する働き．
　④適応的姿勢制御：動作中，身体が予測不可能な不安定な状態になった際に，転倒する前に身体重心位置を変化させて姿勢を安定させる働き．
バランス能力のうち，静的姿勢保持能力には静的姿勢制御，外乱負荷応答能力には反応的姿勢制御，随意運動能力には予測的姿勢制御や適応的姿勢制御が主に関与している．

支持基底面と安定性限界とは？

　身体を支えるために，身体や支持物が床面と接している部分を線で結んだ領域を支持基底面という．一般的には身体重心を床面に投影した位置（床面上の重心位置）が支持基底面の中央に近いほど安定性が高く，中央から離れるほど不安定となり，ある位置を越えると転倒する．姿勢を保持したまま重心位置を中央から離すことのできる限界を安定性限界という．図2は同じ支持基底面を持つ高齢者と成人の安定性限界の違いを示している．安定性限界には筋力，身体の柔軟性，状況判断能力，刺激に対する反応速度など，様々な要素が関与している．このため両足間の幅や足長が同じ（すなわち支持基底面が同じ）であっても，高齢者では成人に比べて安定性限界が狭く，バランスを崩しやすい．したがって，支持基底面だけではなく，安定性限界の広さを考えながらバランス能力を評価することが重要である．

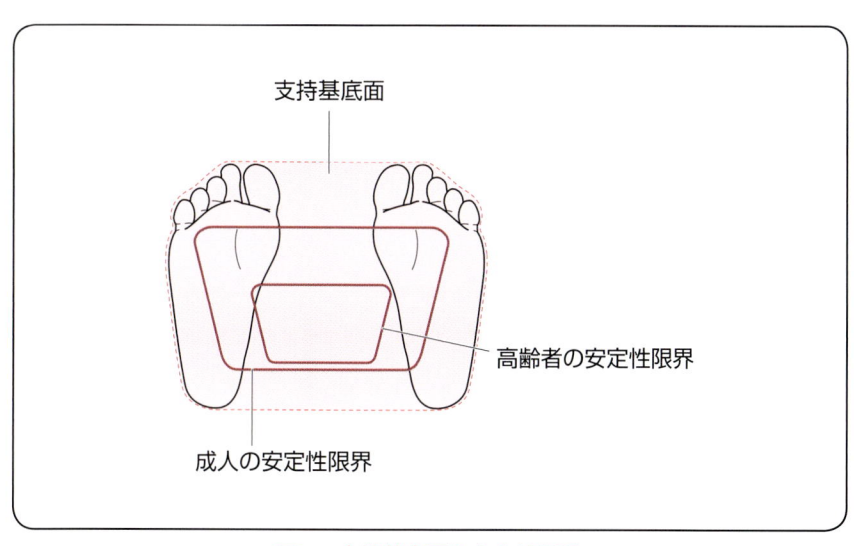

図2：支持基底面と安定性限界

脳卒中片麻痺患者の評価と治療

　脳卒中片麻痺患者は様々なADLに支障をきたしやすいため，座位，立位，移乗，歩行など，基本動作の獲得を治療目標とすることが多い．そこで本稿では中等度以上の運動麻痺を有する片麻痺患者の座位，立位，歩行に対する評価と治療の考えかたについて述べる．

　基本動作は様々な心身機能の要素を用いて行われる．したがって，なぜその動作がうまく行えないのか，どうすればできるようになるのかを考えるためには，まず患者の心身機能を把握することが重要である．**表1**に簡便な心身機能評価チェックリストを示す．最初に意識や感情，コミュニケーション能力を評価し，入力要因，出力要因，認知的要因について評価を行う．これらの結果から必要に応じて詳細な評価を行う．

表1：心身機能チェックリスト

- □ 30分程度の車椅子座位は可能か？
- □ 意識レベル（JCS）はⅠ桁以上保たれているか？
- □ 理学療法に対する意欲（興味）はあるか？
- □ 簡単なコミュニケーションはとれるか？
- □ 明らかな運動麻痺はあるか？
- □ 明らかな感覚障害はあるか？
- □ 明らかな視野欠損はあるか？
- □ 明らかな関節可動域制限はあるか？
- □ 明らかな腱反射異常はあるか？
- □ 明らかな筋緊張異常はあるか？
- □ 明らかな高次脳機能障害があるか？

●座　位

1）静的姿勢保持能力のみかた

　足底非接地の状態で上肢は座面から離し，できるだけ動かないように指示する．保持時間は20～30秒を目標とする．足底非接地での姿勢保持が困難な場合には足底接地で行う．

2）外乱負荷応答能力のみかた

　足底非接地の状態で，患者の後方から殿部または骨盤を支え，骨盤を左右に傾斜させて四肢や体幹の反応をみる．最初はゆっくりと傾斜させ，次に速く行う．前後方向についても同様の手順で行う．

3）随意運動能力のみかた

　座位を保持した状態から，バランスを崩さずに随意的に姿勢を変化させる能力を評価する．前後左右方向への体幹屈曲角度，非麻痺側上肢によるリーチ距離などを参考にする．

4）理学療法の進めかた

❶静的姿勢保持能力の改善

　身体の重心位置を変化させずに座っていられるだけでは，座位バランスが良好であるとは言えない．例えば更衣動作時には，四肢や体幹の動きに伴い重心位置は変化するため，この変化に対応して座位を保持し続けることが必要である．すなわち広い安定性限界を有し，その中にある重心位置を自由に動かすこと（筆者はこれを「余裕のある座位」と呼んでいる）ができる場合に，座位バランスが良好であると言える．

　足底非接地での座位の場合，支持基底面は身体と座面が接している部分である．片麻痺患者では，感覚障害により麻痺側の足底部や殿部の触圧覚や上下肢の位置覚の情報が減少し，運動麻痺により麻痺側の足底部や殿部での支持性低下，体幹の垂直位保持困難，上肢帯の安定性低下などが生じる．このため健常者とは異なり，支持基底面の中心よりも非麻痺側に偏った位置に身体重心がある場合に最も安定する．静的な座位保持が困難な例で

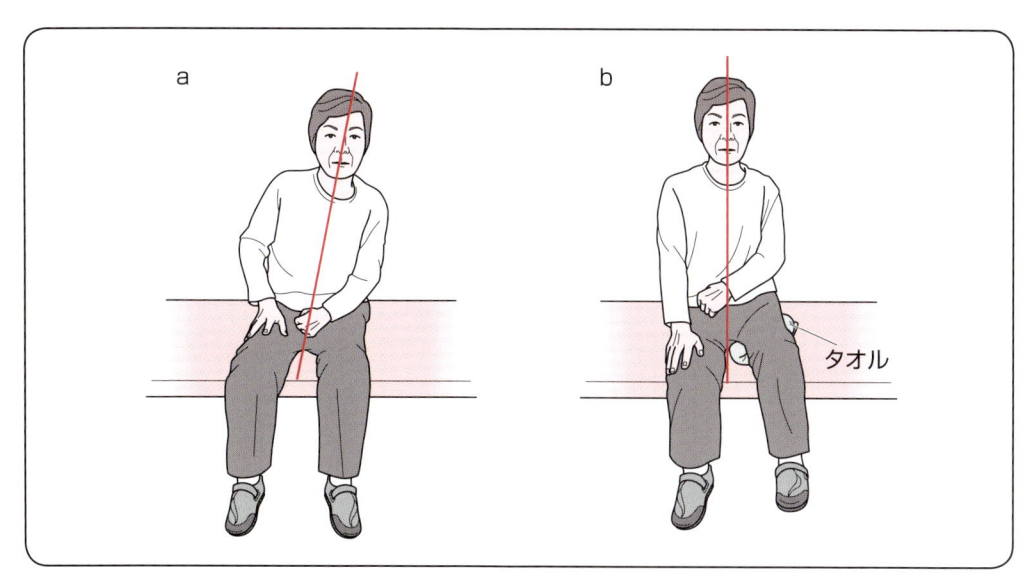

図3：座位における静的姿勢能力の改善
a：片麻痺患者では体幹が麻痺側に倒れやすい．
b：麻痺側殿部にタオルを入れると体幹を正中に保持しやすくなる．

は，非麻痺側に重心位置を移動するという戦略をうまく実行できていないことが多い．この場合は**図3**のように麻痺側殿部の下にタオルなどを入れて麻痺側を高くし，非麻痺側への重心移動を促すことで保持が可能になる．更に，麻痺側殿部への触圧覚刺激も同時に増加するため，入力情報の増加も期待できる．また，転倒を回避する運動計画の立案が困難であったり，転倒に対して無関心で適切に反応できなかったりするため，「どちらに倒れそうですか？」「どうすれば身体がまっすぐになりますか？」などの問いかけを行うことも重要である．このように，まずは患者自身で静的座位を保持できるように環境を調整して保持時間を延長させ，徐々に通常の環境に近づけていくことが重要である．

❷外乱負荷応答能力の改善

外乱刺激を負荷する場合，骨盤をゆっくり傾斜させると，健常者では立ち直り反応が出現し，頭部を正中位に保持しようとする．一方，速く傾斜させると，傾斜反応や保護伸展反応などの平衡反応が出現する．片麻痺患者では麻痺側へ傾斜した際に頭部の正中化が出現しにくく，特に速い傾斜刺激では麻痺側へバランスを崩しやすい．このような現象は，反射中枢の障害よりも，運動麻痺や感覚障害の影響が強いと考えた方がよい．外乱刺激が強すぎると，非麻痺側が過剰に反応したり，麻痺側の筋緊張が亢進してしまったりして，麻痺側の反応を引き出しにくくなる．まずはゆっくりとした傾斜刺激から行い，四肢や体幹の反応をみながら刺激の速さや強さを調整する．

❸随意運動能力の改善

随意運動能力の改善とは，安定性限界を広げることである．前述したように片麻痺患者では重心位置が非麻痺側に偏位しているが，偏位の大きさは患者により異なるため，座位姿勢や外乱刺激に対する反応から重心位置を予測する．随意運動能力が低い場合は，転倒に対する恐怖心が強かったり，安定性限界に対する自己認識が不足していたりすることが多いため，随意運動をうまく誘導するような配慮が必要である．まず，セラピストが持っ

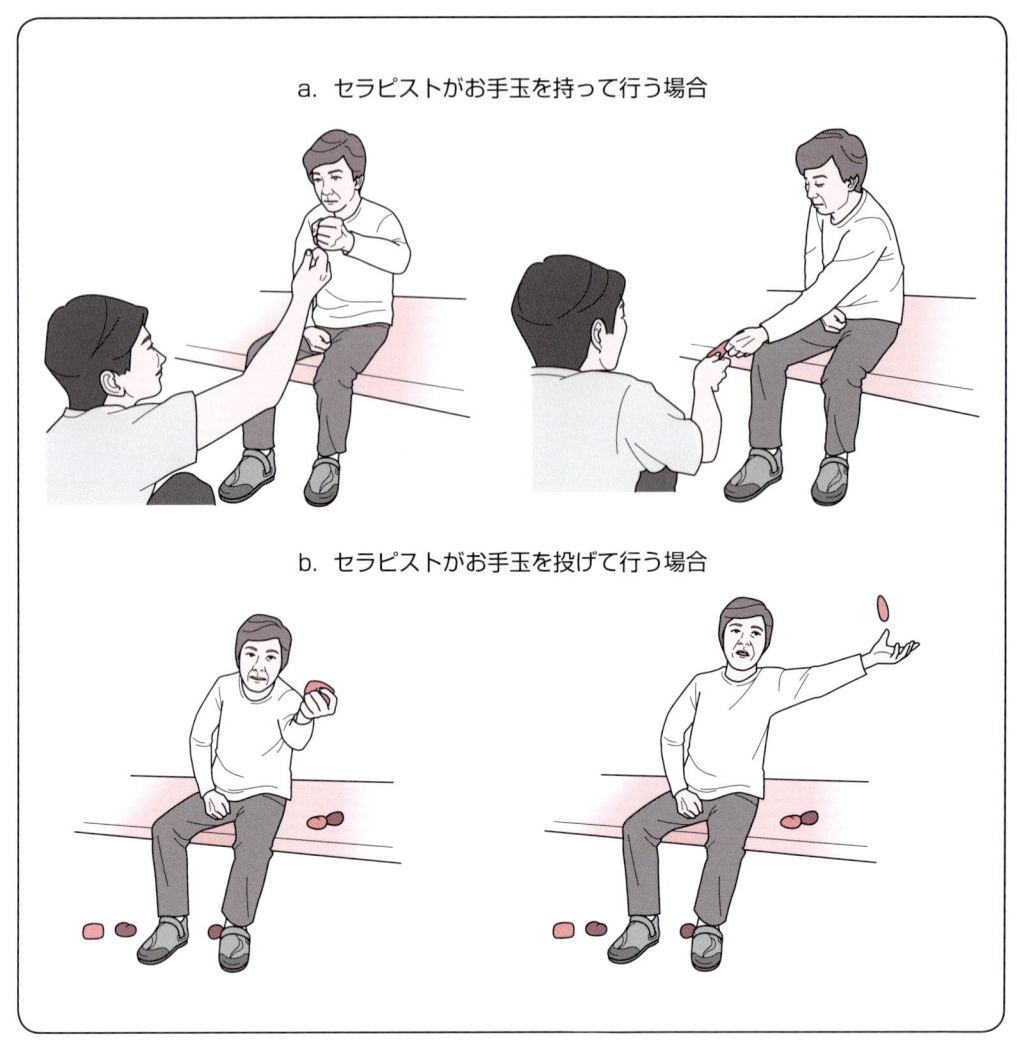

図4：随意運動能力の改善
a：セラピストの持つお手玉を取ってもらう．セラピストはお手玉の位置を変化させる．
b：セラピストが投げたお手玉をつかむ．セラピストは投げる位置やタイミングを変化させる．

ているお手玉を非麻痺側の手で取ってもらう．お手玉の位置を前方や側方，上下方向へ動かしたり，患者からの距離を変化させたりしてリーチ動作を促しながら，安定性限界を広げていく（**図4a**）．次にセラピストが投げたお手玉を非麻痺側の手でつかんでもらう．まずは患者の正面に向かってお手玉を投げるが，徐々に正面から離れた位置へ変化させる．また投げるタイミングをランダムに変化させることも重要である（**図4b**）．

●立 位
1）静的姿勢保持能力のみかた
　開脚立位の状態で，できるだけ動かないように指示する．保持時間は20〜30秒を目標とする．保持可能な場合には閉脚立位も行う．

2）外乱負荷応答能力のみかた
　開脚立位の状態で，患者の後方から骨盤を支え，骨盤を左右に移動させて四肢や体幹の反応をみる．最初はゆっくりと移動させ，次に速く行う．前後方向も同様の手順で行う．

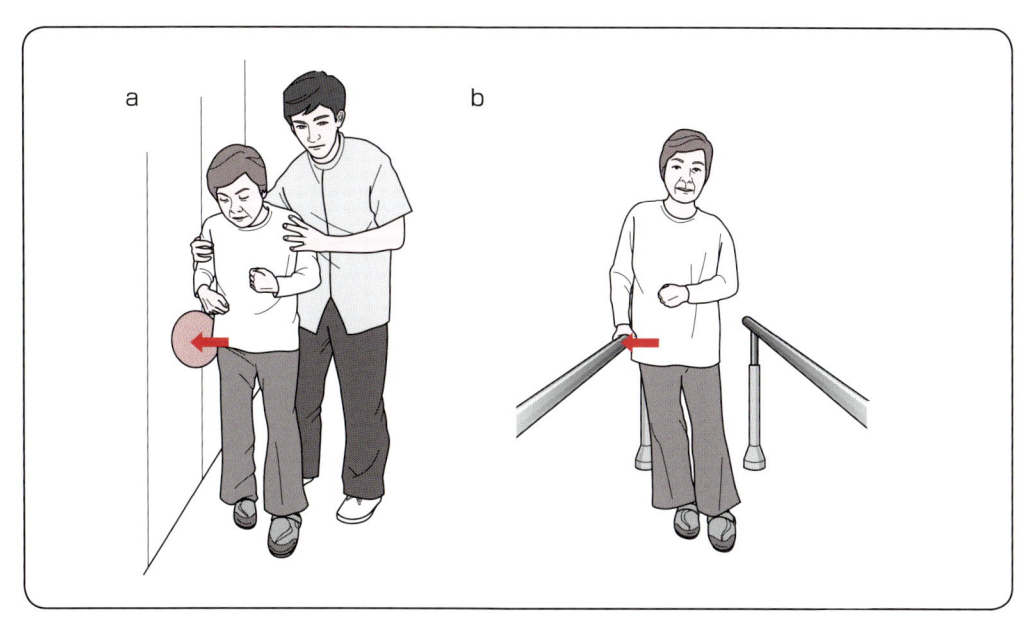

図5：立位における静的姿勢保持能力の改善
a：非麻痺側腰部と壁でボールを挟むようにして重心移動を促す．
b：非麻痺側腰部を平行棒に押しつけるようにして重心移動を促す．

3）随意運動能力のみかた

　立位を保持した状態から，バランスを崩さずに随意的に姿勢を変化させる能力を評価する．前後左右方向への体幹移動距離，非麻痺側上肢によるリーチ距離などを参考にする．

4）理学療法の進めかた

　❶静的姿勢保持能力の改善

　立位での支持基底面は両足部の間に広がる部分であり座位に比べて狭い．また重心位置は座位よりも高く，支持基底面からかなり上方にあるためバランスを崩しやすい．安定性限界を広げ，その中で自由に重心移動を行える（すなわち「余裕のある立位」をとれる）ようにすることが，立位バランス向上のポイントとなる．麻痺側下肢の感覚障害により荷重感覚や深部感覚からの入力情報が不十分となり，運動麻痺により筋収縮力が減少するため，麻痺側下肢の支持性が低下する．したがって，非麻痺側に偏位した位置が安定性限界の中心となるように重心移動を行い，立位バランスの向上を図る．うまく行えない場合は，**図5a**のように非麻痺側の腰部と壁でボールを挟んだり，**図5b**のように平行棒に非麻痺側腰部をつけるようにして重心移動を促す．また下肢装具は麻痺側下肢の支持性向上に役立つため，必要に応じて使用するとよい．

　❷随意運動能力の改善

　中等度以上の運動麻痺を有する患者では麻痺側下肢の支持性が低く，下肢の姿勢反射を誘発することは困難なことが多いため，介助しながら随意運動を促していく．まずセラピストは患者の後方から骨盤を支え，前後左右への体重移動を意識してもらうように介助する．介助なしで随意運動が可能な場合は，座位での練習と同様にボールつかみやボールキャッチなどを行い，更に安定性限界を広げていく．

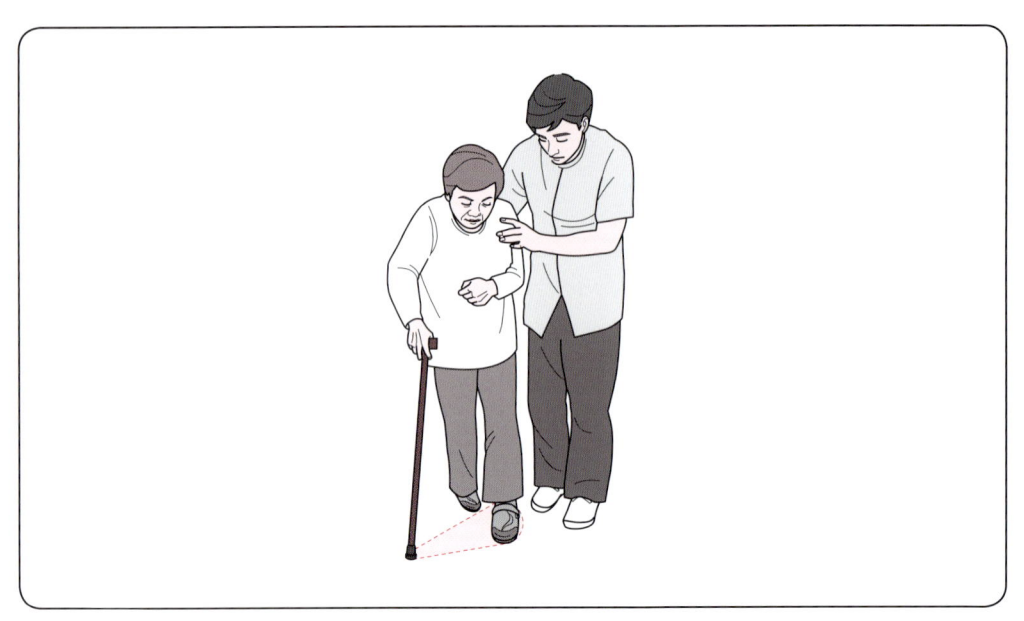

図6：杖を使用した歩行
杖を使用することにより支持基底面が広がり，安定性限界も広がる．

> **メモ** 正常パターンに近づけることが必ずしも良いことではない
>
> 片麻痺患者では左右非対称的なパターンを示すことが多く，立位保持では重心位置を非麻痺側へ偏位させ，その位置を中心として安定性限界の範囲が広がっている．このときに正常パターンを意識するあまり重心位置を左右の中心に移動すれば，安定性限界の中心から離れた位置に身体重心を移動させることになり，不安定の増大を招くことになる．したがって，患者の身体機能を踏まえて改善の可能性を予測し，正中化を目指した方が良いのか，非麻痺側へ偏位した状態での安定性を目指した方が良いのかを考える必要がある．

● 歩 行

　歩行は支持基底面や重心位置が変化する動作であり，安定性限界内に重心位置を保持させることが重要である．非麻痺側立脚期には片脚立位となり，このときの支持基底面は非麻痺側足底面である．非麻痺側下肢の支持性は比較的良好であるため，この中に重心位置を保持することが可能である．ところが麻痺側立脚期においては，麻痺側下肢の支持性が低いため，片脚立位で体重を支えることができず，麻痺側足底面内に重心位置を保持することは困難である．そこで図6のように杖を使用して支持基底面を広げ，麻痺側下肢と杖（非麻痺側上肢）により支持性を獲得する．杖への依存度が高い場合は多脚杖，麻痺側下肢の支持性が高い場合はT字杖を使用する．最初は「杖→麻痺側下肢→非麻痺側下肢」の3動作歩行から開始し，徐々に「杖と麻痺側下肢→非麻痺側下肢」の2動作歩行に変更していく．

どうすれば歩容が改善するか？

中等度片麻痺患者の歩容の特徴として，❶麻痺側立脚時の膝折れや，❷膝伸展，❸麻痺側振り出し時の分回し歩行が挙げられる．ここではこの3つの現象に対する理学療法の考えかたについて述べる．

●麻痺側立脚時の膝折れ

図7は麻痺側の膝折れの原因と対策を示している．重心線が膝関節から後方に離れるほど膝折れを生じやすいが，膝関節だけが屈曲することはなく，同時に股関節の屈曲と足関節の背屈も起こっている．このような現象を引き起こす要因の一つは筋力低下である．膝伸展筋力が低下した場合に膝折れが生じやすくなるが，足関節底屈筋や股関節伸展筋で膝折れを防ぐことは可能である．逆に膝伸展筋力が強くても足関節底屈筋や股関節伸展筋の筋力が弱ければ膝折れを生じることがある．もう一つの要因は関節可動域制限である．膝関節の伸展制限が著明な場合は，通常の立脚支持期よりも膝伸展筋力が強く発揮されなければ膝折れを生じてしまう．これは著明な関節可動域制限が股関節伸展（すなわち屈曲位）や足関節底屈（すなわち背屈位）に生じた場合も同様である．片麻痺患者では特に麻痺側の股関節伸展筋や膝関節伸展筋の筋力低下，股関節の伸展制限を生じやすい．したがって積極的な筋力強化や関節可動域増加練習を進めるが，即時効果は期待できないため，膝伸展固定装具や短下肢装具による代償手段の併用を検討する．

●麻痺側立脚時の膝伸展

図8は麻痺側の膝伸展の原因と対策を示している．重心線が膝関節の前方を通ると膝は伸展し，骨による制限で膝の動きが止まる．この動作が繰り返し行われ，伸展の可動域が異常に増大した状態が反張膝である．片麻痺患者では下腿三頭筋の筋緊張が亢進しやすいため，立脚時に足関節が底屈位となるように下腿が後方へ倒れる．これに伴い膝関節も後方へ引かれる．膝関節伸展筋力が弱いほど生じやすい．また股関節伸展筋力の低下や股関節伸展制限により体幹屈曲が起こり，身体重心が前方に位置しやすくなる．このような原因が混在して膝伸展を引き起こしている．したがって膝関節伸展筋や股関節屈筋の筋力強化，足関節背屈や股関節伸展の関節可動域練習が重要である．代償手段としては短下肢装具により底屈方向への動きを防いだり，踵を高くして下腿を前方に倒すとよい．

●麻痺側振り出し時の分回し

正常歩行では，身体重心を立脚下肢の方へ移動して片脚立位となった後，遊脚側の骨盤の前方回旋に続いて下肢が振り出される．片麻痺患者では，杖と非麻痺側下肢で体重を支持して非麻痺側方向へ身体全体を斜め前方に倒すことが多い．この状態では骨盤が非麻痺側へ傾斜してしまい遊脚側の骨盤を前方回旋することができないため，前方回旋を伴わずに下肢を振り出そうとする．この動作は麻痺側下肢の努力性が増加し筋緊張が更に亢進するため，膝関節伸展位や足関節底屈位を助長し，内転筋を利用して股関節外旋位のまま下肢を振り出すため分回し歩行となる．したがって非麻痺側方向へ身体重心を移動し，非麻痺側片脚立位を促すことが重要である（具体的な方法は，前述した立位でのバランス練習を参考にしてほしい）．次に麻痺側骨盤の前方回旋運動を行うが，最初は図9aのように側臥位で練習するとよい．この練習では，上部体幹を動かさずに骨盤のみを前方回旋するよ

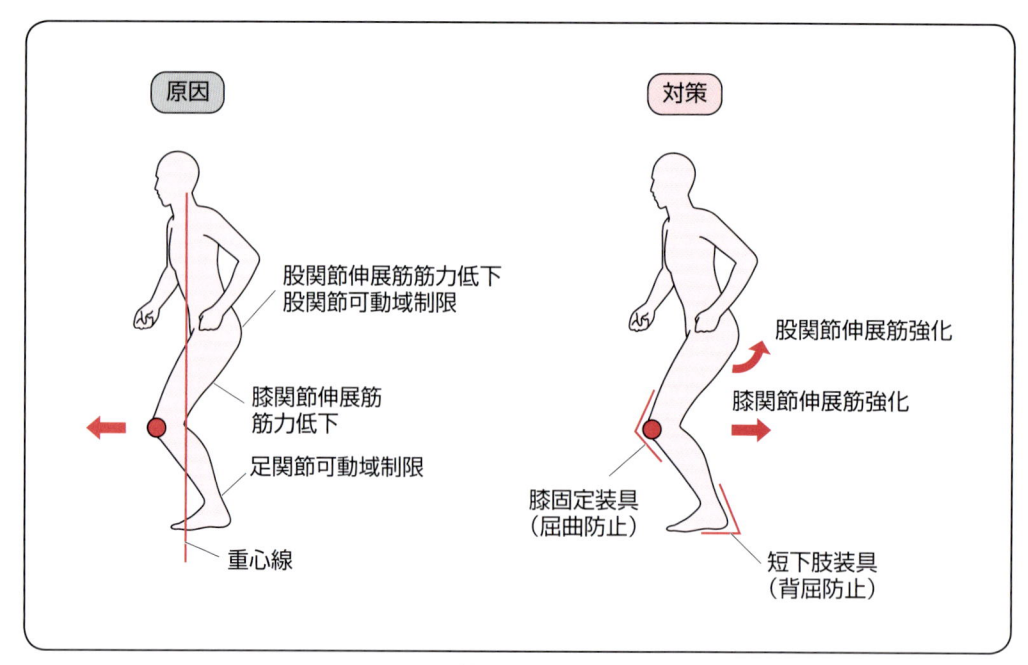

図7：膝折れの原因と対策

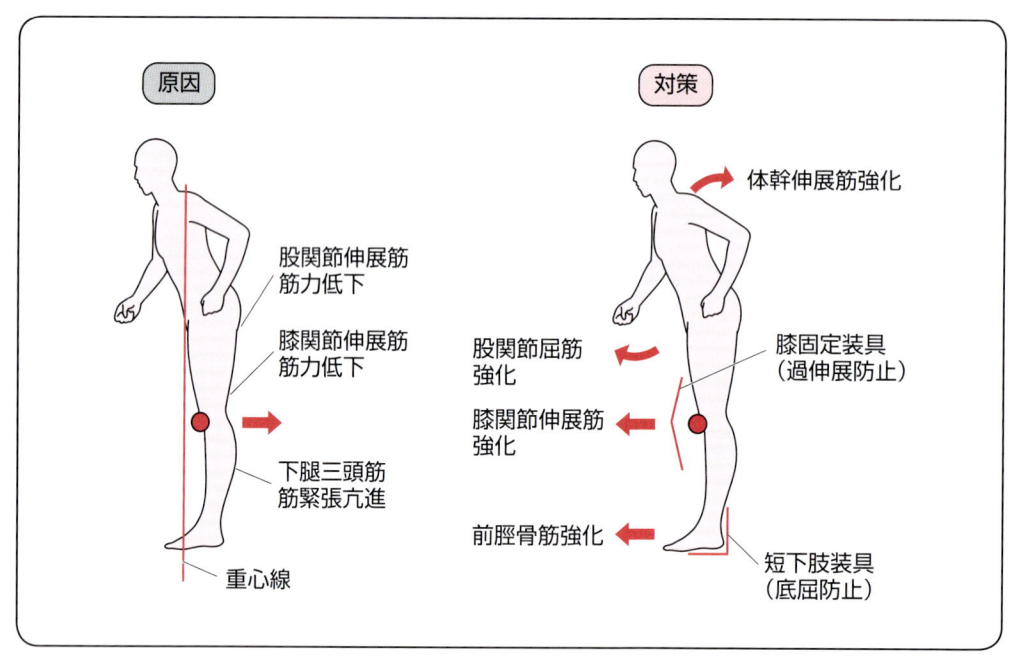

図8：膝伸展の原因と対策

うに意識させることが重要である．骨盤の前方回旋が行われるとそれに続いて下肢は振り出されるため，麻痺側下肢は「前に出す」というよりも「力を抜くように膝を軽く曲げる」ように指示する．下腿三頭筋や大腿四頭筋の筋緊張が亢進していると，振り出しの際に足部が床についてしまうために非麻痺側への体幹側屈や伸び上がり歩行（非麻痺側立脚期に踵を離す）がみられることがある．この場合は非麻痺側を補高することにより対処できる．

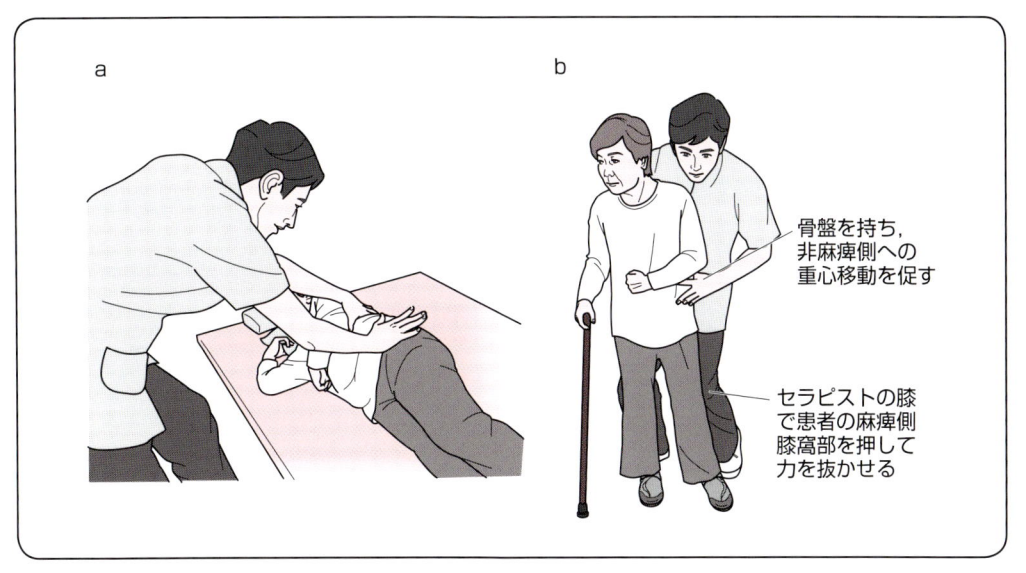

図9：分回し歩行の改善
a：麻痺側骨盤の前方回旋を促す．上部体幹を回旋させないように注意する．
b：非麻痺側に身体重心を移動しながら麻痺側下肢の力を抜くように促す．

Advice

何のための評価，治療か？

　片脚立位保持時間の測定は理学療法評価で行われる検査の一つであり，これが不十分な場合は運動療法プログラムとして取り入れることがある．ではどのような場合に立位保持時間を不十分と判断するのだろうか？　歩行や階段昇降などの動作時に必要な片脚立位時間は，せいぜい1〜2秒であろう．では立ったまま靴下を履く際はどうだろうか？　少なくとも10秒程度の保持が必要であろう．このように同じ動作であっても，目的とする行為の違いにより必要な能力は異なる．したがって「何のために評価するのか」，「何のために治療するのか」をよく考えることが重要である．

●新人理学療法士へひとこと●

　「装具も杖も使用せずに一人で歩けるようになりたい」と患者さんや家族は思っているであろう．しかし損傷の部位や大きさ，発症からの期間などにより，回復の状態は様々である．したがって，なぜ歩けないのか，改善の可能性はあるのか，どうしたら良くなるのかを多面的に考え，少しでも患者さんの希望に応えられるよう，惜しまず努力することが理学療法士の使命であり，やりがいである．

Further Reading

モーターコントロール　原著第3版，Shumway-Cook A, Woollacott MH（編），田中　繁・高橋　明（監訳），医歯薬出版，2009
　☞ 行為や動作を実行する際に必要な情報の入力，概念，出力系の働きとそのつながりについて，基本動作を中心に解説した書．患者の現象を把握し，治療を考えるうえで非常に参考になる．

ミニレクチャー

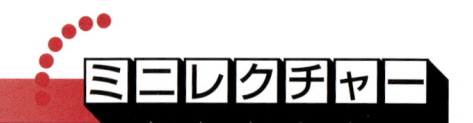

皮膚刺激と連鎖

舟波真一

■治療手技としての接触～感覚と運動制御～

　セラピストが治療で必ず行っていることは，患者に接触するという行為であろう．それは，患者の皮膚とセラピストの皮膚とが触れ合うことであり，マニュアル・コンタクト（manual contact）と言われている．医師の治療のように，直接脳や内臓，骨を操作したり，薬剤や放射線を使うのではなく，マニュアル・コンタクトにより，皮膚を介して筋膜や筋，腱，関節，ひいては神経ネットワークや脳細胞，分子レベルに至るまでを治療対象としているのである．皮膚への接触という感覚刺激に対して，皮膚の機械的受容器が反応し，感覚情報が中枢神経系へと伝達されていく．様々な神経ネットワークによってその感覚情報は処理され，ヒトの運動制御に関与する．白衣の先生が目の前に現れるだけで患者は心も身体も緊張すると思われるが，ましてや皮膚に接触するという感覚刺激は，患者の中枢神経系に多大なる影響を及ぼすことは火を見るより明らかである．私たちは普段何気なく患者に触れているが，実はそれ自体が非常に重要な治療の入り口であって，もっと慎重に，心して行わなければならない行為である．

■皮膚の連鎖"シワ寄せ"

　皮膚は頭のてっぺんから足先まで全身を包んでおり，どこにも欠ける場所がなく全身を覆い，つながっている．布や紙などのある部分を引っ張れば，当然他の部分に"シワ寄せ"がくる．この"シワ寄せ"こそが身体を連続した一構造体にしている皮膚の連鎖である．皮膚を操作することで，様々な部位にその動きが波及し"シワ寄せ"が起こる．皮膚だけでなく，その下の筋や関節にも運動が連鎖していく．動きが起きればそこには感覚が生起され，運動制御の情報源となり，洗練されたヒトの動きとして再び表出される．この輪廻が運動連鎖の本質の一つと言える．

■皮膚からの運動連鎖の実際

1）立位における例

　立位での両上肢挙上運動を例に挙げる．両踵骨を包み，軽く圧迫を加えながら地面に向かって皮膚を引き下げるように動かす（図1）．実際は踵骨上をわずかに皮膚がずれていくように感じるはずである．その刺激によって足圧中心（center of foot pressure：COP）はわずかに踵外側に移行する．その後，両上肢を挙上すると，刺激を加える前と比べて体幹の伸展と肩関節屈曲可動域の拡大が確認できる（図2）．手指も伸展されている．踵部の皮膚からの運動連鎖が肩関節に波及している．肩甲帯や肩関節周囲を操作しなくとも，肩関節の運動パターンが変化することがわかる．

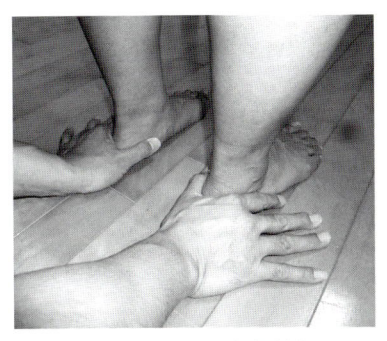

図1：踵部への皮膚刺激

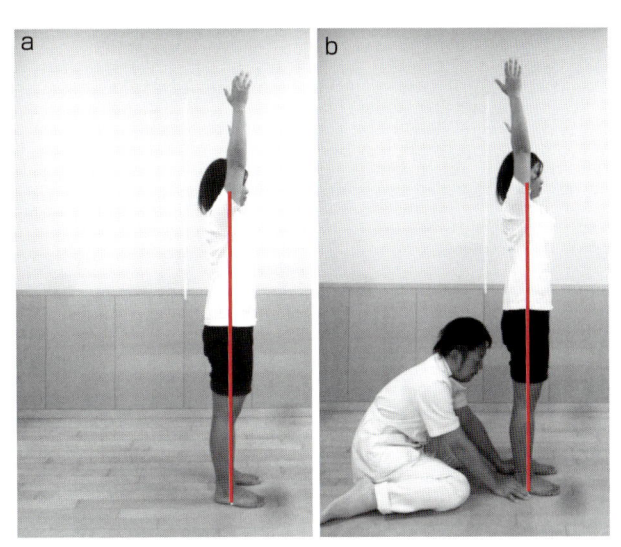

図2：皮膚刺激による肩関節への運動連鎖
a：皮膚刺激を加える前，b：皮膚刺激を加えたとき
図中の直線は耳垂から床面への垂線を表す．

2）端座位における例

　続いて端座位での場面である．大腿上にセラピストの両手掌を接触し，体温を伝えるような感覚でしばらく保持する．その後，大腿皮膚をわずかに内旋するようにずらし，膝蓋骨方向に動かしながら足底に向かって圧迫する（図3）．その皮膚の動きの連鎖によって，骨盤が前傾し，脊柱が伸展してくる運動連鎖が確認できる（図4）．関節や筋を大きく動かそうという意識は持たず，あくまでも皮膚の動きから波及する身体反応を引き出すようにしていく．

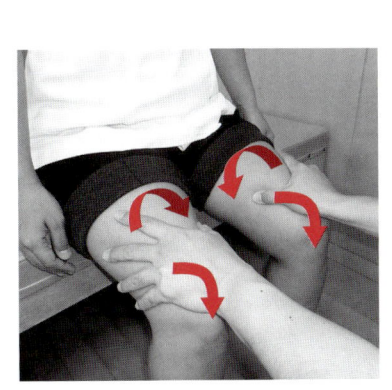

図3：大腿部への皮膚刺激
矢印は皮膚の動きを示す．

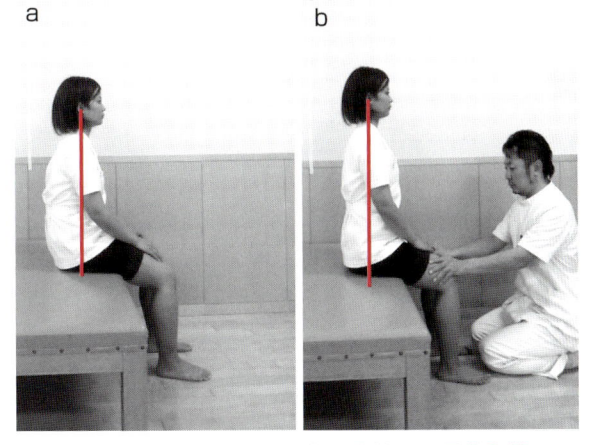

図4：皮膚刺激による骨盤，脊柱への運動連鎖
a：皮膚刺激を加える前，b：皮膚刺激を加えたとき
図中の直線は耳垂から床面への垂線を表す．

MINI LECTURE

理学療法プラクティス

7. 後期高齢者
(1) 在宅における日常生活活動不全

杉原敏道

　加齢に伴う退行変性が身体機能の低下を招くことは言うまでもない．日本の高齢化は急速に進んでおり，2020年には人口の約30％が65歳以上の高齢者になるとされる．その中でも特に75歳以上の高齢者は後期高齢者と定義されるが，2020年には高齢者の約半数が後期高齢者になると言われている．この高齢者が直面する大きな問題の一つに転倒が挙げられる．平成20年だけでも転倒により約5,000人もの高齢者が命を失っており，交通事故による死亡者数を大きく上回っている．また，転倒は死に至らない場合でも骨折や重度の障害，あるいは転倒後症候群による寝たきりなどを引き起こし，日常生活を大きく制限し得る．したがって，この転倒を未然に防ぐことは高齢者の生命を守るとともに，在宅での日常生活の自立を支える重要な要素となる．

> **メモ**
>
> 一般的に高齢者とは65歳以上の者を指す．更に65〜74歳の者は前期高齢者，75〜84歳の者は後期高齢者，85歳以上では超高齢者（90歳以上とする区分もある）とされる．しかし，これは生物学的にも疫学的にも特に根拠のない分類である．

転倒に関する理解

　一般的に転倒をきたす原因は内的要因と外的要因に分類される．内的要因には加齢や普段の運動不足に伴う身体機能の低下，身体的・精神的疾患の合併症，薬剤の服用などが挙げられる．また，外的要因には屋外の道路や建物の構造，屋内の段差や障害物，足に合わない靴の使用などが挙げられる．転倒はこれら内的要因や外的要因が単独ではなく複雑に絡み合って発生する．

> **メモ**
>
> いかなる場合でも身体重心は支持基底面内にあり，それが支持基底面から外れることで転倒が生じると解釈されている場合が多い．しかし，これは誤った解釈である．身体重心が支持基底面上にあるのは静止しているときだけであり，走るなどの動作においてはそれが外れることもある．これにより人間は加速度を得て速い動きを行うことが可能となる．

評価&アプローチ

　高齢者の半数以上が居室を中心とした普段使い慣れている空間での転倒を経験しているとされる．そのため，ここでは居住空間において転倒が生じやすい場所での高齢者の基本動作について解説するとともに，その評価やアプローチのポイントについて述べる．

● 起　立

1）起立動作に関する理解①

　起立動作について解説する前に，まず理解しておかなければならないことがある．人間が起立を行う際，血液は重力の影響で下半身に移動するため血圧が一時的に低下する．この血液移動に伴う血管壁の伸張の低下は，心肺圧受容器や動脈圧受容器で感知される．その情報は心臓血管中枢に伝わり，末梢の血管抵抗や心拍数と心収縮力を増大させて血圧を元に戻す反応が生じる．これらの一連の反応は血圧反射と呼ばれるもので，正常な場合はこのような応答が起こるが，高齢者の場合はこの一連の反応がうまく起こらず，ふらつきや転倒の原因となる．特に高齢者においては肥満や高血圧，心疾患などを有する者が多く，それらはそれぞれが循環調節に影響を及ぼすことから，ふらつきや転倒を引き起こす．いかに正常な関節の可動性や筋力を有しようとも，循環調節に問題がある場合は適切に動作を遂行することは困難となる．したがって，循環調節に影響を及ぼしかねない疾患の有無についてはもちろんのこと，座位から起立などの姿勢変換に関する耐性について評価しておく必要がある．

Advice

　適切な機能を持ち合わせていても，それらが適切な場面で適切に発揮できないこともある．循環調節は運動を行ううえでの基礎となることから，評価に際しては，単なる機能評価だけではなく，その持ち合わせている機能は適切に働くことが可能かどうか，姿勢変換に関する耐性の評価は欠かすことができない．

2）起立動作に関する理解②

　起立動作を可能とするには筋力だけではなくいくつかの要素が必要となる．当然のことながら，❶下肢を中心とした筋力もその大切な要素の一つであるが，そのほかにも❷座面の高さと下肢のポジション，❸起立動作の方向性，❹姿勢保持なども重要な要素となる．

　❶の下肢を中心とした筋力について，起立動作に必要とされる筋力は体重比の約35％とされる．これは，起立動作の際にこの程度の筋力しか必要とされないことを表すとともに，そのほかの要因として重心移動などを効率的に行うことがいかに重要であるかを示している．

　❷の座面の高さと下肢のポジションは，起立動作を合理的に行ううえで必要な要素となる．起立動作の終了肢位が立位であるため，座面が高い場合では終了肢位に近い状態から少ないエネルギーで起立を行うことが可能となる．また，下腿のポジションは起立動作の終了肢位である立位の位置を決定することから，下腿のポジションが膝関節より手前にある場合は身体重心の移動距離が少ないのに対し，下腿が膝関節を越えて前方にある場合は

身体重心の移動距離が大きくなる．身体重心の移動距離が少ない場合は少ない筋力で起立を行うことが可能となるが，大きい場合は過剰な筋力が必要となる．しかし，膝関節や足関節に疼痛や可動域障害を有する高齢者では，それに伴い下腿のポジションが制限され非効率な起立を行わなければならない場合が多い．

❸の起立動作の方向性についてであるが，起立動作は前上方への動きと，それに付随した支持基底面を狭くしていく運動から成り立つ（**図1**）．また，前方と上方それぞれの方向に対する運動性はもちろんであるが，それらが行われるタイミングも重要な要素となる．特に高齢者では姿勢調節や重心移動が拙劣となることから前方への重心移動の減少がみられる．そのため高齢者の起立動作では重心が後方に残りやすく，代償として手すりなどを用いて体幹を前方に引き寄せるような動作を行うことが多い．しかし，本来，手すりや杖は引き寄せるものではなく，体重を支持するために用いるものである．このような代償により起立動作が行えたとしても，これは前方に強固な手すりなどがある限られた環境下でしか行えない起立動作であることを意味する．したがって，そのような代償が生じていないか確認する必要がある．

❹の姿勢保持については，起立動作の最終姿勢が立位であることから立位姿勢の保持ができなければならない．単純なことのように思われるが，静止状態で姿勢を保持することはダイナミックな動きを伴う動作よりも困難なことがある．歩行が不安定ながらも行えるのに対し立位姿勢を保持することが困難な者はその一例と言えよう．立位が可能となるには，重心線が支持基底面から外れようとしたときにそれを適切に感知する神経系（感覚）の活動と，頸部，体幹，下肢の分節的な可動性，更にそれを協調的にコントロールする能力が必要となる．したがって，立位保持が困難な症例においてはそれらの観点から評価を進めることが重要となる．

以上のことから，起立動作をみる際はこれらの4つの観点から評価を行うとともに，それぞれに応じたアプローチが必要となる．

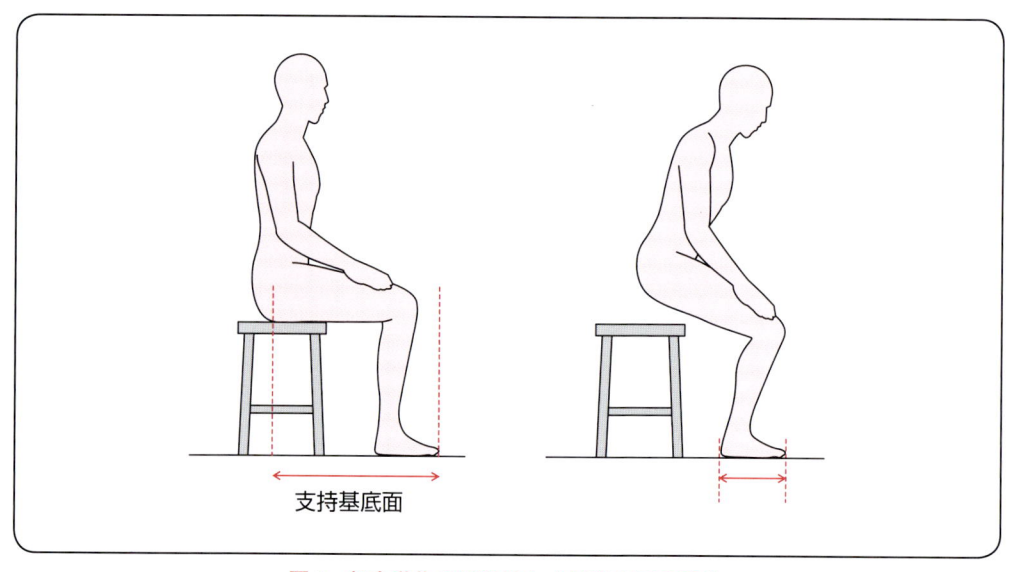

図1：起立動作の運動性と支持基底面の変化

● 移 乗

　移乗は「起立-方向転換-着座」の一連の動作を含む．この中の一つの要素である方向転換では半弧状に下肢を移動させなければならない．したがって，移乗は起立動作を行った後に，半弧状に下肢を移動させ着座をしなければならない．このことから，移乗がうまく行えない原因としてはそれらのいずれかの要素に問題があると考えられる．起立はもちろんのこと，半弧状の下肢の運びが困難であることから移動ができない場合でも自立して移乗を行うことは困難となる．下肢に体重を支持するだけの十分な機能を有していない場合では，上肢でその機能を補わなければならない．仮に上肢で体重を支持しながら半弧状に下肢を移動する場合でも，手すりの高さが低すぎると体幹の過剰な屈曲に伴い骨盤が過度に前傾するため，股関節屈筋群が活動しにくくなり下肢をうまく運べないこともある．また，着座動作では重力に抗して下肢筋の遠心性収縮が必要となる．一般的に遠心性収縮は等尺性収縮や求心性収縮に比べて加齢による減少が比較的少ないとされる．しかし，姿勢調節や重心移動の拙劣さを特徴とする高齢者では，着座の際に十分な前方への重心移動を行わずに着座を行うことから運動の制御が行えず，安全な着座が行えないこともある．そのため，遠心性収縮による筋力はもちろんであるが，その筋力が適切に発揮されているかどうか，姿勢調節や重心の移動についても評価することが重要となる．

● 歩 行

1）高齢者の歩行の特徴

　高齢者の歩行の特徴として，歩行速度，歩幅，歩調の低下や，踵部が接地した際の足背屈角度と蹴り出す際の足底屈角度の低下などがある．このような歩行の変化は段差や障害物をまたぐ動作においてもみられ，「つまずき」を引き起こす原因の一つと考えられている．更に高齢者では段差や障害物をまたぐ際に，段差や障害物に対して挙げる足の高さがばらつくことなどが報告されている．その原因としては，加齢に伴う下肢の筋力や可動性，関節位置覚などの低下が挙げられる．筋力については両下肢とも体重比の35％以上の膝伸筋力が必要とされ，これを下回ると転倒のリスクが高まることが報告されている．これは立脚機能が低下することで対側下肢の振り出しが不安定になるためである．また，可動域や関節位置覚が低下していることは振り出しそのものも不安定とする．そのため，下肢の筋力や可動性，関節位置覚などの機能評価は転倒のリスクを考えるうえで有力な情報となる．しかし，これらの単一的な評価だけでは十分ではない．特に高齢者では加齢や疾患などの影響により姿勢そのものが変化する．また，下肢の筋力や可動性，関節位置覚の低下は下肢荷重連鎖による姿勢異常を招く原因となる．そして，この姿勢の変化は更にそれらの機能が十分発揮できない環境を作り出すこともある．

2）姿勢と歩行

　円背は高齢者によくみられる姿勢変化である．しかし，この胸椎後彎の増大は姿勢反射などの影響で，体幹だけに留まらず頸部や下肢にも波及する．また，それによる全身的なアライメント不良は特定の筋の過剰な活動を招くとともに，それらの筋の易疲労性や二次的な筋力低下を引き起こす原因となる．例えば，円背による胸椎後彎は骨盤の後傾を招く．更にこの骨盤後傾は姿勢調節による股関節のニュートラルポジションに変化をもたらし，股関節が軽度伸展位となることもある（図2）．高齢者の歩行の特徴の一つに遊脚期におけ

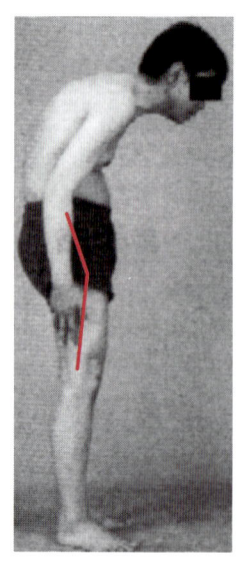

図2：円背による姿勢変化
円背により股関節は軽度伸展位となる．

る股関節屈曲の増大が挙げられるが，円背の高齢者では股関節が軽度伸展位となることを考慮すれば，生理学的に股関節の屈筋群が使いやすくなることは理解できる．そのため，このような姿勢変化に伴い特定の筋を過剰に使って歩行を行うようになるが，このことがそれらの筋の易疲労性や二次的な筋力低下を引き起こす原因となる．したがって，姿勢分析とともに機能評価の結果を統合的に解釈する必要がある．

POINT 　一側肢の足関節に疼痛があれば，その疼痛を回避するために他側肢への荷重が増大する．体幹や頸部はそれに伴う立ち直りから左右非対称な姿勢をとることとなる．このように一部に限局した障害は他の部位へと波及する．また，何らかの機能障害があれば，その機能を代償するために他の部位が過剰に働くこととなる．したがって，全身的な視点を持って評価を行う必要がある．

メモ
姿勢の矯正は動作に影響を与えることが指摘されている．高齢者の姿勢変化は長い年月を経て構築されたものであり，それを無理に矯正することはかえって混乱を招く場合もある．そのため，場合によっては無理に姿勢を矯正するのではなく，安全性を保障するよう環境面からのアプローチも重要となる．

●階段昇降

　若年者であれば1足1段で階段昇降を行うのに対し，高齢者では2足1段で階段昇降を行うことが多い．階段昇降が自立するにはおおよそ体重比の50％以上の筋力が必要とされる．これは年齢別における健常者の平均膝伸展筋力でみた場合，男性で80歳代，女性で50歳代の筋力に相当する．そのため，階段昇降は高齢者にとってはかなり困難な動作であることが理解できよう．また，歩行の解説においても述べたように，段差や障害物をまたぐ際に挙げる足の高さがばらつくことなども「つまずき」などを助長し，より階段昇

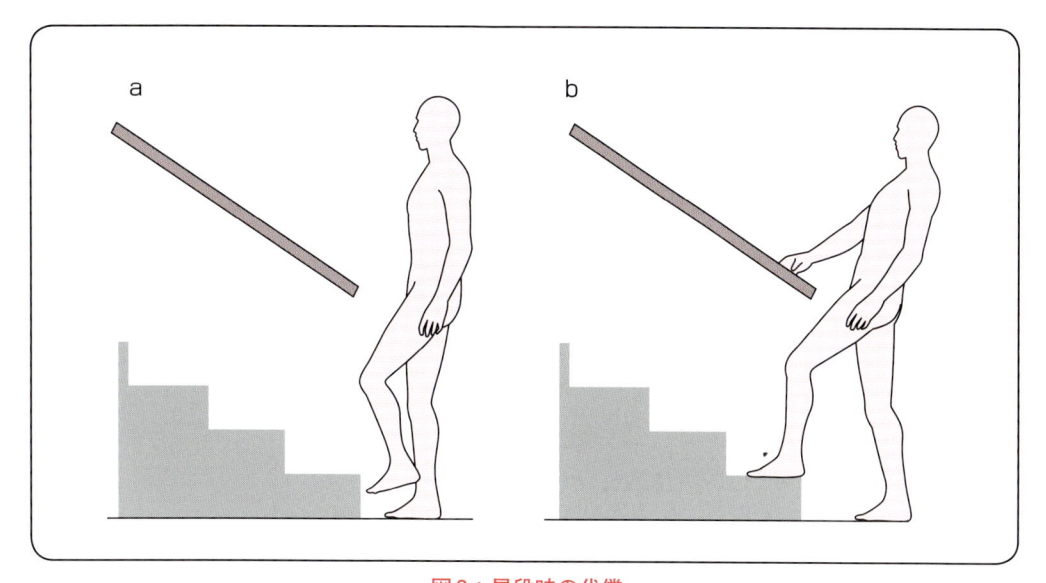

図3：昇段時の代償
左脚で昇段できないため(a)，右股関節伸展で代償しようとする(b)．
これによる後方へのバランスの崩れを防ぐため，手すりを引きつけようとする．

降を難しいものとしている．もちろん，階段昇降において筋力は重要な要素となるので，それに対する評価やアプローチは重要である．また，高齢者の階段昇降では「つまずき」を回避するために股関節を過剰に屈曲する傾向がみられる．しかし，段差が大きい場合では過剰に股関節を屈曲するだけでは対応できず，対側の股関節や体幹の伸展による代償を用いて昇段を行おうとすることがある．昇段において手すりを引きつけようとするのはこれによる後方へのバランスの崩れを代償しようとするためである（図3）．したがって，手すりの使いかたなどを観察することも重要な評価となる．

適切な運動は適切な感覚に基づいて遂行されるが，関節位置覚などの低下などにより段差や障害物をまたぐ際の挙げる足の高さにばらつきが生じている場合や，視力が低下している高齢者に精度の高い動作を行わせることは容易ではない．上述した評価とともに，反復した階段昇降のなかで足部のつまずきの有無やリズミカルな運動が可能かどうかも評価する必要がある．それにより，必要があれば手すりの把持や昇降形態の指導（2足1段）などを行うことが重要となる．

dual taskによる影響

高齢者は若年者と比べて運動課題と認知課題が同時に付加された場合（二重課題：dual task）の並列処理能力が低下しており，これも転倒に関与する因子とされる．日常生活場面においても会話など他の要因に注意を分配した状況下で動作を遂行することは少なくない．二重課題下のまたぎ動作の報告では，またぎの際の踏み切り位置が手前となり，後方重心のままでまたぎ動作を行うことが報告されている．なぜこのようになるかは不明であるが，運動課題と認知課題が同時に付加されることにより運動課題の精度が乱れることは事実である．この対策として単なる機能への対応だけでは不十分である．転倒しそうに

なったときにそれを未然に防ぐよう手すりを設置するなど，環境的配慮と並行して考えていく必要がある．

住環境に関する基本的配慮

　高齢者の身体機能は多少の差異はあれ，加齢とともに低下する．それが，廃用的要素によるものであれば改善は見込めるが，老化的要因によるものでは改善は見込めない．そのため，機能障害に対するアプローチだけでは限界があり，様々な動作障害があっても安全に，かつ安心して暮らせるよう補装具の導入や住環境の整備が重要となる（図4）．

　例えば変形性膝関節症は高齢者に多い疼痛や構築的変形を主とする進行性の疾患である．この変形性膝関節症による疼痛と変形は局所に留まることなく，荷重連鎖により他の部位の二次的障害を引き起こす．変形性膝関節症の治療の柱としては，疼痛の緩和と更なる変形の予防が挙げられる．また，それを可能とするには不適切なアライメントで生じている荷重による疼痛を軽快させるとともに，特定の関節への負担を軽減しなければならない．しかし，この変形性膝関節症を有する患者にどのような機能的アプローチを展開しようとも構築的に生じた変形を治すことはできない．したがって，足底板などの補装具の導入や手すりなどの住環境の整備が重要となる．当然のことながら，構築的に生じた変形は足底板や手すりを用いようが改善は見込めない．しかし，不適切なアライメントでの荷重による疼痛と特定の関節に対する負担を軽減することは可能である（図5）．

　このように，疾患に対する根本的な改善は困難であったとしても，補装具の導入や住環境の整備を行うことで，対象者に安全で安心して暮らせるよう働きかけを行うことはできる．

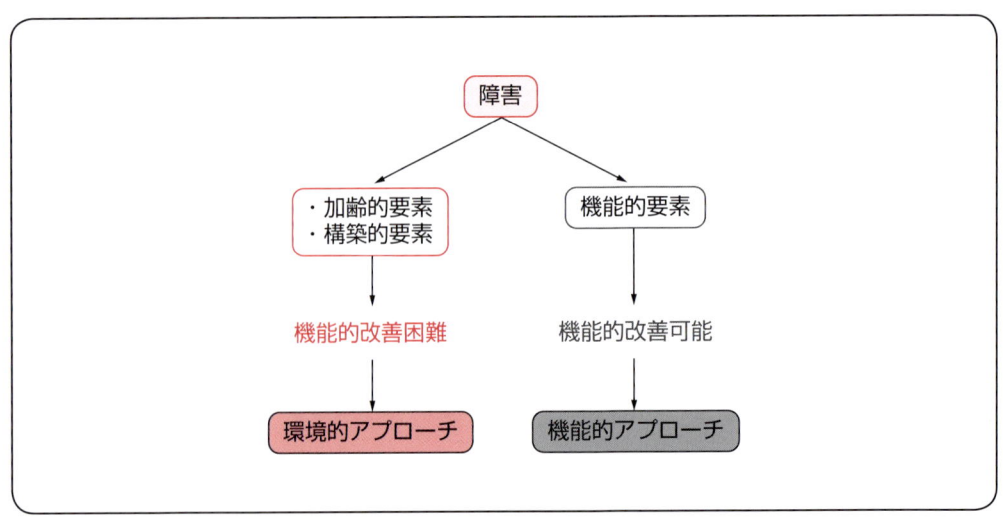

図4：環境的アプローチの適応と機能的アプローチの限界

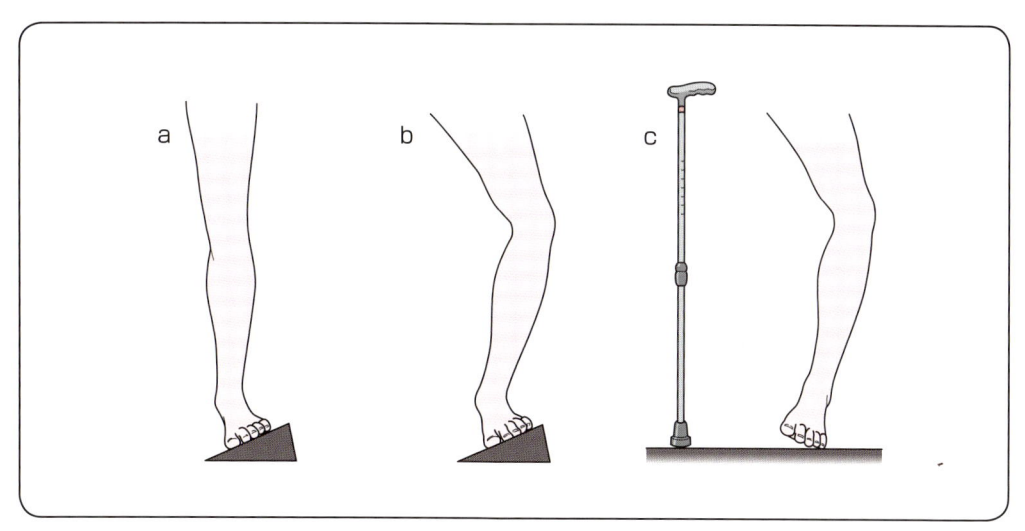

図5：補装具や杖の活用

膝内反アライメントを矯正する場合，外側ウエッジにより矯正が可能な場合もあるが(a)，それが下腿に作用しない場合や膝の構築的要素により生じている場合は改善が見込めない(b)．しかし，杖などによる免荷により疼痛の軽減や特定の関節への負担を軽減することは可能である(c)．

Advice

　若年健常者でも年に1，2度の転倒は経験する．転倒は老若男女を問わず誰にでも起こり得るものであり，身体機能の衰えた高齢者に転ばないように指導するのは酷な話である．また，いくら転倒を未然に防ごうと対策を講じても転倒を完全になくすことは困難である．そのため，転倒を未然に防ぐ環境作りと同時に，高齢者は転倒するという前提のもと，転んでも障害を防げる，あるいは軽減できるような体力作りも普段から行う必要がある．

●新人理学療法士へひとこと●

　ある特定の部位における障害は他の部位の二次的障害を招くことから全身的評価を行う必要があることは言うまでもない．また，その起因となる機能低下が一次老化によるものであれば改善は見込めない場合もある．したがって，機能面に対するアプローチだけではどうしようもないこともある．機能面に対するアプローチの限界を知り，環境面からもアプローチを行うことが高齢者の日常生活の自立に向けた重要な鍵となる．

Further Reading

実践MOOK・理学療法プラクティス　膝・足関節障害，嶋田智明・大峯三郎・杉原敏道（編），文光堂，2010
　☞ ある特定部位の障害は他の部位の二次的障害を招く．本書は膝・足関節の障害が下肢荷重連鎖により全身に波及することをバイオメカニクス的観点からわかりやすく解説している必見の一冊である．

7. 後期高齢者
(2) 寝たきりの高齢者に対して

森田浩庸

人は目的や環境に応じて様々な姿勢を柔軟に変化させている．何らかの障害によりいわゆる寝たきりの状態に陥っている場合であっても同様である．
言葉でコミュニケーションをとることや能動的に動くことが困難な状態であっても，不安や恐怖，疼痛に対して身体を過度に緊張させたり，表情をゆがめていることがある．私たち理学療法士にとってそのような状況を少しでも改善して安楽な状態を提供することは大切な仕事である．それを行うに当たって，まずクライアントのメッセージを汲み取ることができれば，アプローチの糸口が見つけ出せるかもしれない．

運動連鎖を加味した評価

●まずは問診，聴取すること

寝たきりのクライアントの身体状況を把握する前に，必ず"本人の歴史"を確認しておくことが必要である．つまり，いつ頃から現状況に至ったのかを把握することである．何らかの疾病発症後に今の状態になった場合もあるが，1人のクライアントについて「冬頃から徐々に脚が曲がり始めた」「仙骨に褥瘡ができてから余計に身体を丸めるようになった」「最近下痢気味で，オムツ交換も大変」などと聞くことがある．介護者やスタッフからの情報をしっかり聴取することで，クライアントが受けているストレスの正体が少し理解できるかもしれない．この場合であれば"冬""褥瘡""下痢"というキーワードが出てきて，これらをもとに仮説を立てると，冬に何らかの影響によって身体が過緊張状態に陥り，姿勢が変化してきて骨盤や仙骨部へのメカニカルストレス（圧迫，剪断）が増し，褥瘡が発生し持続的な侵害刺激によって自律神経にまで影響が出てきているのではないかと考えられる．クライアントの歴史を把握することで身体状況の変化の一端を垣間見ることができるかもしれない．

●全体像，全体の雰囲気を捉えること

図1において，クライアントのどのようなところが目に留まるだろうか．
次に行うことは観察である．そのポイントは，クライアントに接したときに，全体像や全体の雰囲気を捉えることである．どのような姿勢をしているのか，どのような表情をしているのか，どのような環境で生活しているのか，などを観察する．

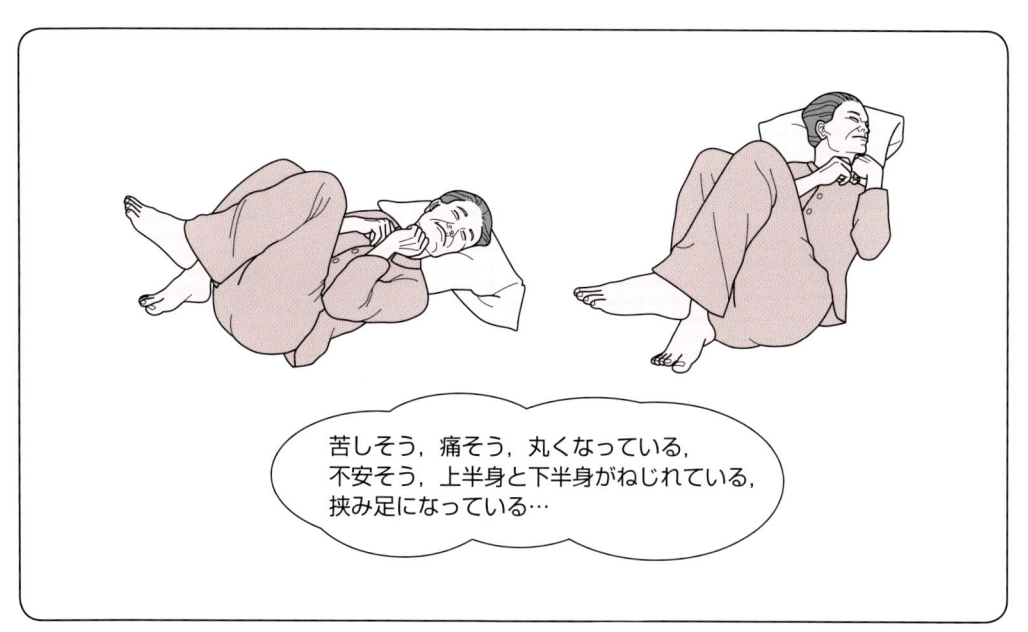

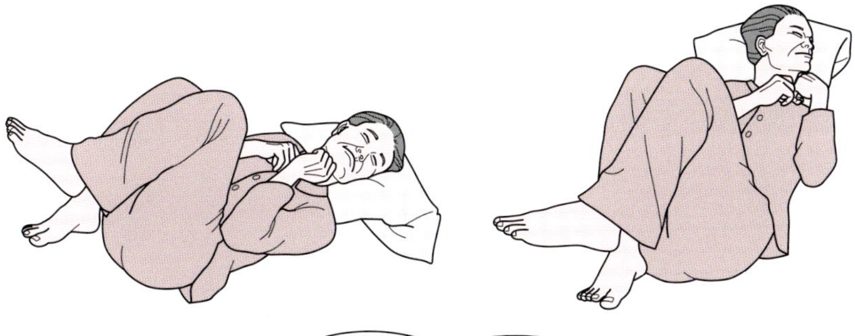

> 苦しそう，痛そう，丸くなっている，
> 不安そう，上半身と下半身がねじれている，
> 挟み足になっている…

図1：寝たきりの高齢者の様子

Advice

頭の中でクライアントの姿勢や表情など全体のイメージを作ることをお勧めする．3D画像のように身体状況を多方面から見ることができ，身体がつながっていることを意識しやすい．もしイメージが作りにくければ図示してみてもよい．経験を重ねるにつれ，クライアントの断片的な情報を読み取るだけで，ホログラムのように全体像が浮かびあがるようになってくる．例えば，寝たきり，挟み足，拘縮という情報からもイメージが浮かんでくるのである．それができるようになるには繰り返しの練習（実践）が必要である．

● **高齢者の姿勢を理解する**

寝たきりの高齢者の多くは，以前より加齢による姿勢の変化が起こっていたと考えられる．加齢による姿勢の変化の例として，頸椎の前彎増強，胸椎の後彎増大，骨盤の後傾化，膝関節の屈曲位が挙げられる．加齢によって胸椎の後彎が増大するにつれ，骨盤の後傾化や頸椎の前彎による代償運動がみられる．更に後彎が増大すると脊柱や骨盤で代償できなくなり，下肢を含めた全体で代償していくこととなる（図2）．そして組織の退行性変化や慢性痛などの侵害刺激によって交感神経が亢進し過剰な緊張を生み，漠然とした不安やうつのような精神的ストレスなどによって胸椎の後彎，肩甲骨の外転などが助長される．その状態が続けば筋膜，関節包，靱帯などの組織の粘弾性は減少し，関節拘縮に陥り，こうして悪循環が形成される．

その後何らかの影響で寝たきりを余儀なくされる，つまり常時臥位の状態になる．臥位は主に術後安静に保つことや，休息を得ることを目的として背臥位をとることが多いが，

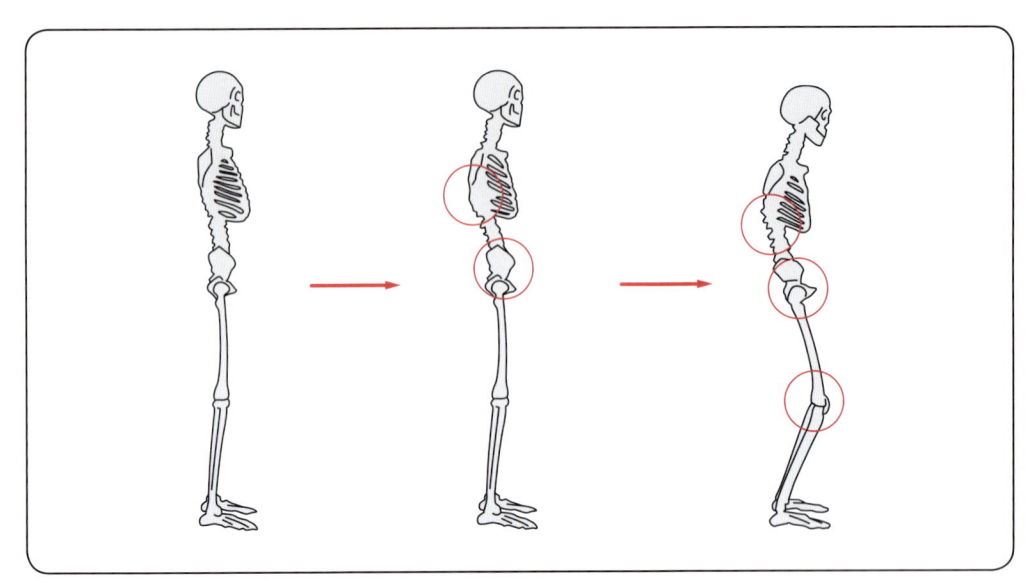

図2：加齢による姿勢の変化
（文献1）より引用

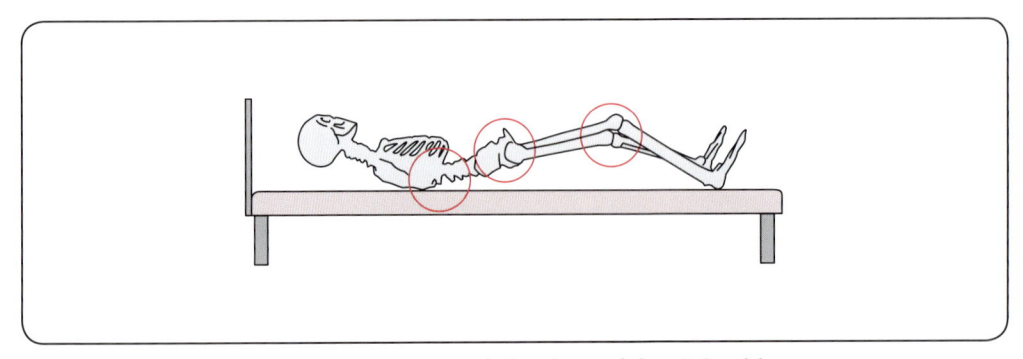

図3：背臥位において身体が床面に適合できない例

　図1や2のような姿勢変化がある場合，関節拘縮や過剰な筋緊張によって身体全体の可動性が著しく低下しており，**図3**のように床面に対して身体が適合できない状態となる．その結果，支持基底面は狭くなり，より不安定になってしまう．不安定になれば，より全身を緊張させ，ここからも悪循環を形成する．

　また，頭部から尾側方向に向かって身体を観察すると，頭部や胸郭，骨盤，下肢などの骨格は船底型で不安定で傾きやすくなっている（**図4**）．そのため，少しでも床面との接触面積を増加させるには，身体を回旋させ，一方の肩甲帯と対角線上の骨盤，殿部で身体の支持を行う戦略をとることがある．それによって脊柱は回旋や側屈を伴うため，**骨盤の3次元的なアライメントの変化が起こり，体幹および股関節周囲筋の筋バランスに影響を与える．**

　このように，様々な要因によって，また，長期間少しずつ変化を起こしながら，寝たきりの身体像が作りあげられていると考えてほしい．

> **メ　モ**
>
> 骨盤の位置の変化によって付着する筋のバランスは変化し，片側の股関節の内転や内旋，屈曲筋群が短縮，過緊張状態となり（図5），いわゆる挟み足となりやすい．

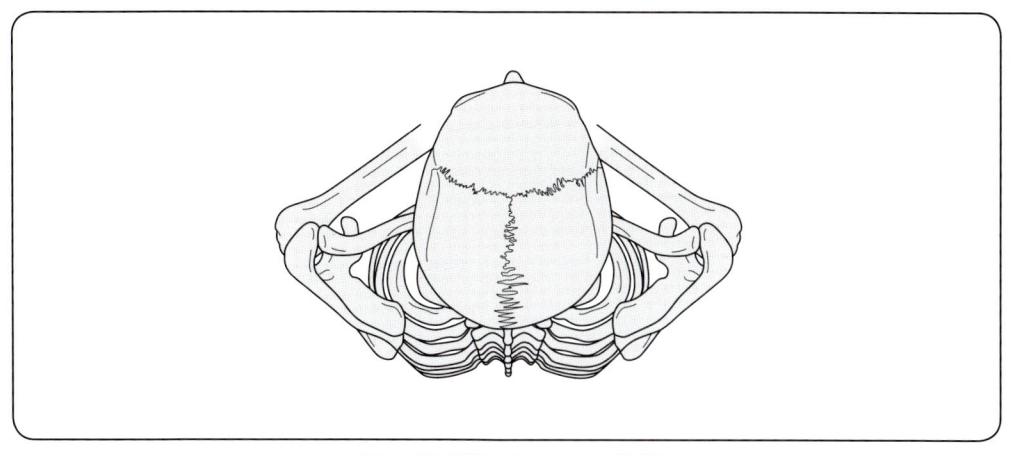

図4：船底型になっている姿勢

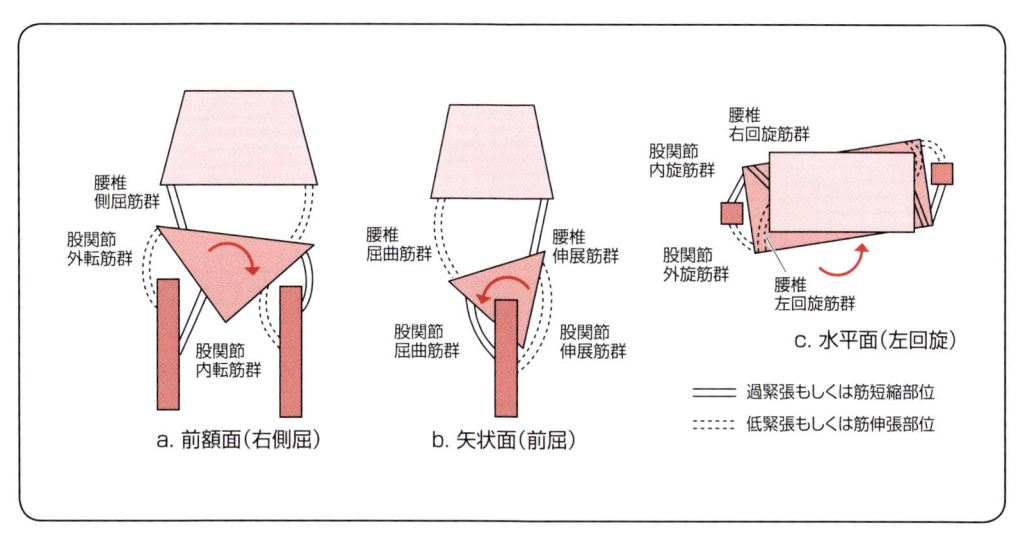

図5：立位時のアライメントの変化と筋バランスの関連性の例
（文献1）より一部改変）

Advice

　関節が不動化することによって，関節包や筋からの過剰な求心性刺激は中枢神経系に影響を与え，慢性的な痛みや知覚異常を起こし，また，体性-自律神経反射などによって臓器や内分泌に何らかの影響を与え続けてしまう．反対に関節への理学療法アプローチが全身に波及することも考えられる．局所へのアプローチでも全身に波及する可能性があることを意識してほしい．

理学療法介入の実際

●安楽肢位を考える

ではどのように対応すればよいか．問題点は様々あるが，加齢による姿勢の変化によって不安定な状況が生み出されているので，ここでは安楽肢位を考慮に入れたポジショニングを行っていきたい．

> **メモ　安楽肢位**
>
> 安楽肢位とは，安全で安定した楽な姿勢である．急性腰痛の対処時や呼吸困難が生じたときなど，なるべく安楽な姿勢で保持し，痛みや発作などの緩解を促すことがある．その姿勢は状況に応じて異なり，例えば腰痛ならば痛みの少ないポジショニングを提供，指導することになる．

寝たきりの高齢者にとって，安楽肢位とはどのようなものであるか考えてほしい．

図6のように，空間を埋めるために大腿部に入れた布団などによって足部が浮いた状態となった場合，一見楽であるように思えるが，重力やあてがった布団の張力によって足関節は底屈，膝関節は伸展，股関節は伸展方向への力が加わる．そのバランスをとるためにそれぞれの関節に背屈，屈曲，屈曲の筋活動が生じる．加えて股関節屈筋群に伸張刺激が加わり，筋紡錘は発火し続け，屈曲反射などによって屈筋群に筋収縮を促し続ける．各関節に加わる外力を減少させるべく図1のように下肢を折りたたむことによって，伸張刺激の減少，つまり侵害刺激からの逃避を行うことになる．

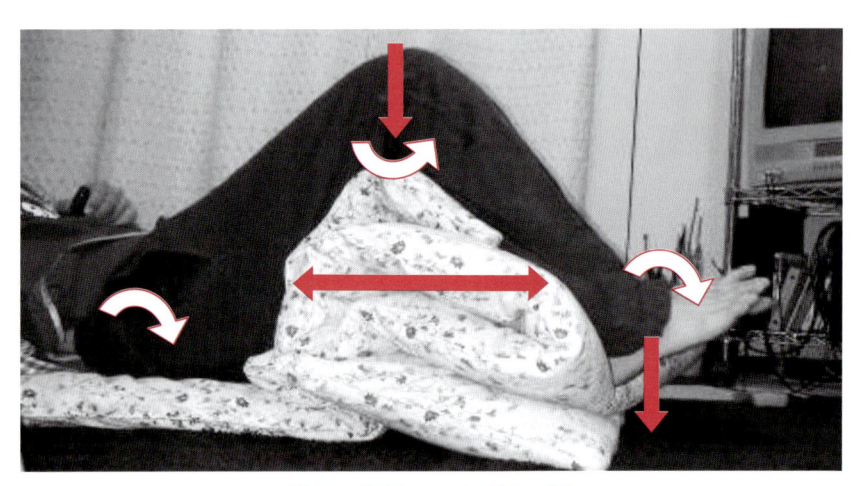

図6：ポジショニングの一例
重力やあてがった布団の張力（➡）によって関節に外的トルクが加わっている．

Advice

　まずは自らプラットホームに臥位になり，安楽肢位をとってみて，その肢位をデジタルカメラで撮影してみたり，自らの感覚を研ぎ澄ませて主観的に評価してほしい．私たち健常人も長年生活しているなかでの特異的な身体活動や外傷などによって起こる組織の損傷や変性などがあり，体位（position）が無意識のうちに正中位から変化していることに気づくことができる．主観的にはプラットホームとの接触面から伝わる感覚によって，骨盤や肩甲骨の位置が非対称であると感じたり，四肢の位置やアライメントが変化していることが理解できる．腰椎の前彎が強い人は仙骨部に痛みに近い荷重を感じたり，骨盤が回旋している人はどちらか一方の上後腸骨棘に荷重を感じたりするかもしれない．また，四肢の位置やアライメントを変化させたりしているかもしれない．中には背臥位ではなく側臥位を選択している人がいるかもしれない．ここで理解してほしいことは，人それぞれで安楽肢位は違い，どの姿勢が良いとは限らないということである．更に，当然身体状況は日々変化する．昨日の安楽肢位と今日の安楽肢位も違って当然なのかもしれない．

●安楽肢位を提供する

　クライアントが身体の安定を得るために，より多くの接地面積があり，なおかつ過剰な緊張がなく，呼吸や循環状態が安定できるポジションを提供したい．エアーマットやウレタンフォームのマットは褥瘡予防として近年は広く導入されているが，これは圧力を分散する効果が得られる一方で，支持基底面が不安定になりやすい場合や脊柱の変形が強い場合などでは接触面積が十分得られず，かえって身体の緊張が高まってしまうケースもある．したがって，ポジショニングピローなども併せて用いながら，体圧分散と体幹，四肢の緊張がゆるむ姿勢を考えたい．

　体圧分散は褥瘡予防の観点で評価するとよい．介護用品のマルチグローブを用いて，身体と床面の間に手を入れて手の通りやすい部分と通りにくい部分を評価する．通りにくい部分は荷重がかかりやすいため，できるだけ通りやすい環境を整える．また，クライアントの皮膚に発赤がみられるかなどを評価してもよい．

　次に体幹，四肢の過剰な緊張がゆるむ姿勢を実際に関節を動かしながら調整していく．ここでは骨格の位置を解剖学的肢位のように左右対称や正中線上に合わせたりせずに，骨盤であれば回旋させたり，前後傾させたりしながら，股関節周囲筋の過剰な緊張がゆるみやすいニュートラルポジション（関節や周囲筋の緊張がも最も均一になる場所）を探してポジショニングピローを使って肢位を安定させる．胸郭や肩甲帯周囲，頭部，四肢についても同様である．そのような肢位をとっている場合は，他動的に左右に揺らしたときに軽く動くことで確認ができる（図7a）．また下肢については，下肢にかかる重力を考慮し，大腿部や足部でも支持基底面を広くして，股関節や膝関節などの過剰な緊張がゆるみ，他動的運動が行いやすい状態とする（図7b）．

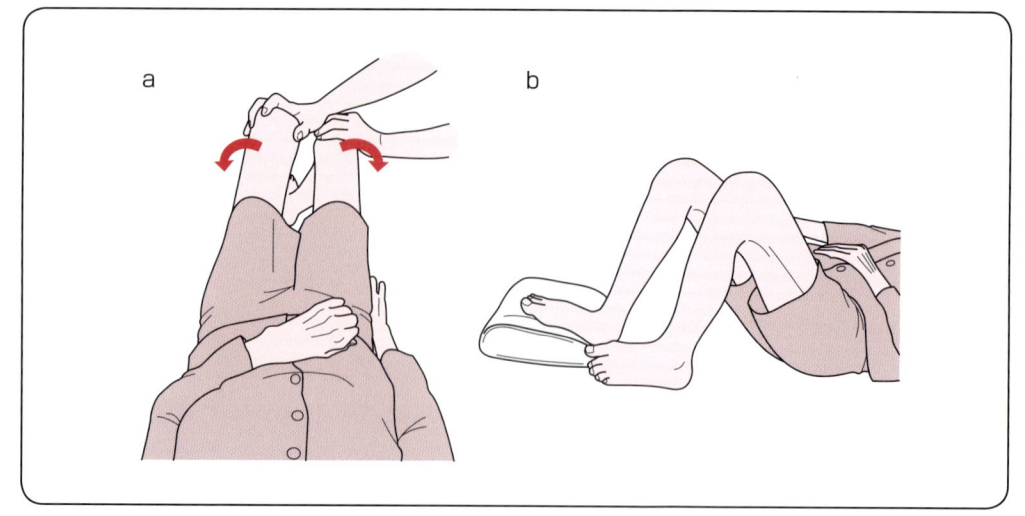

図7：安楽肢位の決めかたの例
a：膝関節を把持して，体幹下部〜骨盤〜大腿部の緊張がゆるみやすい位置を調整している．位置を調節した後，ポジショニングピローを用いて大腿部や坐骨部などにも支持基底面を作る．再度緊張や動きを他動的に動かして評価する．
b：図6のような状況にならないように，足底接地が困難な右足部はピローを利用する．重力により形成される足関節底屈方向への外的トルクに対して床反力を利用してバランスをとり，足関節背屈筋群に伸張刺激が加わらないようにする．

● 文献 ●

1) 嶋田智明，大峯三郎，他（編）：実践MOOK・理学療法プラクティス　変形性関節症，文光堂，2008

● 新人理学療法士へひとこと ●

オーダーメイドである

　ポジショニングの方法は毎日同じとは限らず，日々オーダーメイドであるべきと言ってもよいだろう．しかしながら在宅や介護施設では毎日アプローチできることの方が少ないため，ポジショニング指導などを行う場合があるが，形にこだわらず，体圧分散と安楽肢位を模索してもらうようにする方が良いのかもしれない．表情や体調，身体の緊張を観察しながら「何だか楽そうだね」と思えるポジションにいてもらえるようにすることを考えてほしい．

📖 *Further Reading*

①実践MOOK・理学療法プラクティス　変形性関節症，嶋田智明・大峯三郎・他（編），文光堂，2008
　☞ 高齢者に多い変形性関節症に対して多面的に書かれており，多関節運動連鎖についても重要な記載がある．
②特集"リハ・ポジショニング"．リハビリナース 2：327-365，2009
　☞ ポジショニングの実際の場面が図によってわかりやすく記載されている．

8 小児の発達障害

上杉雅之

> 機能障害を運動連鎖の観点から考えると，成人の場合は，今まで有していた運動連鎖が破綻することによる機能障害であるが，小児の場合は，成長に伴って運動連鎖を獲得していく過程における低緊張，痙性などから起こる異常な運動連鎖による機能障害であることが特徴として挙げられるだろう．本稿では，発達障害の評価のポイントと3つの症例を提示し，具体的な評価と治療の例を紹介する．ただし，環境因子として母親など保護者の存在や適切な課題提供などの違いこそあれ，運動連鎖を念頭に置いた評価や治療において決して特別なものではないことを理解してほしい．

■はじめに～発達障害とは？

発達障害は今まで，脳性麻痺，二分脊椎，筋強直性ジストロフィー症，ダウン症など，子どもが有する様々な障害を指していたが，現在は，身体的な問題はあまりないが，社会的問題などを伴う**注意欠陥・多動性障害**（attention deficit/hyperactivity disorder：AD/HD），**自閉症**などを指すようになってきている．本稿では発達障害を前者としている．

運動連鎖を加味した発達障害の評価（図1）

運動連鎖における一般的評価は，観察的な動作分析と触診によるが，発達障害においても同様に視診と触診に頼ることが多い．ただし，Vojta法やBobath法などの治療法の違いから評価の捉えかたは様々に考えられるが，ここでは筆者の経験に基づき，運動連鎖を考慮に入れたポイントとして述べてみたい．

発達障害を有する子どもたちは，様々な障害因子を有することが考えられるが，以下の点が主な特徴として挙げられるだろう．

❶**低緊張**を有する場合は，四肢等の動きが分断されやすくなる．例えば，上肢の重みにより，肩関節での連結した動きが阻害される可能性がある．

❷**痙性**を有する場合は，異常な運動連鎖が出現する．例えば，滑らかな動きが阻害され，上・下肢や体幹に特異な運動連鎖が出現する可能性がある．

❸**自閉傾向**がある場合は，こころによる運動連鎖により視線が下に向きがちとなる．例えば，頭部が常に下を向くことによる脊柱の後彎などがみられる可能性がある．

❹**感覚過敏**がある場合は，特異な体重負荷による代償の運動に結びつく．例えば，足底に過敏があれば，尖足で体重を支持し，一見脳性麻痺児様の運動連鎖を惹起する可能性がある．

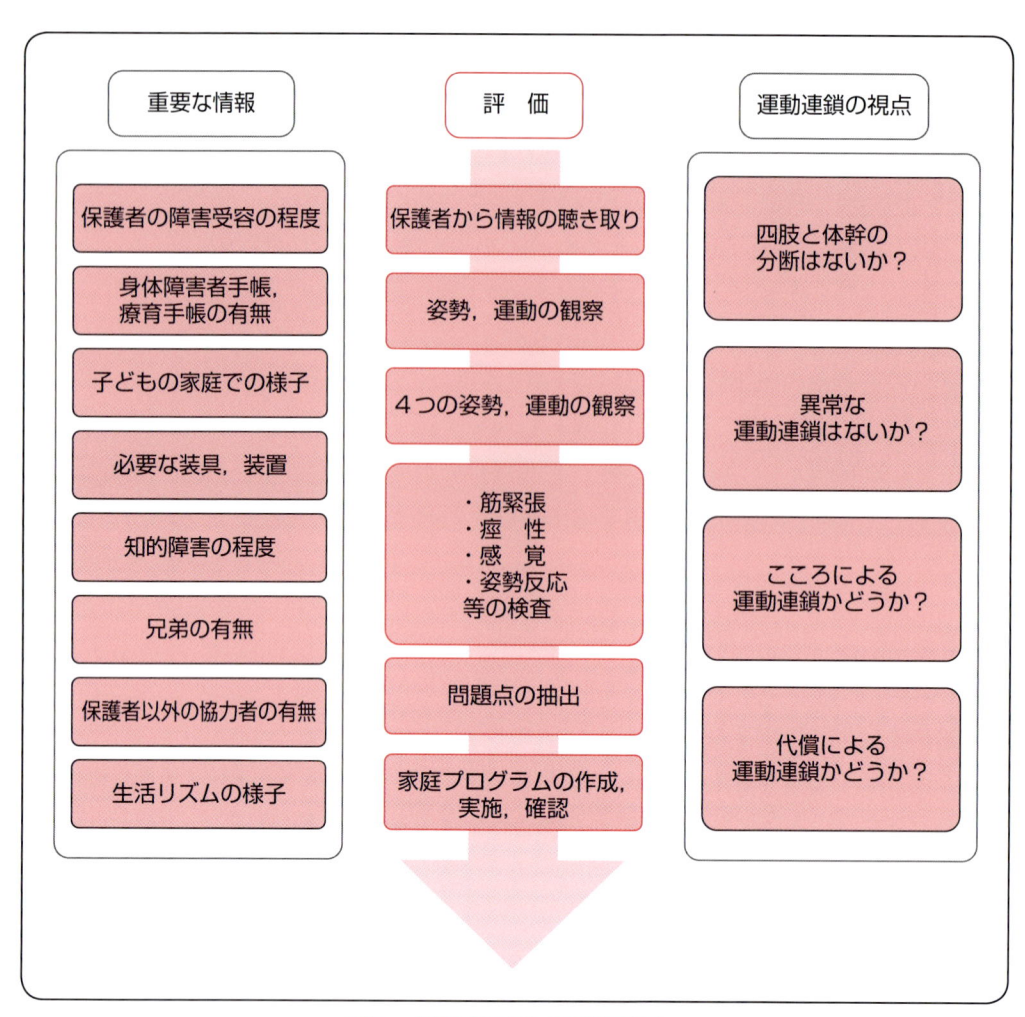

図1：小児理学療法の評価の流れ

重要な情報：
- 保護者の障害受容の程度
- 身体障害者手帳，療育手帳の有無
- 子どもの家庭での様子
- 必要な装具，装置
- 知的障害の程度
- 兄弟の有無
- 保護者以外の協力者の有無
- 生活リズムの様子

評価：
- 保護者から情報の聴き取り
- 姿勢，運動の観察
- 4つの姿勢，運動の観察
- ・筋緊張 ・痙性 ・感覚 ・姿勢反応 等の検査
- 問題点の抽出
- 家庭プログラムの作成，実施，確認

運動連鎖の視点：
- 四肢と体幹の分断はないか？
- 異常な運動連鎖はないか？
- こころによる運動連鎖かどうか？
- 代償による運動連鎖かどうか？

いずれにせよ，クライアントが示す運動連鎖を含めた全身に対するアプローチにより，そこに存在する障害因子は明らかになるだろう．そして，私たち理学療法士（PT）は適切な治療を提供し，クライアントを含めた家族の目標達成を支援することが可能となる．

● **評価はまず保護者からの聴き取りから！**

成人の場合，直接患者からいろいろな情報を聴き出せるが，小児の場合は困難であることが多い．まずは，キーパーソンである保護者から必要な情報を聴くことが大切になる．聴き取りから，好きな玩具を始め，寝返りや座位などの粗大運動能力など，クライアントに適切な課題を提供するための貴重な情報を得ることができる．ただし，最初に保護者に質問するときは，保護者の障害受容の程度に注意しながら，いちばん心配していることなどを聴き出し，子どもの障害を適切に把握しているかどうか調べることも必要であろう．

> **Advice**
>
> 小児の場合，クライアントのみならずキーパーソンである保護者を含めた支援が大切となる．たとえPTにすばらしい技術があったとしても，保護者から信頼されなければ，その技術は生かされないだろう．また，保護者から心配していることを具体的に聴き出し，それにアプローチすることは，最終的にクライアントの家族の幸せにつながるだろう．

● まずは姿勢・動作の観察！

具体的にクライアントの粗大運動についての情報が把握できれば，実際にいろいろな姿勢をとるなかで適切な課題を提供し，姿勢や運動を観察する．そして，何が可能で，何が不可能なのかを整理する．また，たとえ動作が可能であったとしても特異的な姿勢や運動であれば，更なる検査が必要となる．

> **Advice**
>
> 小児リハビリテーションの対象は子どもであることから，実施に際しては，事前に準備が必要である．例えば，治療にある玩具を使って行いたいことがあれば，まず，自分がその玩具を使用して楽しそうな姿を見せることで導入しやすくなり，また，兄弟が同席できるならば，彼らにクライアントに用意した課題を行ってもらうことで興味を引くことも可能となる．すぐに介入するのではなくクライアントがやって楽しいと感じる課題提供のしかたは重要なポイントである．

● どのような姿勢を示し，どのように動いているのか？

粗大運動が観察され評価されると，更に詳しい観察が必要となる．例えば，リーチアウトの動作の場合は，玩具に手を伸ばそうとするときに，「視線はしっかり対象物を注視しているか？」「頭部の位置は適切であるか？」「体幹に傾きがないか？」といったクライアントの全身を観察し，更に，どこから運動を開始するかを観察することが，運動連鎖を含めた評価として重要となる．また，感覚の影響等も考慮する．例えば，左右どちらかに視力障害があれば，障害のない優位な側で見ようとするために頭部を回旋し，そのために姿勢全体に影響することが考えられる．

> **Advice**
>
> 小児の場合，成人と比べると様々な援助活動が考えられる．自宅を始め，保育所，学校といった環境の違いを踏まえた装置や装具の提供，立位保持装置や座位保持装置，装具，杖，車椅子といった装置や装具などの提供，身体障害者手帳や療育手帳の紹介など多岐にわたる．このことは単に情報提供のみに留まらず，クライアントの抱える問題の解決につながることが多い[1]．

● 具体的な観察法とは？

クライアントがリーチアウトするとき，滑らかな運動の波及，筋活動の適切な**時間的配列，空間的配列，強さの配列**が要求される．しかし，リーチアウトの反対側へ体幹が側屈するような動きが観察されれば，リーチアウトする上肢の挙上運動の代償機構が働いているかもしれない．また，反対に挙上側に側屈すれば，体幹の固定性が不足しているかもしれない．このように1つの動作や姿勢の観察においては運動連鎖で言われるように全身をユニットとして考える必要がある．

姿勢や運動を観察することにより，様々な障害因子を推測することができる．小児の場合は，低緊張児のような特異な姿勢を示すことが多く，成人と比べるとわかりやすいかもしれない．

Advice

小児の場合，体格が小さいので，全体を評価するときは概して観察しやすい．ポイントは肩甲骨と骨盤に注目することであり，そこから四肢・脊柱の動きが容易に予測でき，身体全体の動きを捉えるのに有用である．そして，左右差，動きの滑らかさ，特異的な動きの有無などに注目する．観察したことを記述するときは，実際に自分がその姿勢・運動を再現するとよい．

理学療法介入の実際

症例1　脳性麻痺症例
〈診断目〉　脳性麻痺
〈性　別〉　男児
〈タイプ〉　痙直型両麻痺
〈年　齢〉　3歳
〈GMFCS〉　レベルⅡ

GMFCS：粗大運動能力分類システム（gross motor function classification system）

● どのような子どもなのか？

知的障害を有するが2語文が可能であり，コミュニケーションは良好である．運動能力は独歩可能であるが，立位時，下肢は常に股関節が内転・内旋，膝関節が屈曲，足関節が尖足となっていた．そのために，歩くときは両膝をすり合わせ，爪先で支持するような不安定な歩容を示した．PTの目的は，下肢の痙性の抑制，体幹の抗重力伸展活動の促通による歩行の安定とした．

● どのように介入するか？

両下肢が内側に入ってくる（股関節の内転・内旋）のを予防するために，クライアントを大きなロール上に下肢を開いて浅く座らせる．PTはクライアントと向き合って座る．そして，PTの両手をクライアントの両膝の上に置き，床面に対して膝の上から徐々に圧

を加える（図2）．結果的に大腿はPT側に引かれることになり，骨盤が後傾するので，その動きに拮抗する動きとして，骨盤の前傾を始めとした脊柱が伸展する活動が賦活されていく．更にクライアントの反応をみながら，ロールを徐々に立てて立位の姿勢に近づけ，下肢が良いアライメントの状態で骨盤を中間に維持した姿勢を保持させていく．

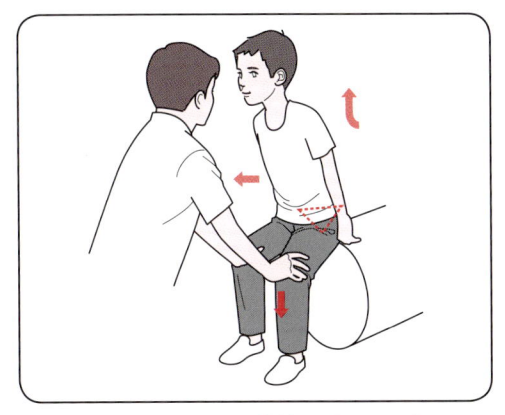

図2：膝からの運動連鎖を利用した介入

メモ　脳性麻痺のタイプと運動能力[2]

脳性麻痺のタイプの割合は，片麻痺が35％，両麻痺が28％，四肢麻痺が37％である．ただし，これらは両側脳性麻痺，片側脳性麻痺という2つのタイプに分類するようになりつつある．運動能力程度の割合は，GMFCSのレベルⅠ（階段昇降可能程度）が32〜42％，レベルⅡ（歩行可能程度）が18〜30％，レベルⅢ（歩行補助具の使用で歩行可能程度）が8〜12％，レベルⅣ（電動車椅子の使用で移動可能程度）が9〜15％，レベルⅤ（電動車椅子の使用でも制限あり程度）が13〜16％を占める．

症例2　低緊張児[3]

〈診断目〉　先天性筋強直性ジストロフィー
〈性　別〉　女児
〈タイプ〉　低緊張
〈年　齢〉　2歳

● どのような子どもなのか？

　知的障害を有するが言語理解があり，PTに対しては指を立てるなどのサインがみられた．重力に従うような姿勢をとり，未定頸で，運動能力は臥位レベルの活動のみであり，背臥位で四肢を床面上で動かすことはできても上肢を空間に持ち上げることや，寝返りは不可能であった．また，四肢の動きは肩関節や股関節などの中枢部から開始された．PTの目的は，頸周辺筋群と体幹前面筋群の筋力増強による定頸と四肢の抗重力活動とした．

POINT　発達障害児は様々な障害を有するが，その1つとして低緊張が挙げられる．低緊張を示す特徴は，スカーフ徴候，踵-耳試験の異常，二つ折れ現象，弛緩肩，後肩幅寄せなどがある．運動連鎖の視点からみれば，全身を1つのユニットとして活動させることは難しく，四肢の重みで中枢部と末梢部が連続性の欠けた動きとして観察されるだろう．

● **どのように介入するか？**[4]

　クライアントを背臥位にし，PTは，頭部を正中線で保持する運動に波及しやすい肩甲骨の外転・下制方向を誘導する．また，頭部の回旋運動に波及しやすい肩甲骨の外転・上方回旋を誘導し，頸の周囲筋群を強化する．更に，PTはクライアントを腹臥位にし，頭部を顔側から軽く介助して持ち上げ，上肢や体幹前面筋が働くように，手掌で体重支持をさせる（図3）．PTがクライアントの頭部を前屈した状態でPT側に少し引くことにより，拮抗する動きとして頭部を屈曲し，骨盤を後傾する動きが波及し，体幹前面筋・後面筋を強化することができる．

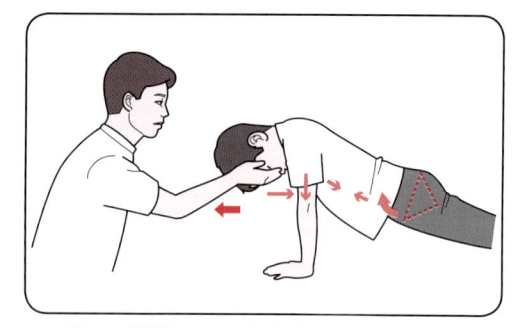

図3：頭部から運動連鎖を利用した介入

症例3　知的障害児[5]

〈診断目〉　染色体異常
〈性　別〉　男児
〈タイプ〉　低緊張
〈年　齢〉　4歳

● **どのような子どもなのか？**

　重度の知的障害があり有意語はなく，遊びも単調で展開することはない．運動能力は，独歩可能であるが四つ這い移動に戻ることが多かった．また，床からの立ち上がりは可能であるが，歩行時は下肢がワイドベースを示し，平坦な場所でもすぐに転倒する．階段昇降では，昇りは手すりがなくても独立で可能であるが，下りは下肢の協調性のなさと足元をあまり意識しないことから不可能であった．PTの目的は，下肢の筋力強化と協調性を高めて歩行を安定させることとした．

Advice

　小児PTは知的障害のケースを扱うことが多い．ダウン症を始めとする知的障害児はもちろんのこと，肢体不自由児でも知的障害を伴うことが少なくない．そのために接しかたなどを知らない新人PTには苦手な対象となり得る．しかし，他の障害児同様に，クライアントの好きな遊びの聴き取りを行ったり，受け身の遊び等の乳児期初期の介入方法を取り入れたりするなど，接しかたを工夫することにより，多くのことが解消されるだろう．

● どのように介入するか？

　重度の知的障害を有していることから，介入が不快刺激となり，自虐行為等に結びつかないように注意する必要がある．本クライアントは綱引きに興味を示したので，PTとクライアントが互いに相手の動きがわかりやすいように紐でなく棒を利用して行った．PTは，クライアントの姿勢・動作を観察しながら，引く強さ，方向を変え，クライアントに必要な姿勢・運動を促す．単に棒を利用した引く動作だけでも，上肢の屈曲活動から背筋の伸展活動，股関節の伸展，下肢の伸展活動へと波及していくことが期待される（図4）．

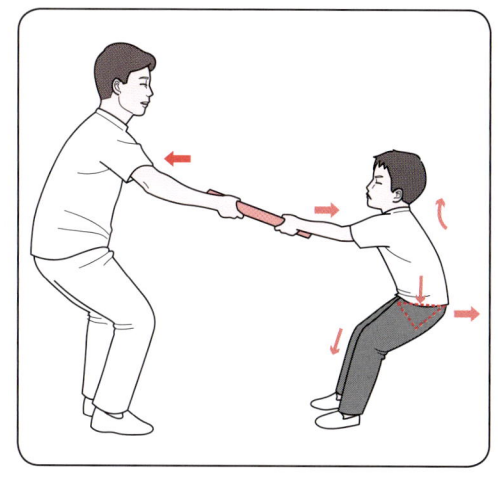

図4：引く動作を利用した運動連鎖への介入

● ──文献──

1) 嶋田智明（監修）：地域理学療法にこだわる．文光堂，2010
2) Dodd K, Imms C, et al（eds）：Physiotherapy and Occupational Therapy for People with Cerebral Palsy, Wiley-Blackwell, 2010
3) 上杉雅之：小児神経筋疾患の理学療法．理学療法ジャーナル 37：393-399, 2003
4) 上杉雅之, 原 章, 他：重度の先天性筋緊張性ジストロフィー症の一症例．理学療法学 21：292-296, 1994
5) 上杉雅之：8P-症候群の理学療法経過．理学療法ジャーナル 37：523-526, 2003

● 新人理学療法士へひとこと ●

　子どもの興味を引く課題提供などのこころに影響する運動連鎖，体幹を中心としたアプローチなどの運動連鎖など，様々な因子を考慮する必要がある．そして，家族への理解を促し，適切な装具・装置の提供，保育士等関連職種の協力を得るなど，包括的な支援を家族を含めて実施していくことが重要である．

Further Reading

脳性麻痺のクリニカルリーズニングアプローチ　理学療法・作業療法　評価と治療，Dodd KJ, et al（編），上杉雅之・成瀬　進（監訳），医歯薬出版，2011
　☞ 脳性麻痺の人たちに対する根拠のある治療法や最新の評価法を紹介するだけに留まらず，より広い視点に立った包括的支援のありかたが理解できる一冊と言える．

パート3

運動連鎖のメカニズム

1 体は1つにパックされている

西村 晃

> 筋膜（骨膜，関節包を含む）・筋は連結性を持っており，身体全体を覆っている．運動連鎖の波及にはこの膜構造も影響している．これらを理解するためには，膜という組織に焦点を当て，解剖学を繙いていくことがポイントとなる．

筋膜，骨膜，関節包，靱帯はすべて連続性を持った同一組織である！

　学生時代に筋肉や骨，そして靱帯や関節包の名称を必死で覚えた経験を皆さんも持っていると思う．その際，筋肉は筋肉として，骨は骨として，関節包は関節包として，それぞれが独立した形で名称を覚える作業に徹したのではないだろうか．教科書によっては，覚えやすいように，骨に対して一固有の筋肉だけが模写されているものもあるため(**図1**)，固有の筋肉が，単独かつ単純に骨に付着しているというイメージを持ちやすいと思われる．

　しかし実際は，筋や腱を包み込んだ筋膜はそのまま骨膜へ移行している(**図2**)．更にその骨膜は，関節部分では，そのまま関節包へ移行している(**図3**)．

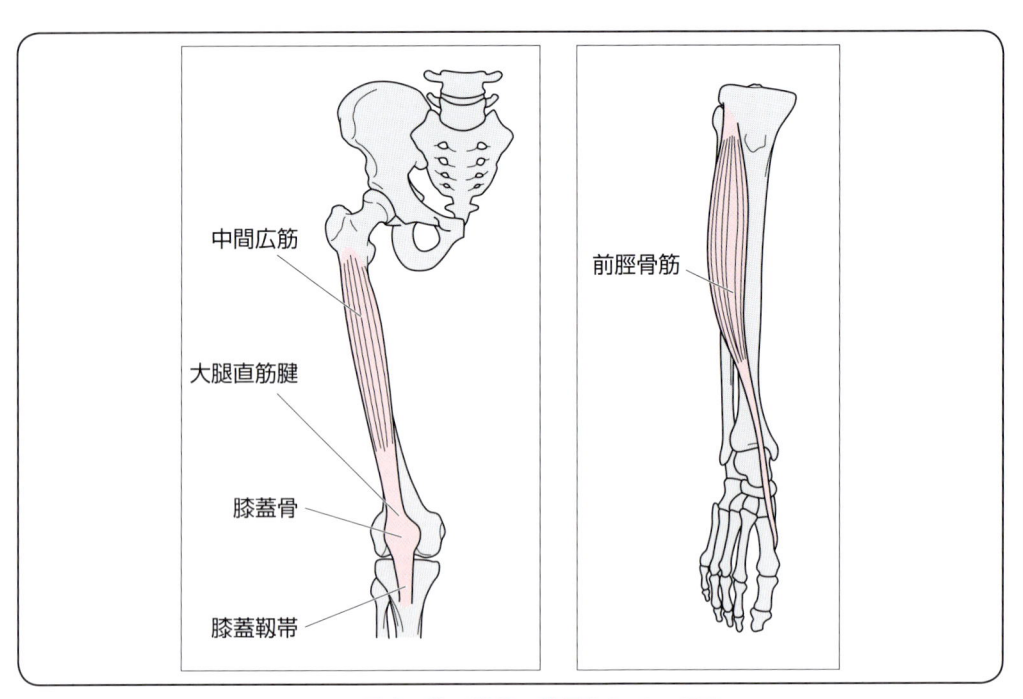

図1：固有の筋が単独で模写されている例
（文献1）より引用）

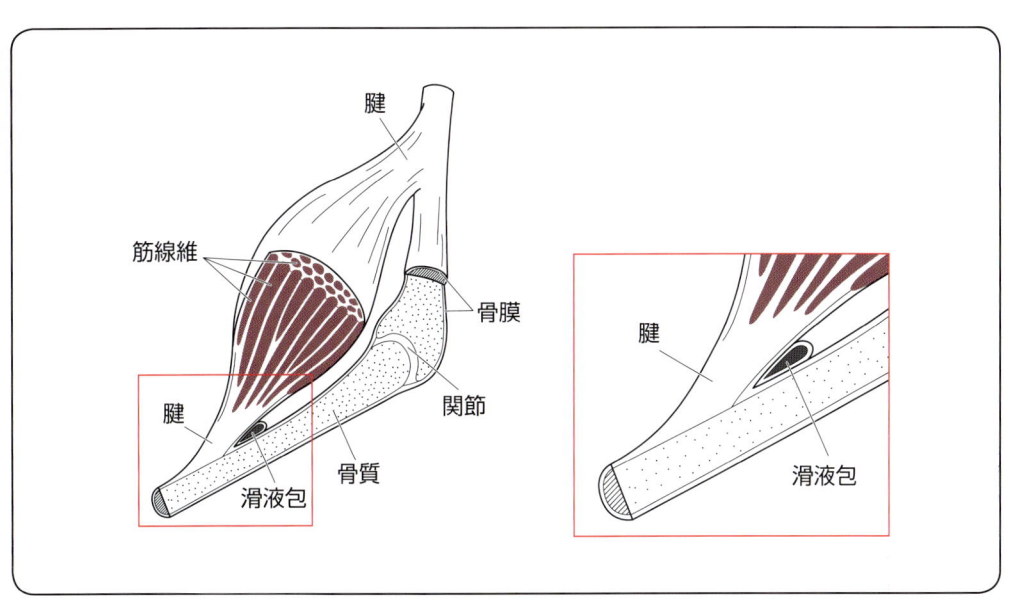

図2：筋膜がそのまま骨膜に移行している様子
（文献2）より引用）

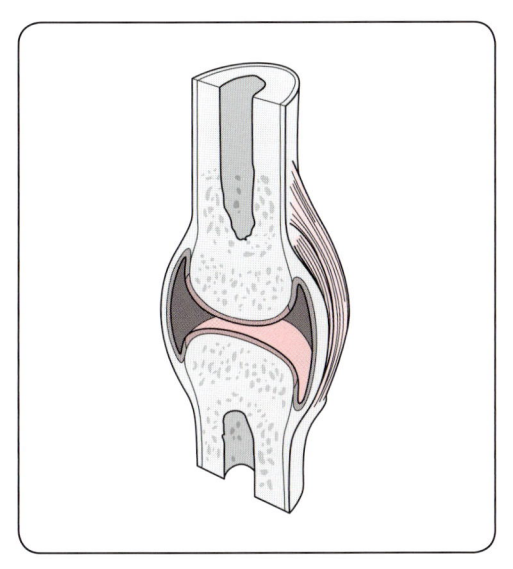

図3：骨膜が関節包に移行している様子

Advice

　膜構造による身体の連続性はイメージしにくく，解剖学書の中でこの膜構造を全身くまなく模写して解説している書物を見つけるのは困難である．
　解剖学書にある一枚一枚の画像を頭の中でつなぎ合わせて，"○○筋は○○骨に付着する"だけではなく，"○○筋の筋膜は○○骨の骨膜に移行し，関節部では関節包に移行している"という意識を持って解剖学書を眺めてみよう．

膜構造は浅部から深部にわたる

浅筋膜*に対して連続的に存在する深筋膜は，筋間中隔と名前を変えて深部に至り，骨膜として骨も包み込む（図4，5）．この関係は全身でみられる．

*欧米では，脂質層を含む皮下組織のことを浅筋膜と呼び，皮下組織より下の層を深筋膜と呼ぶことが多い．

POINT　筋膜は"fascia"の訳である．fasciaとは，骨膜，関節包，硬膜，腹膜，胸膜など，深層の膜すべてを指す．fasciaはすべて連続性を持っており，これらすべてが筋膜であると言える（硬膜，腹膜，胸膜の連続性に関しては，本稿では述べない）．

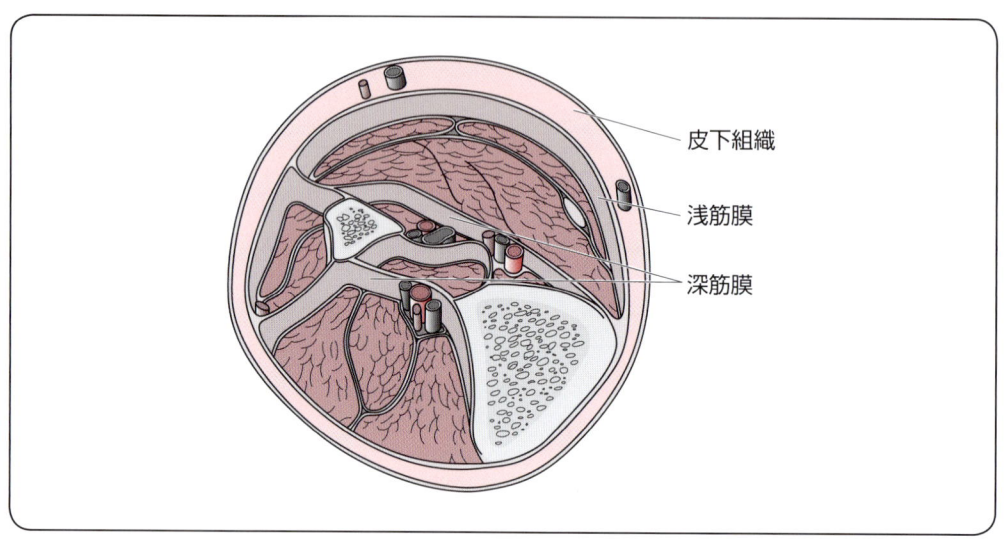

図4：筋膜が深く入り込み，骨と筋肉を取り巻く様子
（文献3）より引用）

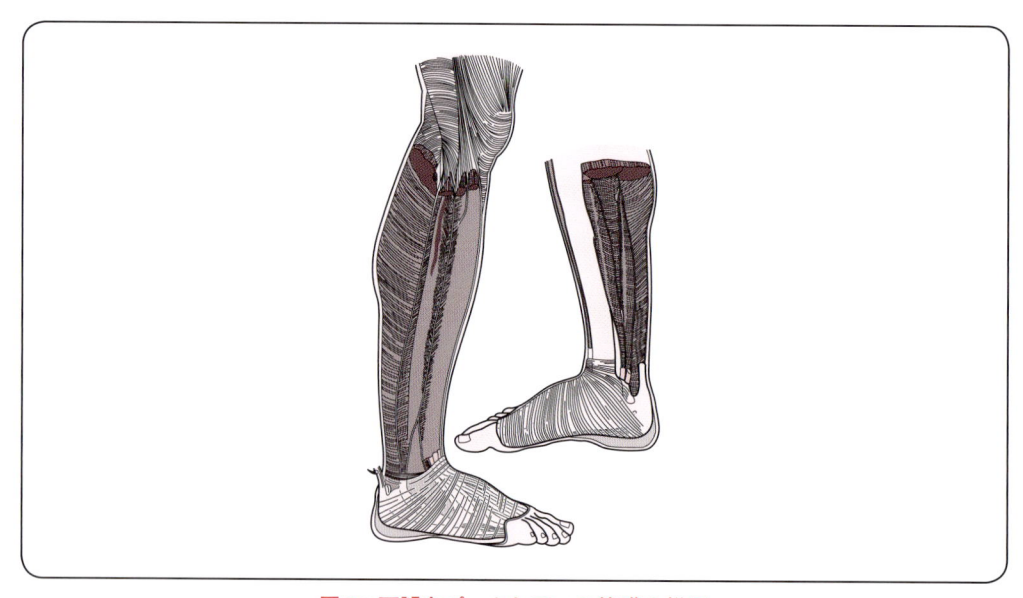

図5：下腿をパックしている筋膜の様子
（文献4）より引用）

> **メモ**　身近にある膜構造

オレンジ色のビニールにパックされたピンク色の魚肉ソーセージ．このソーセージは，オレンジ色のビニールを剥く前は，弾力性がある中にもしっかりとした長軸の形態を維持しており，まさに柔と剛を兼ね備えている．しかし，このオレンジ色のビニールを剥いた途端，どうなるだろうか？　長軸の形態を維持する強度は低下し，"フニャ"と力なく曲がってしまう．もう，おわかりだろう．軟部組織に強度を与えるためには，この膜構造が有利に働くこととなる．可撓性と支持性の両方を要求される物体は，この膜構造という形態をとることにより，その機能と構造を維持している．全身の筋，骨，関節は，連続した筋膜にパックされていることになる．したがって，1つの分節の筋膜が異常をきたすと，その影響は全身に波及する．

膜という全身タイツを身にまとう！

体の深部は深筋膜で包まれている（図6）．更に，浅部を浅筋膜が覆っており，その様子はまるで全身タイツを身にまとっているかのようである（図7）．これら深筋膜と浅筋膜は連続性を持って体を1つにパックしている．

POINT　骨は筋膜で連結されていて，関節ごとに特定の関節面構造を持っている．これが末梢側から中枢側へ，中枢側から末梢側へと，ある程度共通する連鎖パターンが波及する大きな要因となる．もし，骨が筋膜系による連結を持っていなければ，それぞれの骨は分断され，連鎖パターンが波及することはない．

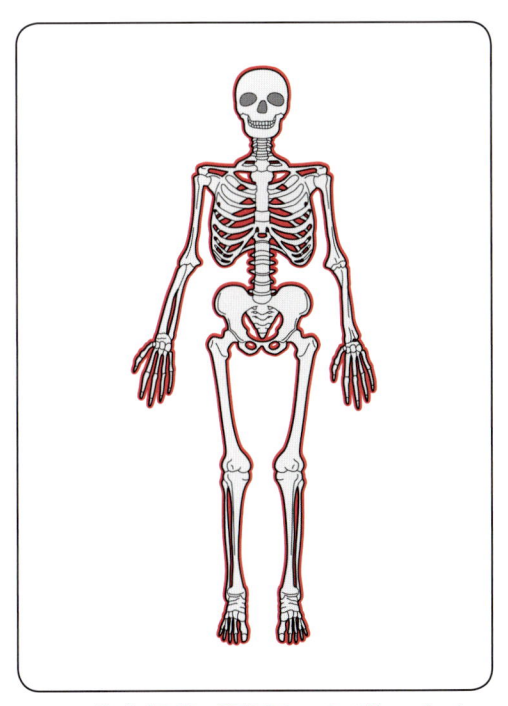

図6：筋膜（骨膜，関節包）による体のパック

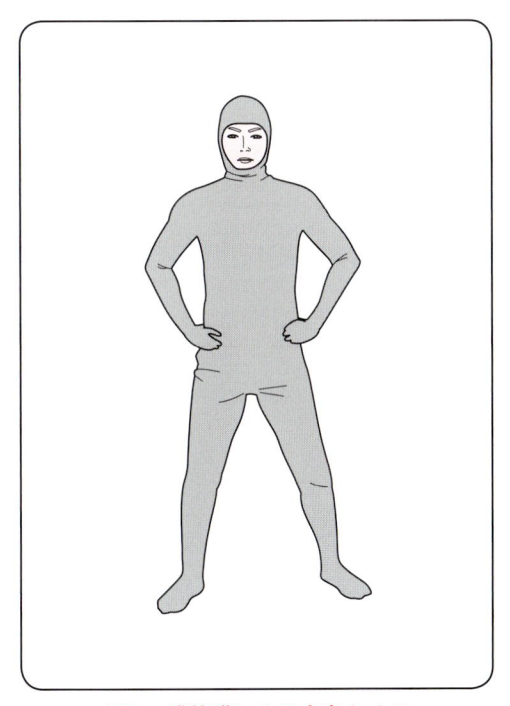

図7：浅筋膜による全身タイツ
実際は顔も包まれている．

関節運動と紙束の法則！？

　図8aのような紙束を用意する．このとき，紙束を二分する中間層に，目印となる別色紙を挿入しておく（ここではこの挿入した紙を中間紙と呼ぶ）．この中間紙を境に，上側を上段，下側を下段とする．そして，左右均等な位置にラインを入れておく．

　この紙束を図8bに示すような基線で折り曲げた場合，相対的に上段は基線に近づき，下段は基線から遠ざかるようにスライドしていく．この現象は，深部から浅部の幾重にも層をなす人体にも当てはまる．つまり，関節の動きに伴い，皮膚，皮下組織，筋膜（関節包，靭帯を含む），筋などの組織のスライドが生じている．これを膝関節に当てはめて考えてみよう．

　膝関節の屈曲では，関節軸より前面の組織が関節に収束されるようにスライドし，後面側は膝窩部から遠ざかるようにスライドしていく．

　次は，紙面同士のスライドを許さないように，紙束をしっかり圧縮した状態で持って曲げてみよう．抵抗が生じてうまく曲げることができないはずである．このことから，深層と浅層の組織のスライドが生じなければ，関節運動に影響を及ぼすことも容易に想像がつく．ここで重要なことは，スムーズな運動が生じるためには，一部分ではなく，すべての層（紙面）にわたってスライドが生じる必要があるということである．一部分の層でスライドが制限されるだけでもスムーズな運動はできなくなってしまうだろう．また，一部分のスライド制限をカバーするために，他の層が過剰に伸張することもあるだろう．この現象は，トランプや名刺などでも簡単に確認することができるので，試してみてほしい．

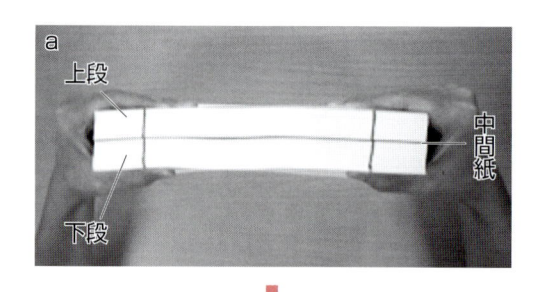

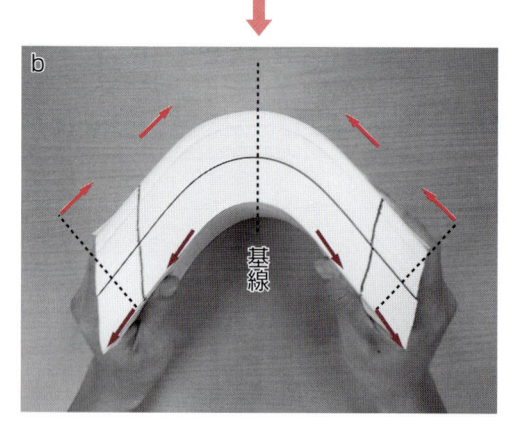

図8：紙束の屈曲とともに紙面のスライドが生じる

文献

1) 青木隆明(監修)：運動療法のための機能解剖学的触診技術　下肢・体幹，メジカルビュー社，2006，p169，192
2) 藤田恒夫：入門人体解剖学　改訂第4版，南江堂，1999，p70
3) Moore KL, Dalley AF(著)，佐藤達夫，坂井建雄(監訳)：臨床のための解剖学，メディカル・サイエンス・インターナショナル，2008，p18
4) Le Minor J, Sick H：Atlas of Human Anatomy and Surgery，TASCHEN，2005，p188

●新人理学療法士へひとこと●

学校で学んできた解剖学はほんの入り口にすぎません．何でもそうですが，解剖学も自分自身で生涯学習を続けていくものであり，そこに終わりはありません．体の組織をより立体的なイメージで理解するために骨標本を手に取って確認していくような工夫をしましょう．書物では発見できない多くのことが発見できます．

Further Reading

①プロメテウス解剖学アトラス　解剖学総論／運動器，Schunke M, et al(著)，坂井建雄・松村讓兒(監訳)，医学書院，2007
☞ 絵がきれいで筋膜も見やすく記載されており，筋膜の関係を確認するには最適です．

②系統別・治療手技の展開　改訂第2版，奈良　勲・黒澤和生・他(編)，協同医書出版社，2007
☞「筋膜リリース」の項に筋膜の重要性についての記載がみられます．

MEMO

ミニレクチャー

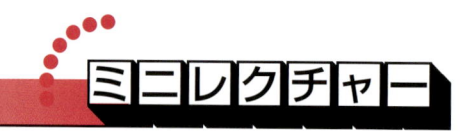

分節の動きはどこが作る？

西村　晃

■座位で体感してみよう

2人組になり，検者，被検者に分かれて確認してみよう．被検者は端座位となり，その状態から頸部を1方向にゆっくりと最大回旋する．検者はそのときの両側の肩甲骨の動きを観察する（図1a，b）．肩甲骨の動きには個人差があると思うが，頸部の回旋に伴い，肩甲骨の内転，あるいは外転など何かしらの動きが観察できるはずである．肩甲骨の動きが観察できたら，検者がその動きを制止するように肩甲骨に触れ，再び被検者に頸部の回旋を行ってもらおう（図1c）．すると可動域や抵抗感の変化といったものをお互いが感じるはずである．ほとんどの人が可動域の減少や抵抗感の増大を感じることだろう．

■立位で体感してみよう

次は立位で体感してみよう（図2a）．検者は被検者の一側の下腿をしっかりと把持し，床面に向かって軟部組織を牽引する（図2b）．そして，把持した手が動かないようにその状態を保ち，被検者は，そのまま把持された下腿とは逆方向に頸部を最大側屈する（図2c）．最終域に到達したら，検者は把持した手を離す（図2d）．すると被検者は，可動域や抵抗感の変化といったものを感じるはずである．ほとんどの人が可動域の拡大や抵抗感の減少を感じることだろう．

■1分節の動きには他分節の動きが連動する

実際にこれらを行うと，頸部の動きに肩甲骨や下腿も関連していることがわかると思う．このように，1分節の動きには，必ずそれに付随した他分節の動きが生じるようになっている．この付随した動きも運動連鎖と言えるだろう．もし，仮に肩甲骨が動けない状態

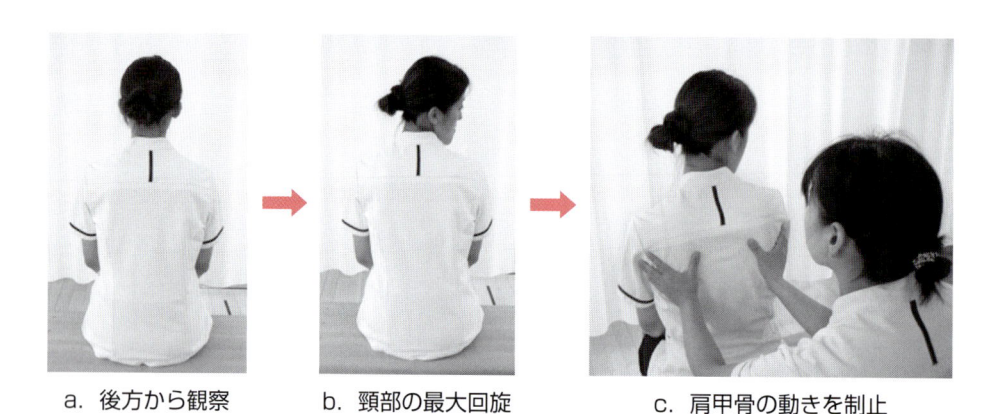

a. 後方から観察　　b. 頸部の最大回旋　　c. 肩甲骨の動きを制止

図1：肩甲骨への制限の有無による頸部の動きの違いを体感する

a. 一側下腿を露出　　b. 下腿を把持

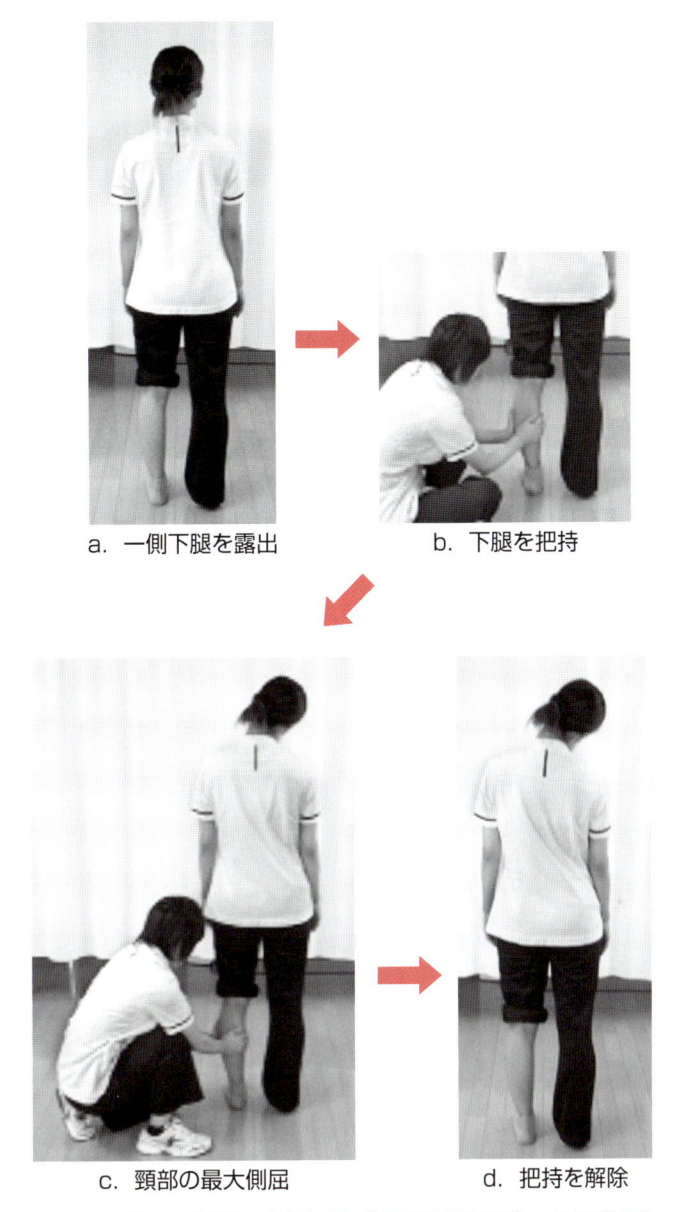

c. 頸部の最大側屈　　d. 把持を解除

図2：下肢への制限の有無による頸部の動きの違いを体感する

で，頸部の伸展や回旋を強いられたらどうだろうか？　伸展や回旋運動に苦労するはずである．労多く運動し，がんばり続けた結果，頸部の筋肉は疲労したり，頸部の過度可動性（過可動性）が生じたりして，痛みに変わる．

　1つの分節の運動においても，全身が連動して運動を起こしている．これは，労せずして目的の動作を遂行するためのシステムと言えるだろう．肩甲骨と頸部，下腿と頸部の関係以外にも色々な連動性を探してみてほしい．

MINI LECTURE

2 外力に影響を受ける身体

福士宏紀

> ヒトは地球上に存在する以上，重力への適応という課題を常に解決しなければならない．身体に加わる外力のほとんどは重力と床反力であり，これらの力と身体運動がどのような関係を構築しているかを知ることは患者の治療には欠かせない．加えて，その関係性の中から全身的な運動連鎖パターンを見出すことは，効果的治療を容易なものにするための重要なポイントである．

なぜヒトは身体を動かすことができるのか？

　ヒトの身体には，200余の骨と300種650個とも言われる筋が存在しており，目的を達成するために行われる身体各部の運動の組み合わせは無数に存在する．この組み合わせがいかなる原理によって制御されているかという問題については，Sherringtonの反射理論やJacksonの階層理論，システム理論や生態学的理論など，これまでに様々な理論が提案されている[1]．

　19世紀初頭の古典的運動制御理論では，中枢神経システムの中に記憶されている，あるいは貯蔵されている無数のプログラムのグループから，今現在行おうとしている特定のプログラムが探索されて呼び出され，それによって，中枢神経システムである大脳皮質の中の「運動野」と呼ばれる部分が刺激されることで運動が実現すると考えられてきた．この伝統的モデルでは，貯蔵されている運動プログラムを「譜面」として，皮質の運動野にある各筋・関節の運動に対応した「鍵盤」で，中枢神経システムの活動によって「演奏」するという形で運動が制御されていると説明されている（鍵盤支配型モデル）．このモデルの特徴は，指令が個々の関節の位置や角度，特定の筋肉部位の伸縮を指定している点，そして運動を制御する原因，すなわち運動のプランが，実行に先立って脳内で作られることを仮定している点である．

　このモデルにはいくつかの解決しなければならない問題が内在し，これを「Bernstein問題」という．その1つは「自由度の問題」である．あるシステムの動きを制御するために決めなければいけない要素の数を「自由度」というが，ヒトの身体の自由度の数は，骨・筋肉・関節まで含めると1,000近くなると言われる．神経やニューロンと接続した神経を考慮すると，更に膨大な要素が「身体の運動」に関わっている．この自由度の大きさは，生物の行動が多様かつ柔軟であることを保障する一方で，自由度の数が制御しなければならない変数の数と等しいことから，この数が莫大であることは制御を非常に複雑で困難なものにしている．これが「自由度の問題」である．2つ目は「文脈の問題」であり，「解剖学的多義性」「力学的多義性」「生理的多義性」に分けて考えられている．いずれも，1つの指

令が，それを受け取る身体の状況によりその意味を全く別のものに変えてしまうことがあるという指摘である．これらの問題に対して，ヒトを含む動物はいかに運動制御を行っているのだろうか．ロシアの運動生理学者Bernsteinらは，ある行為を達成しようとするときに身体各部が連携して運動の自由度を減少させるような機能的構造が存在するという考えかたを提出し，これをシナジー（synergy）あるいは協応構造（coordinative structure）と呼んだ．ここで重要なのは，この協応構造が課題に即して，様々な身体部位が様々な協応構造のグループとして，柔軟に組み替えられるということであり，合目的的な運動を制御するための基盤となるということである[2]．

本書では，「人体は連続した一構造体であり，かつ神経系と運動器が一体となって環境や外力に対して身体活動が制御される．運動連鎖とは，複数の分節が時間的・空間的に協応して合目的的かつ合理的な動作を行うことができること」と定義している．このことは，Bernsteinらが提案したシナジーや協応構造を構築することにほかならない．したがって，運動連鎖を単に「局所や末端の振る舞いが解剖学的あるいは運動学的特徴により隣接する関節を越えて全身に広がっていくということ」として捉えるだけでは十分でない．複数の身体運動を組み合わせて，最適な運動連鎖のパターンを構築した結果として捉えることが必要である．

本稿では，身体に加わる外力への対応の方略と運動連鎖の関係から，理学療法プログラムをどのようにデザインするべきかを検討する．

ヒトは身体に加わる外力によって制約を受ける

●姿勢と運動連鎖

ヒトは地球上に存在する以上，重力への適応という課題を常に解決しなければならない．もしこの課題の解決に何らかのトラブルが生じた場合，身体重心（center of gravity：COG）の制御や衝撃緩衝などに問題が発生していることは容易に予測できる．このことは非効率的な筋活動，局所の疼痛，関節の不安定性，そしてそれらに起因する非運動性や過剰運動性といった局所的問題を惹起し，更に全身的システムの問題へと波及していくことは少なくない．このような場合，局所的問題へのアプローチに加えて，身体と身体に加わる外力との関係性に配慮した全身的運動連鎖に対する治療プログラムの構築が必須となる．

COGをランドマークにすると身体と重力の関係は理解しやすい．COGは身体の各部分に作用する重力を1つにまとめた合力の作用点である．このランドマークを用いることにより，身体に働く床反力や重力との関係で生じる身体体節へ働く回転モーメント，関節モーメントなどを推察することができる．

重力への適応という課題の中で特に基本的な目標は安定性の提供である．物体の安定性は❶質量，❷COGの高さ，❸物体と物体を支持している面が接している範囲（支持基底面 base of support：BOS）の広さによって決定づけられる．更にCOGに鉛直下向きに働いている重力のベクトルがBOS内のどこに投影されているかも重要な条件となる．ヒトの身体の場合，複数の身体体節が結合された形で存在しているため，COGとBOSの関係

はより複雑になる．例えば，静止立位姿勢で考えると，重心線が耳垂・肩峰・大転子・膝関節前部・外果の前方を通る理想的なアライメントにより，各々の身体体節の質量中心が一列に配置されるため，基本的には最小限の筋活動によりアライメントは維持される（図1）．このアライメントを保ったまま足関節を中心として身体を前方に傾けたとき，各身体体節の質量中心に加わる重力ベクトルの作用は変化する．例えば，上半身の質量中心がおおむね第7〜第9胸椎にあると考えると，重力ベクトルの反力として働く床反力ベクトルはCOGと上半身質量中心の間を通ることとなり，上半身質量中心には前回りの回転モーメントが作用するため，この姿勢を空間内で保持するためには回転モーメントに拮抗するための身体背側にある筋群が協応的に働かなくてはならない（図2）．協応的に起こる筋活動は，矢状面上の移動だけではなく前額面での移動でも同様に観察することができ，どちらも抗重力的かつ姿勢維持的活動を担う筋群が連動して働く．これらの筋活動はCOGの偏位に協応して起こる全身的なパターンとして捉えることができ，まさに運動連鎖そのものと言える．

　同じCOGの前方移動であっても，身体体節の位置関係の違い，つまり姿勢によって運動連鎖の現れかたに変化が生じる場合がある．図3aは骨盤がニュートラルあるいは前傾位の状態，図3bは骨盤後傾位の状態でCOGを前方へ移動させたときの運動連鎖の現れかたを模式的に示している．図3aでは，腰椎の伸展が胸椎にも波及することによって胸郭は上方に拡張しやすい．しかし図3bでは，骨盤後傾および腰椎後彎に伴い腰椎や胸椎の伸展が起こりにくく，代償的に頸部の伸展は増強される．このような運動連鎖のパターンに胸郭が広がることが阻害され，呼吸運動や肩関節運動が行いにくいものになる．

　このように，同じCOGの前方への移動でもアライメントの違いによって全く逆の協応的パターンを認めることに注意が必要である．

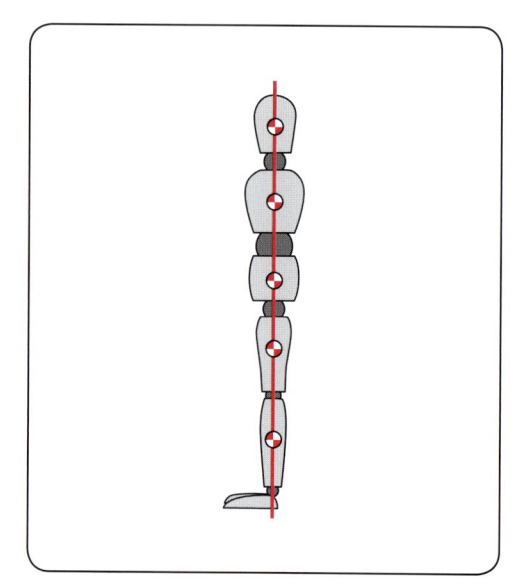

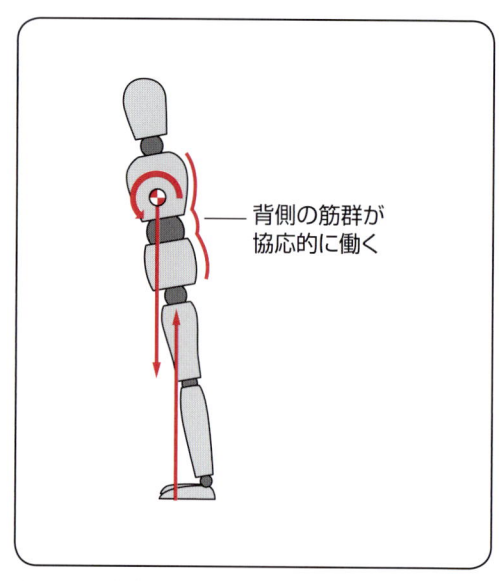

図1：理想的アライメント　　　図2：上半身質量中心の周りに働くモーメント

> **メモ**　COGの位置を推定するには？

3次元動作解析装置などを用いることによってCOGの位置は容易に算出できる．しかし，臨床現場では福井らの方法[3]を用いるのが簡便でよい．この方法は，上半身と下半身の質量中心からCOGの位置を推定するものである．上半身質量中心は第7〜第9胸椎に，下半身質量中心は大腿の1/2と1/3に分けた間におおむね存在することから，それぞれの質量中心位置を結んだ線分のちょうど中点をCOGに仮定するものである（図4）．COGに働く重力に対して，同じ大きさでCOGを貫く方向に床反力が作用することによって静止姿勢は維持される．したがって，COGの位置を推定することにより床反力も同時に想定できる．

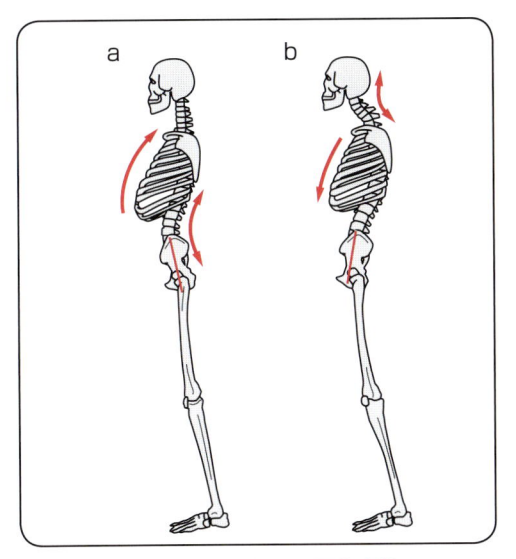

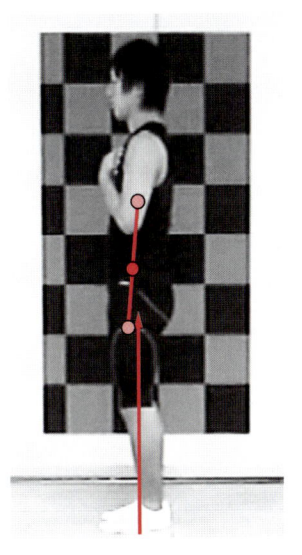

図3：姿勢の違いと運動連鎖

図4：重心位置の推定方法

Advice

　重力への適応は，その様式の違いから抗重力的適応と従重力的適応の2つに分けることができる．抗重力的適応は多くの動作に認められ，動作の開始や動作を継続的に行う場面において，重力に打ち勝って身体体節を運動させるときにみられる．逆に従重力的適応は，動作を停止させる場面や継続的に休止する場面，背臥位など休息やリラックスを求める場面でみられる．身体に何らかの問題が生じている患者では，抗重力的適応様式に問題が生じるだけでなく，従重力的適応にも問題が生じていることは多い．**図5a**は頸髄損傷患者の背臥位姿勢である．全身的に過剰な緊張がみてとれ，特に頸部から肩甲帯周囲にて著明である．これも重力への適応における協応的パターン，すなわち運動連鎖の一つの形態と考えることができる．この患者に対して枕やタオルなどを用いて適正な従重力的適応を促すことにより，**図5b**のような姿勢に変化させることはそれほど難しくなく，このことにより抗重力的対応に変化を認めることもある．このように，運動していないなかにも運動連鎖の存在を見出せることは興味深い．

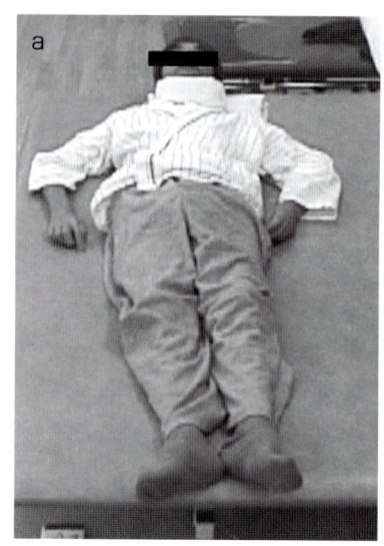

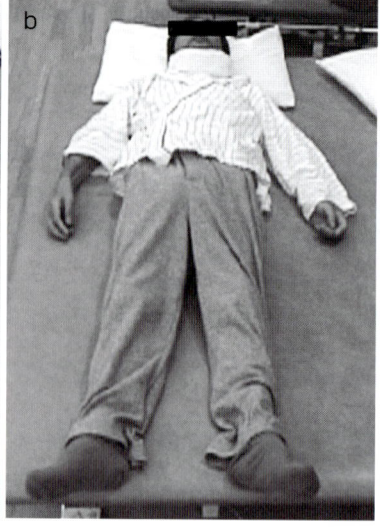

図5：頸髄損傷患者の背臥位姿勢の相違

●動作と運動連鎖

　中殿筋の弱化によって正常歩行から逸脱した歩容，すなわち骨盤と体幹を傾斜させた，いわゆるDuchenne-Trendelenburg歩行は臨床においてよく見かける現象である（図6）．経験年数の少ないセラピストや学生が，Duchenne-Trendelenburg歩行を呈する患者に対して，中殿筋の筋力強化プログラムを積極的に用いる場面をよく目にするが，そのほとんどは改善に至らない．

　COGの偏位に協応して全身的な活動が運動連鎖として起こることは前述した．ここで重要なのは，この運動連鎖によって床反力が発生し，それによってCOGの制御が行われているということである．このことは，この床反力は移動するCOGを先回りして受け止め，BOSの範囲からCOGが逸脱しないようにコントロールしていると言い換えることができる（図7）．

　身体に何らかの問題（筋の弱化や疼痛，不安定性など）が生じ，今までの協応的活動パターンを用いることができなくなると，適正な床反力を発現させることができないため，COGをBOSの範囲内に留めておくことが困難になる．そのため今まで用いていたパターンを別の（多くの場合非効率な）パターンへ変容させることによって制御することを強いられる．私たち臨床家は，Duchenne-Trendelenburg歩行を，単に中殿筋弱化による異常歩行パターンとして捉えるのではなく，中殿筋弱化によるCOGの制御不全を代償するために再構築された運動連鎖と捉え，筋の弱化という局所の問題とCOG制御不全という全身的システムの問題に対する治療プログラムを立案しなければならない．筆者が行うDuchenne-Trendelenburg歩行の治療では，中殿筋を主体とした股関節の支持性を要求することだけでなく，その支持性に協応できる頸部や体幹などの潜在的運動性（特にCOGの適正な制御に必要な求心性と遠心性筋収縮のコントロール）を再獲得させ，動的安定性が高められるよう十分に配慮している（図8）．

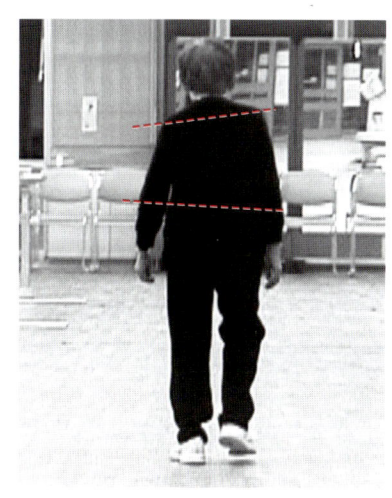

図6：左膝人工関節置換術後のDuchenne-Trendelenburg歩行
体幹と骨盤の側方傾斜が特徴的な歩容．下肢の支持性の低下に協応した体幹の側屈がみられる．

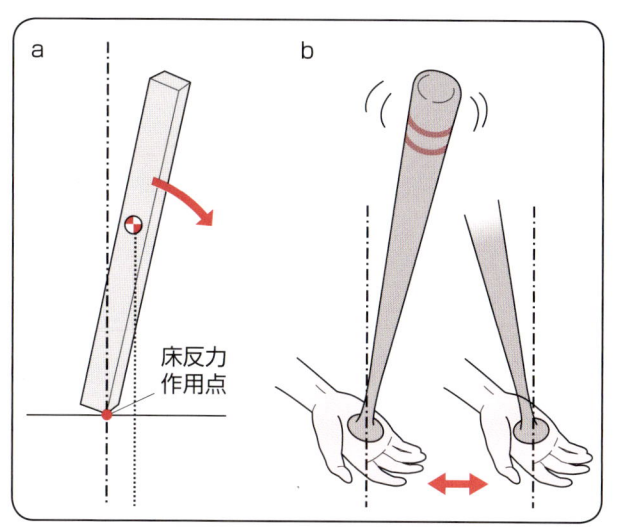

図7：COGと床反力の関係
ヒトの身体はCOGの位置が高く不安定である．そのため少しの傾きでも身体を倒そうとする力が大きくなる(a)．このときのCOGの移動に際して，床反力作用点が先回りしてブレーキをかける．この動きは手のひらでバットを立てる動作とよく似ている(b)．
（文献4）より引用）

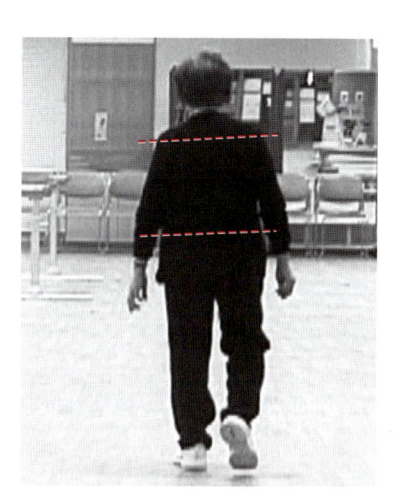

図8：図6の症例の治療後の歩容
股関節機能と体幹機能の協応的関係の再構築により，特徴的であったDuchenne-Trendelenburg歩行が即時的に改善した．

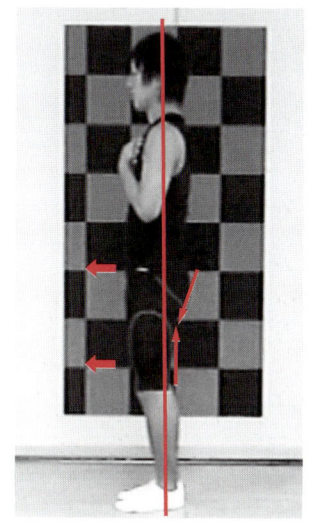

図9：swaybackを呈する立位姿勢

　運動を開始する姿勢には，その運動でどのような運動連鎖のパターンが現れるかを予測するための手がかりを見出すことができる．**図9**はswayback姿勢を呈する一般健常男性の立位姿勢である．この姿勢では，一般に足部に対して下腿や膝，骨盤が前方位，胸郭や頭部はその直上もしくは後方位となる．またこのときの骨盤は，ニュートラルあるいは後

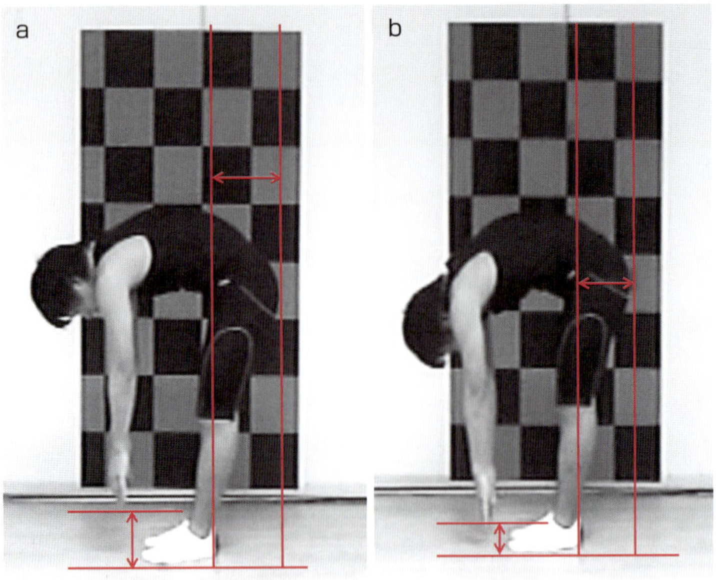

図10：介入前後での指床間距離の違い

傾化し，床反力作用点の位置は前方化することが多い．筋の活動性は頸部や腰部伸筋，大腿前面筋と下腿後面筋などで強まり，コアマッスルを含む腹部の筋や大腿後面筋の活動性は弱化する．このことにより股関節屈曲および骨盤前傾による床反力を積極的に用いた制御は困難になる．このような姿勢を呈するケースで立位体前屈を行う場合，股関節屈曲および骨盤前傾をうまく用いることができないことの代償として，骨盤を後方に移動させながら体前屈を行うことによりCOGを安定させるパターンを用いることが多い（図10a）．このような場合，足部の回内および前足部（特に母指球）荷重と大腿後面筋の遠心性収縮を用いた体前屈運動を連動させ，床反力を積極的に用いたパターンの構築を図ることは比較的効果的な方法である（図10b）．この部分は後述する運動学的解釈と併せて考えると理解しやすい．

運動連鎖を運動学から解釈すると

身体運動では，バランスの消失と回復を絶え間なく繰り返さなければならず，常に身体とCOGの関係を制御し動的安定性を保たなければならない．Klein-Vogelbach女史の著した『Functional Kinetics』では，この無自覚な動的安定性を保障する姿勢制御の方略について，重力との関係からわかりやすく説明している[5]．先に述べたとおり，運動連鎖は身体に加わる外力と密接な関わりを有する．ここでは，Klein-Vogelbachの概念から身体に現れる運動連鎖のパターンをどのように解釈することができるかについて解説する．

● ダイナミック・スタビリゼーション

運動連鎖において最も重要な課題は，最小のエネルギーで最大のパフォーマンスを遂行できるように最適化されることであろう．この最適化される運動連鎖のパターンは，強す

ぎず弱すぎもしない筋活動によって実現されなければならず，このときの活動を「エコノミカル・アクティビティー」という．「エコノミカル・アクティビティー」に分類されるもののうち評価や治療を展開するうえで重要なのは「ダイナミック・スタビリゼーション」である．「ダイナミック・スタビリゼーション」は，1つあるいはいくつかの関節が筋の活動によって固定された状態のことで，2つ以上の運動の自由度を有する関節においては最低でも1自由度は筋の固定から除外されている活動の状態と定義される．この機能は，身体における安定性の提供と運動の実行において重要な役割を果たし，関節内，身体体節内，身体体節間の関係で求められる．**図11**は変形性膝関節症患者の歩容である．本来，頭部は身体とは接触していない外界の情報を収集するための遠隔受容器として，また上肢は物品操作の主要な器官あるいは重要な触覚感覚器として，それぞれ大きな自由度が要求される．

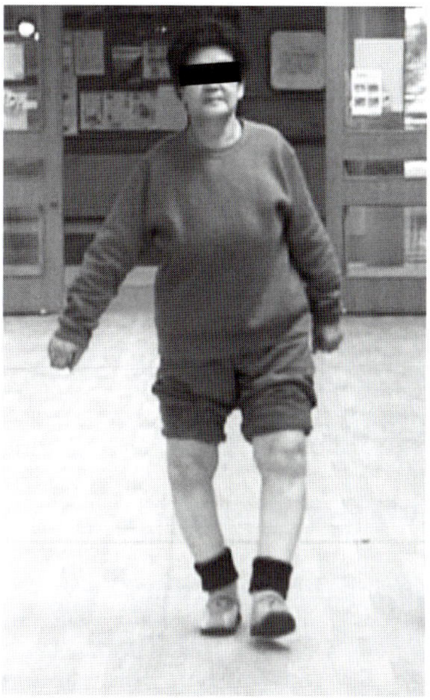

図11：変形性膝関節症患者の歩容
頭頸部から肩甲帯，上肢，胸郭にかけて緊張の高まりを認め，平衡反応の一部として活動している様子が観察できる．

しかし，この患者では頭頸部から肩甲帯，上肢，胸郭にかけて緊張を高めた固有の運動連鎖パターンが構築されている．このことは，運動の実行系として働くために潜在的に大きな自由度を有していなければならない身体体節が，身体の動的安定性の供給に組み込まれて働いている様子を示している．本来，姿勢の保持では，筋活動により特定の運動要素は制限されるが，それ以外は制限されないことが重要である．しかしこの患者では，頭部や上肢が本来持っている機能的役割が制限された状態となっており，今後起こるかもしれない不測の事態や新たな課題に対して柔軟な適応行動をとることが困難となっている．したがって，この状態は「ダイナミック・スタビリゼーション」が達成されているとは言えず，運動連鎖が持つ課題である合目的的で合理的なパフォーマンスの実現は達成されない．このような患者の治療では，本来安定性を供給するべき身体体節の機能を高めることに加えて，運動性を供給するべき身体体節の自由度が保たれた運動連鎖パターンの再構築を図ることが重要である．

● **動的安定化を提供する全身の活動**

末梢に起こった運動が隣接する関節を越えて伝播しながら運動が広がる過程においてCOGの偏位が起こると，動的安定性を提供するための全身的な活動がそこに作用しなければならない．この活動を重力に適応するために構築された協応的活動のパターンとして捉えると運動連鎖の分析は容易になる．この全身的に起こる活動は，❶カウンターウエイト（counter weight：CW）の活性化，❷カウンターアクティビティー（counter activity：CA），❸カウンタームーブメント（counter movement：CM）に分類して考えることができる．

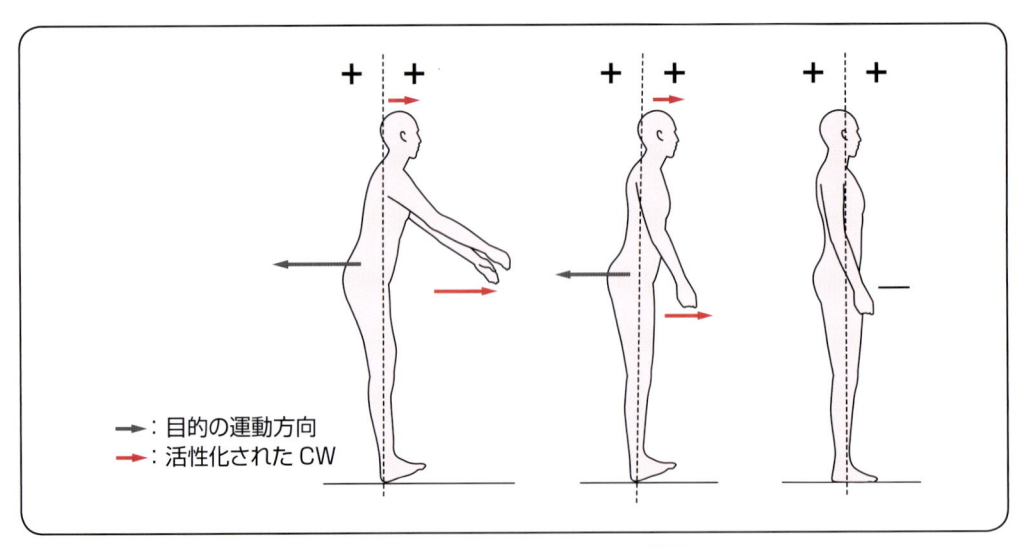

図12：カウンターウエイトの活性化

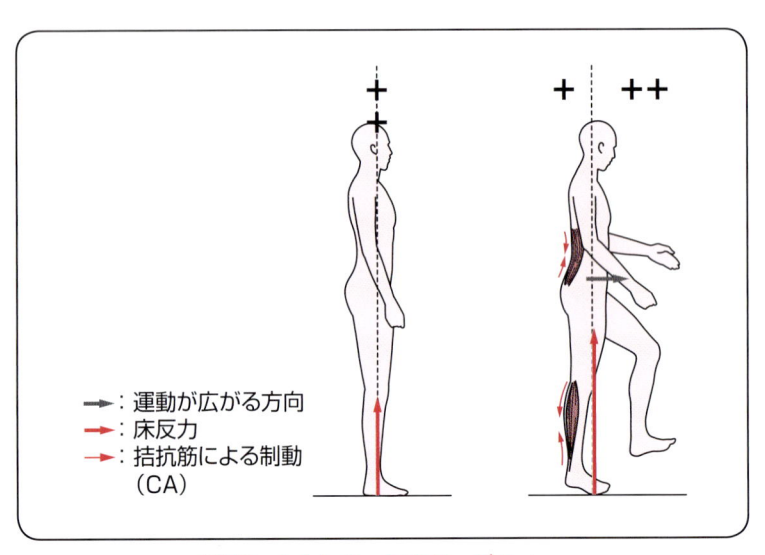

→：目的の運動方向
→：活性化されたCW

図13：カウンターアクティビティー

→：運動が広がる方向
→：床反力
→：拮抗筋による制動（CA）

1) CWの活性化

　CWの活性化は，目的とする活動の水平方向の運動成分に対して，直接動作に関係のない身体部位を運動方向と反対側へ移動させ，身体質量を利用して運動を制動する活動である（**図12**）．このときの活動を全身的に捉えると，第一種のてこと見なすことができ，てこのレバーアームを調整して重量配分する働きから活性化と表現される．CWの活性化は，COGとBOSとの関係において最も基本的で重要な機能である．

2) CA

　運動が広がる過程において，運動あるいは回転方向と拮抗する筋で制動する活動をCAと呼んでいる．ここで重要なのは，BOSに接する身体部位を介する床反力を利用して重心運動の制御を行っている点であり（**図13**），いわゆる"支持性"の機能が重要な理由はこ

こにある．支持性は平衡機能と密接に関わっており，支持性の低下は床反力によるCOGの合目的的制御を困難にする．したがって，床反力を用いたCOGの制動が困難な状況では，CWの活性化を優位にさせた運動連鎖パターンを用いざるを得ない．逆に言うと，臨床的にCWの活性化が優位の運動連鎖パターンが問題の基盤にあると思われるときは，BOSに接している身体部位の活動に着目した支持性の評価が重要なポイントとなる．

3) CM

CMは，運動を2つの身体部位から同時に開始し，相反する運動によってお互いを制動する活動である． 動作の効率性を高めるためには重要であり，歩行時の下肢の振り出しに対する対側上肢の振りや，リーチ動作における上肢の運動に対する下部体幹および骨盤の逆回転などがこの活動に分類される．

これらの支援活動は，動作によってその優位性が一義的に決まるものではなく，身体と課題と環境の相互関係から自律的に選択され，そのことにより重力への適応が可能となる．しかし，身体に何らかの問題が起こると，時々刻々変化する環境に対して運動連鎖のパターンを柔軟に適応させることができず，ある特定のパターンを用いて非効率的に適応させる．これは臨床ではよく観察される．

●症例をみてみよう

身体重量の欠損によりCWの活性化を制限された切断者では，切断側への重心移動はCWの活性化を積極的に活用できるが，非切断側への重心移動では不安定性が高まる．**図14**は右肩関節離断の20歳代男性である．非切断側への重心移動では，骨盤の側方傾斜と体幹側屈，右股関節内旋と左股関節外旋というこの患者固有の運動連鎖パターンが観察される．これは他の身体体節によるCWの活性化と体幹のCAを強いられたことよる代償的パターンである．このことにより柔軟な重心移動のコントロールが困難になることから，CWの活性化の制限に対するバランス調整の再学習が必要となる[5]．

このように，支援活動から運動連鎖を捉えることは，改善すべき運動連鎖のパターンを明らかにし，実現すべき効率的な運動連鎖のパターンを再構築することの助けとなる．

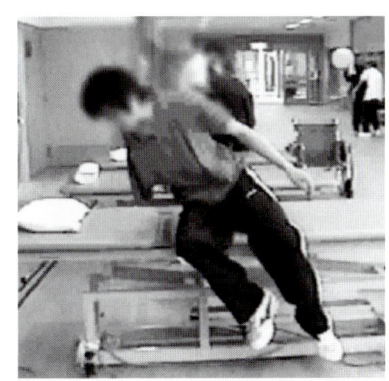

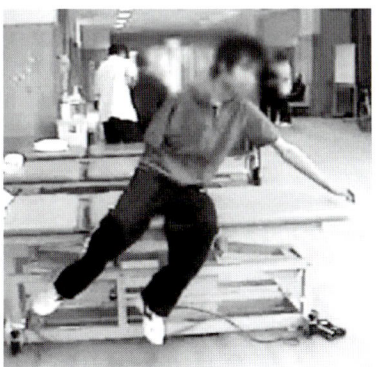

図14：肩関節離断患者の左右の重心移動

POINT 　CWの活性化やCAという表現が目に留まる機会は多い．しかし，その解釈には多くの誤解が含まれており注意が必要である．CWの活性化は平衡機能の基盤となる重要な活動であり，この活動なしに動的安定は得られるはずがない．この活動をベースに，あるいはこの活動とともにCAやCMが働くという解釈が重要であり，CAを多く用いた活動が巧緻的で高度な動作パターンで，CWの活性化を用いた活動が拙劣なパターンとの認識は全くの誤りである．これらの活動を用いるときの配分が課題によって変更でき，そこに柔軟に対応できる身体機能を持つことが重要なのである．課題によってCWの活性化を優位に働かせなければならない場面は日常の中には意外に多い．

文献

1) Shumway-Cook A, Woollacott MH（著），田中　繁，高橋　明（監訳）：モーターコントロール　原著第3版，医歯薬出版，2009
2) 三嶋博之：エコロジカル・マインド，日本放送出版協会，2000
3) 山口光國，福井　勉，他：結果の出せる整形外科理学療法，メジカルビュー社，2009
4) 臨床歩行分析研究会（編）：歩行関連障害のリハビリテーションプログラム入門，医歯薬出版，1999，p18-30
5) Klein-Vogelbach S：Functional Kinetics，Springer-Verlag，1990
6) 長崎　浩：動作の意味論，雲母書房，2004

●新人理学療法士へひとこと●

　動作がパターン化することによって，日常生活活動の正確さと恒常性が万人に保障されている[6]．このことは，患者の持つ問題が単に運動ができないことだけではなく，動作パターンを構築できないことや非効率的な動作パターンに起因することを示唆している．動作のパターンである運動連鎖を見極める眼力は，治療家が身につけておかなければならないスキルである．

Further Reading

臨床動作分析「クラインコンセプトによる動作分析」，佐藤房郎，理療 37：16-24，2008
　☞ Kleinの概念を動作分析や治療展開を例にわかりやすく解説している．動作分析が難しいと嘆いている新人理学療法士へのヒントが満載の論文である．ぜひ，ご一読いただきたい．

3 姿勢調節メカニズム

北山哲也

> 姿勢や運動を調節して身体の安定性を補償しているメカニズムは，筋骨格系だけではなく，神経系の働きが大きな基盤となっている．身体の安定性を補償するための姿勢調節のしかたは個人によって異なり，多様性を示す．これは，"生後どのような環境で重力下におけるバランス戦略をとってきたか？" "姿勢・運動調節をどのように学習してきたか？" ということに大きく左右される．
> 治療者としては，姿勢筋緊張や身体セグメント（アライメント）のほかにも，相反神経支配関係のことや，固有感覚情報に基づいて身体をコントロールできるかということなどにも着目して，個別性を評価し，治療することが重要となる．また，対象者がなぜそのような姿勢や運動パターンを示しているのかということについて，中枢神経系の協調関係が適切かどうかを臨床推論する必要がある．

中枢神経系をどのように捉えるか？

これまでの項で説明されてきたように，身体はリンクされており，運動連鎖がスムーズに起こることの背景には様々な理由があるが，中枢神経系がリンクしているということもその一つであることを知ってほしい．"中枢神経系"という表現には，皮膚や筋骨格系からの情報が，上行性経路から皮質下および皮質を経由して下行性経路を伝わって皮膚や筋骨格系に何らかのリアクションを表出させているという一連のつながりをもって考えなければならないという意味が含まれている．

中枢神経系は，解剖学的および機能的に精密に連結した，数種類のシステムとサブシステムからなる．それぞれのシステムの相対的な重要性は，タスク，背景，身体状況と以前の経験によって決められ，堅苦しい機能的階層性はなく，多様な方向性と適応性が備わっている．中枢神経系をシステムとして捉え，どのような機能を担っているかを理解することや，システムとサブシステムの協調関係を理解することは重要である．また，求心性入力の重要性を理解し，対象者が表出している姿勢，運動，行動を評価することは，治療者としての臨床推論能力を高めることにつながると考える．

姿勢や運動の調節は，身体内部環境と身体外部環境の情報が絶えず入出力されることを必要とし，反射や反応，予測的姿勢調節を含むフィードフォーワードシステムとフィードバックシステムが機能的に構築されて行われる．目の前にいる対象者が見せている現象は，あくまでもシステムによる情報処理の結果である．「どうしてこのような姿勢や運動パターンをとっているのか？」「入力された情報はどうだったのか？」ということを考えることは，中枢神経系を捉えるうえでは重要となる．

姿勢・運動の表出と脳のシステムの概略（図1）

　脳は，入ってくる感覚情報（皮膚および筋骨格系からの体性感覚情報や，視覚，聴覚などの特殊感覚情報など）を環境や状況に応じて処理している．多種多様な感覚入力に対する求心性情報は，必ずしも大脳皮質を経由するとは限らない．身体に何らかの外力が加わり，バランスが要求される場合は，小脳・脳幹・脊髄レベルで情報が処理され即座に姿勢を調節しなければならず，新しい姿勢や運動パターンを学習する場合であれば，大脳皮質などが深く関与する．入ってくる感覚情報が中枢神経系のどこでどのように処理されたかによって，姿勢や運動を表出するタイミングが異なる．時間的・空間的に協応して合目的的かつ合理的な運動連鎖を行うことができるのは，これらのシステムとサブシステムが柔軟に連携をとっているからである．

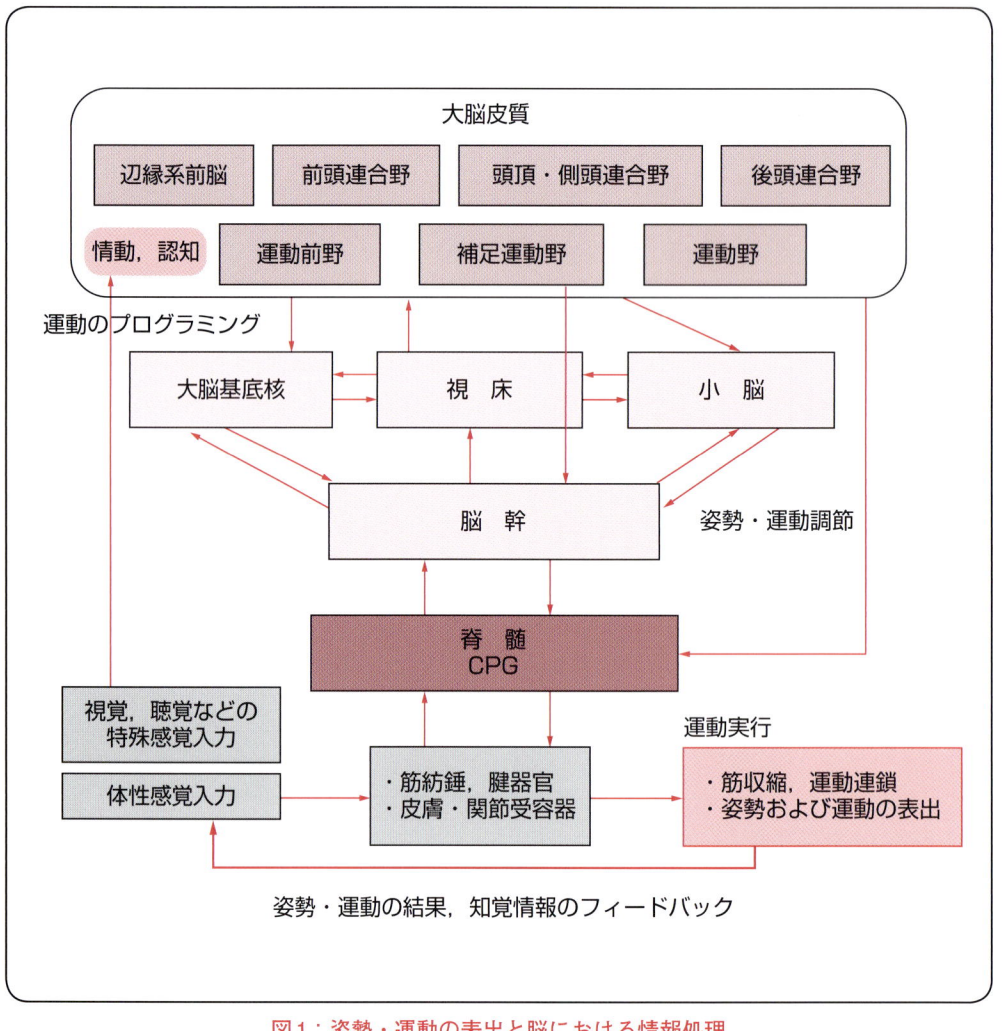

図1：姿勢・運動の表出と脳における情報処理
CPG：中枢性パターン発生器（central pattern generator）

姿勢調節は出力だけでなく入力も重要となる〜求心性の感覚情報 (図2)

　主な上行性伝導路は，内側毛帯から視床を経由して体性感覚野につながる．体幹と四肢からの認知に関係する触覚などの体性感覚と固有感覚に関与しているのが後索-内側毛帯系であり，温度覚や痛覚などは，脊髄網様体路，脊髄中脳路，脊髄視床路を経由して体性感覚野へ感覚情報が伝達される．これらの上行性伝導路は身体図式を作りあげるうえで重要である．

　脊髄小脳路系は体幹，四肢（足底面）などからの，意識に上らない固有感覚情報を脊髄から小脳へ伝える．小脳は，これらの情報をフィードバックすると同時に，バランスを調整させるための姿勢筋緊張の調節を行っている．

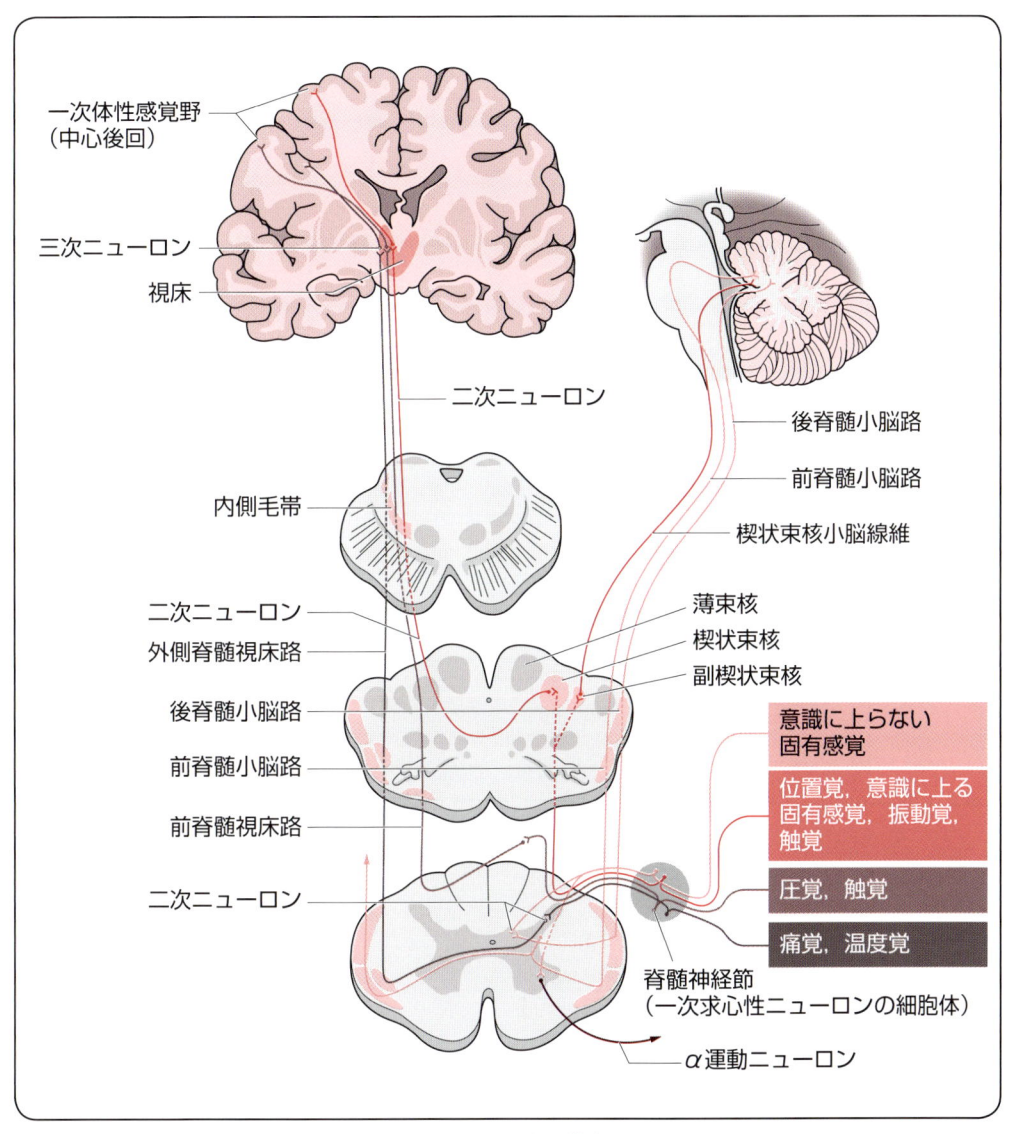

図2：上行性伝導路
（文献1）より引用）

Advice

　対象者の姿勢調節に対してアプローチを行う際は，どのレベルで中枢神経系とやり取りしているかということを考えよう！　徒手的誘導を行う際は，タッチの強さ，量，タイミングなどを調整しながら，言語指示を入れるのか入れないのか，また，何に対して注意をしてもらうのかを考えながらアプローチしていこう！

腹内側系と背外側系（図3）

　姿勢調節に関与する伝導路は腹内側系と呼ばれ，主に体幹や四肢近位部に姿勢緊張の調整を働きかけている．一方，運動調節に関与する伝導路は背外側系と呼ばれ，主に四肢遠位（末梢）部の姿勢緊張や巧緻性に深く関わっている．ここで覚えておいてほしいことは，姿勢調節に関与する神経細胞は，随意運動を開始する前から活動しているということである．具体的に述べると，補足運動野など高位の機構から発生する運動の司令信号は，皮質網様体路（前庭・視蓋脊髄路）および網様体脊髄路（橋網様体・皮質延髄脊髄路）を介して皮質脊髄路を介する信号より速く脊髄レベルまで伝達される．そして，皮質網様体路および網様体脊髄路を通過する信号は脊髄介在細胞群などの興奮レベルをセットし，皮質脊髄路を下行する信号がより効果的に運動細胞の活動を調節できるよう準備している．また，腹内側系は背外側系よりも伝達速度が50〜100 ms速く，体幹筋や四肢近位筋に働きかけている（図3）．

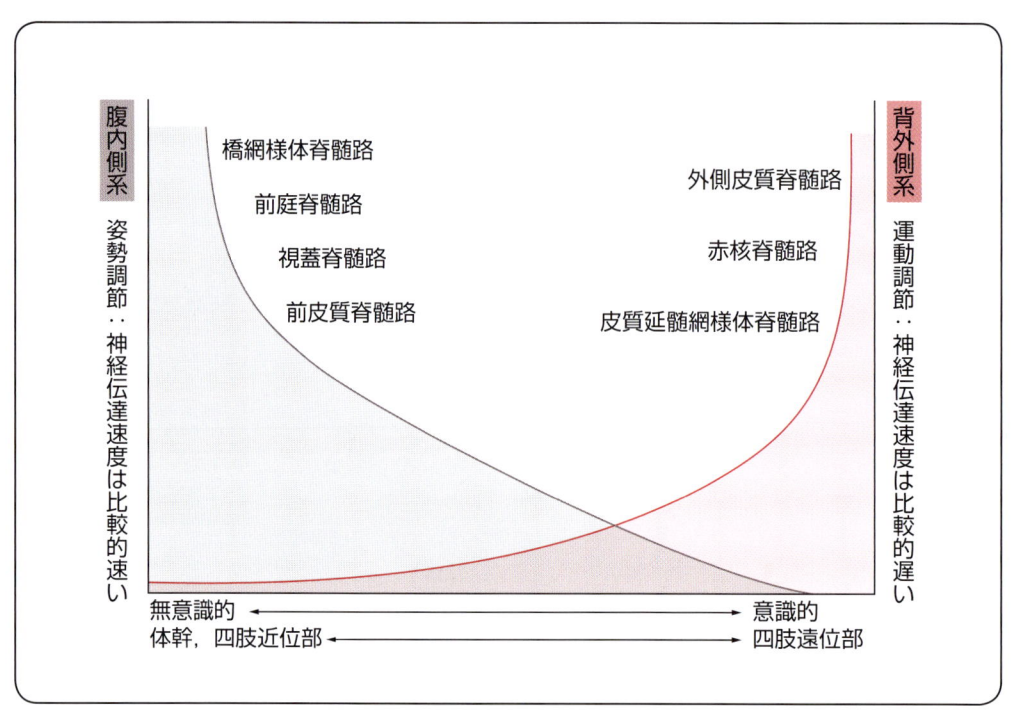

図3：主な腹内側系と背外側系（機能的役割）

バランスとは？（図4）

　バランスは，自律的歩行，上肢のリーチ，食事動作，衣服着脱，整容動作などの日常生活活動ばかりでなく，楽器演奏，描画などの芸術活動，そしてあらゆるスポーツ活動において必要条件となる体幹の背景的な機能と言える．バランス機能が働いているときは，常に脊髄と脊髄上位中枢との緊密な相互作用による相反神経支配関係が成立している．ヒトが重力に抗して身体を支え，課題や環境に対して指向的に身体を動かしていくための基礎となる能力がバランスと言える．

　バランス制御を大きく3つに分けると，❶前もって準備される能動的なバランス制御，視覚情報などが中心となる前兆としてのバランス制御，感覚入力を必要としないバランス制御，そして，体性感覚など生体力学的情報を取り込んで修正するバランス制御などの，予測的バランス制御（proactive balance control）．❷立ち直り反応や平衡反応など，何らかの刺激が入力されてから反応する反応的バランス制御（reactive balance control）．❸常に姿勢を定位させるため，無意識に姿勢動揺を調節する定常的バランス制御（steady state），に分けられる（図4）．

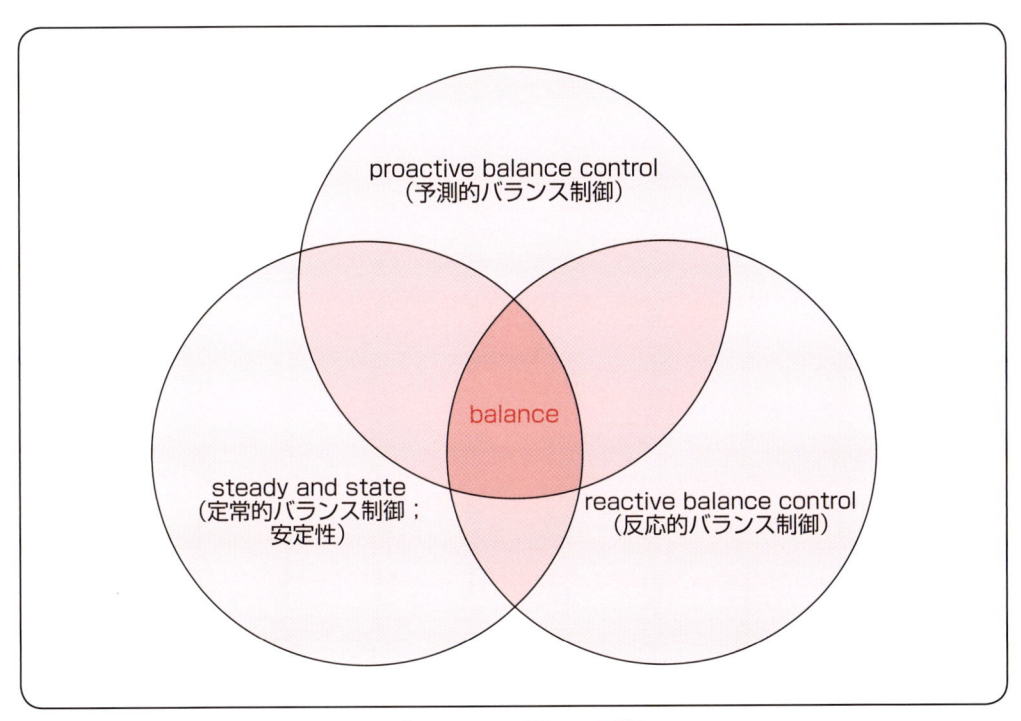

図4：3つのバランス制御

先行随伴性姿勢調節（予測的姿勢制御）（図5）

　反射や反応は何かしらの刺激が入力されなければ起こらず，自分ではコントロールできない．立ち直り反応や平衡反応も外乱などの刺激が入った後に起こる．これらのバランス制御は必然的に反応時間の遅れを伴うため，反応的バランス制御だけではバランスを保

つことが困難となる．そこで，中枢神経系は想定されるバランスの崩れを補うために必要な姿勢調節をあらかじめ運動に先行させて準備している．これを先行随伴性姿勢調節（予測的姿勢制御）と呼び，どのような運動が実際に行われるかに依存して，通常無意識のうちに行われている．

図5は，二足直立位から片脚立位へ移行する場面である．左脚を挙上する前に右側の腹横筋や腹斜筋群と右股関節伸展筋群などの活動が起こり，体幹と股関節周囲の安定性を補償し，平衡を保っている．もし左脚を挙上する前に体幹と右股関節の活動が起こらなければ，バランスを保持するための安定性が補償されず，骨盤から上の体幹，肩甲帯，上肢，頭頸部に，何らかの代償活動が顕著に現れる可能性がある．

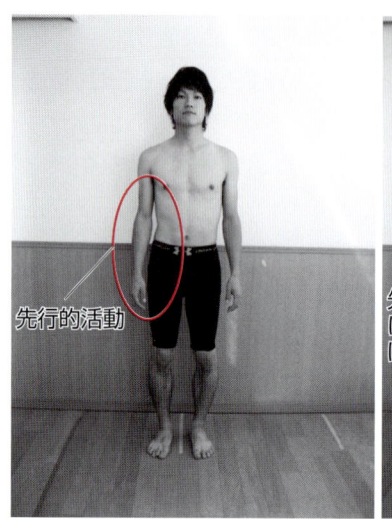

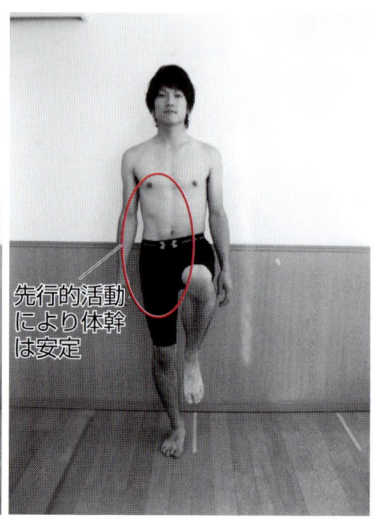

図5：先行随伴性姿勢調節の例

バランス戦略（図6）

バランス戦略とは，不整地で移動する際や予測しない何らかの外乱が加わった際に即座に対応することや，あらかじめバランスを崩すことが予測できる場合は，随意運動に先行して安定性を保障して外乱を防ぐことである（図6）．バランス戦略は，環境や状況によって選択するパターンが異なり，身体における柔軟性が要求される．重力の影響を受けながら外乱に対応するためには，網様体脊髄路や前庭脊髄路などの腹内側系が基盤となりながら，外側皮質脊髄路などの背外側系が四肢遠位部の微調整を行っている．しかし，新しい環境や複雑な課題遂行時には，腹内側系よりも背外側系が比較的優位に働くため，姿勢制御も意識的なものとなりやすい．床面からの反力を検知し，足部からの運動連鎖が効率良く波及していくためには，体幹や四肢近位部の安定性と四肢遠位部の選択的な運動性が必要となる．

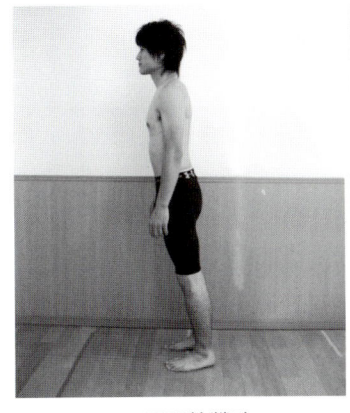

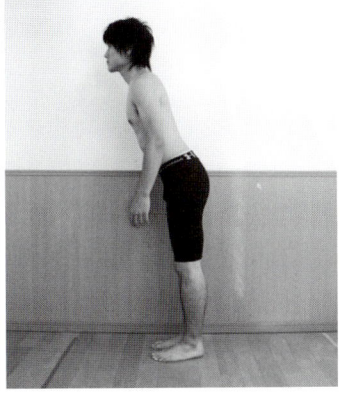

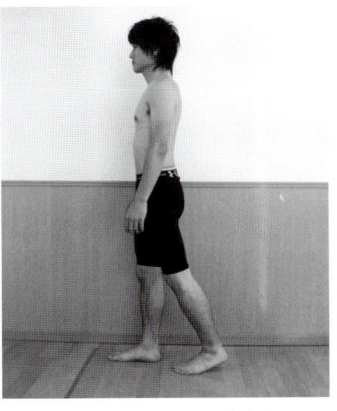

a. 足関節戦略　　　　　b. 股関節戦略　　　　　c. ステッピング戦略

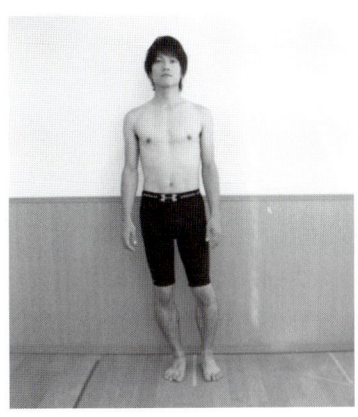

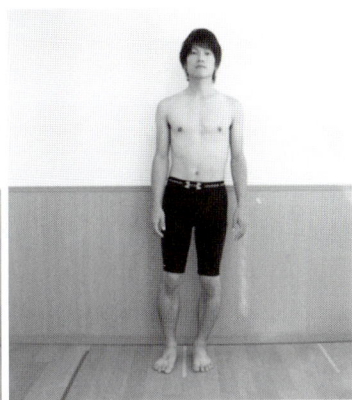

d. pelvic（骨盤）戦略

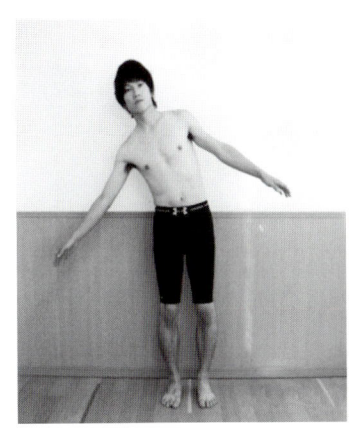

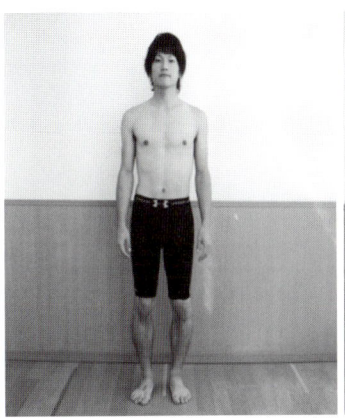

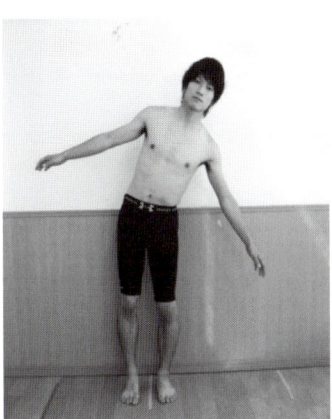

e. HAT（頭部，上肢，体幹）戦略

図6：バランス戦略の例

POINT　効率の良いバランス戦略をとっているか？

　臨床場面では，上半身の質量中心（第7～第9胸椎辺り）が大きく偏位しないで効率良くバランスを調整できているかということや，環境や状況に応じてバランス戦略の使い分けができているかということにも着目する必要がある．環境や状況の変化に応じてバランス戦略を変えられないということは，身体のどこかで運動連鎖が途切れてしまっている可能性がある．

姿勢調節の獲得と選択（図7）

　生後，どのような環境で重力下におけるバランス戦略をとってきたか，また，姿勢・運動調節をどのように学習してきたかによって，個別性のある姿勢や運動パターンが作りあげられている．

　図7のように，姿勢制御には定位と安定性が必要条件であり，身体の位置を空間でコントロールするための背景となる．定位とは，環境や状況に応じて機能的に選ばれた姿勢（体位と構え）である．安定性とは，環境や状況に応じて姿勢を維持する能力（神経活動や筋活動など）であり，平衡を乱す外力に対する抵抗力である．安定しているということは，単にその姿勢を保持しているだけではなく，バランスを崩しても再び同じ姿勢に戻ることができることも含まれる（静的安定性と動的安定性）．

　また，身体の各部位がどこにあり，どのようにしたら動かすことができるかということを知るためには，多重感覚入力が必要であり，この多重感覚が身体図式を構成する要素となる．身体図式の確立および機能的構築と多重感覚情報のフィードバックにより，姿勢ネットワークが作りあげられる．姿勢ネットワークは，既に学習された運動課題とそれに応じた姿勢・構えから作られたものであり，運動を開始する前，あるいは遂行時の姿勢制御のフィードフォワードシステムを担う．

　また，新しい環境や状況に応じて，頭部，体幹，四肢の微調整を行うための局所的フィードバックが行われ，より効率の良い姿勢制御と運動制御を学習している．

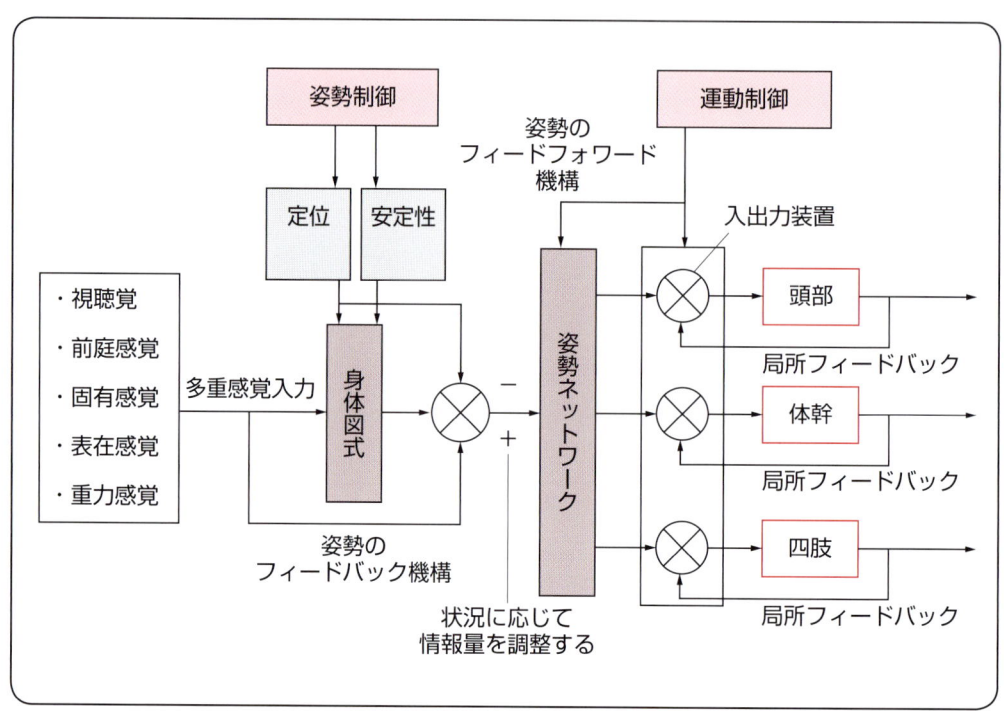

図7：姿勢調節と運動制御には感覚入力と学習が必要
（文献2）より一部改変）

> **メモ**　身体図式とは？
>
> 身体図式とは，簡単に述べると脳内の機能や感覚分布を描いた地図である．姿勢の基準となる枠組みを提供し，姿勢調節のための感覚入力や自己の運動を比較解釈して筋活動を調整するときの指標である．また，予測的な姿勢調節の基盤ともなる機能局在は身体図式の一つで，前頭連合野～頭頂連合野連関にあると言われているが，小脳，基底核などにも体性機能局在（somatotopy）があると言われている．脳のマップは様々な場所に存在し，相互関係がある．

姿勢・運動調節におけるシステム～システム理論（図8）

　モーターコントロールシステムの基本的な問題は，莫大な数の運動自由度のコーディネーションとコントロールであるとBernsteinは述べている．自然な随意運動では，無数に存在する軌道から最適な1つの軌道が選択される．軌道が決まっても，関節角の組み合わせは無数に存在するが，これも最適な1つの組み合わせが選択される．更に関節角が決まっても，筋肉の張力の組み合わせは無数に存在するはずであるが，ここでもある1つの組み合わせが選択される．随意運動では，多くの自由度を有する筋骨格系が中枢神経系によって見事に操られ，滑らかで，かつ柔らかい運動を実現している．運動連鎖はこのような姿勢・運動調節のシステムのもとに成り立っている．

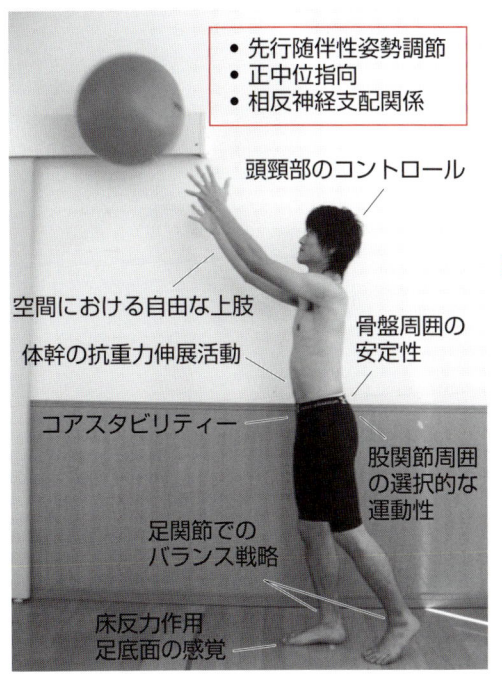

図8：課題遂行における多関節運動連鎖のコンポーネント

- 立位でボールをキャッチするために頭部（視線）をボールに向け，両手をボールの方向へ伸ばし，ボールをキャッチしようと構えている．上肢は空間で機能的に使用するために，下肢をステッピングして股関節および体幹を安定させて転倒しないように効率的な構えをとってバランスを補償している．
- 本来，課題遂行時は課題の意図の解釈や手順の決定，末梢部の巧緻動作などに背外側系（外側皮質脊髄路など）の関与が求められ，腹内側系（橋網様体脊髄路や前庭脊髄路など）は課題のバックグラウンドとなるバランス活動を絶えず補償している．しかし，新しい運動や課題の学習時は遂行中に姿勢を予測的に調整することが難しいため，背外側系が優位に働くことが少なくない．

図内ラベル：
- 先行随伴性姿勢調節
- 正中位指向
- 相反神経支配関係
- 頭頸部のコントロール
- 空間における自由な上肢
- 体幹の抗重力伸展活動
- 骨盤周囲の安定性
- コアスタビリティー
- 股関節周囲の選択的な運動性
- 足関節でのバランス戦略
- 床反力作用 足底面の感覚

機能的・実用的な座位とは？（図9）

　私たちが座位をとるときは目的があり，様々な動作や課題に結びつく．例えば，食事をする，本を読む，物を取る，靴を履く，立ち上がる，臥位になることが挙げられる．これらの動作や課題は，四肢の随意的な運動と体幹の自律的な姿勢調節（バランスを崩しても自己修正できることも含まれる）が同時に保障されていなければ遂行が困難となってしまう．

　機能的な座位の条件として，骨盤上の脊柱のアライメントが抗重力位において適切に保たれ，胸郭，肩甲帯（上肢帯を含む），頭頸部が正中位を保持できること，股関節周囲の支持性と運動性が得られていること，殿部や大腿後面から足底面にかけての床反力を検知できること，などが挙げられる．座位姿勢で正中位が安定することは，機能的な非対称性を実現することができ，左右間の効率的な運動を調整することが容易となる．図9の側方へのリーチ動作と立ち上がり動作では，骨盤帯や股関節周囲の選択的な運動性と安定性が保障されているため，上半身の重心を効率良く偏位させることができ，頭頸部や肩甲帯，上肢は空間にて自由な運動性が発揮しやすく，下肢への荷重がより効率良く実現できる．

　このときの姿勢調節メカニズムとしては，体幹や四肢近位部（股関節，肩甲帯など）の安定性を保障するためには主に脳幹レベル（網様体脊髄路系など）が働き，課題に対する意識や四肢の随意性，あるいは巧緻性を発揮するためには大脳皮質（外側皮質脊髄路など）が働く．そして，下肢への荷重による足底面からの情報を基盤に抗重力伸展活動をより高めるためには前庭脊髄路系が働く．

a. 側方へのリーチ動作

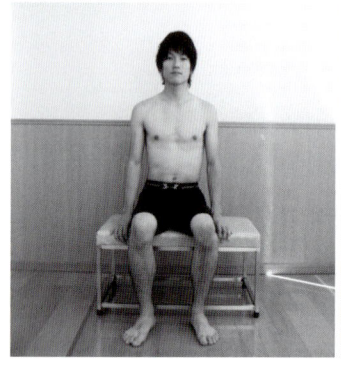

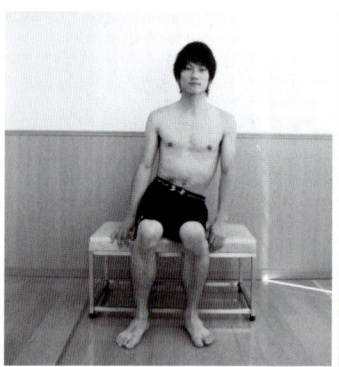

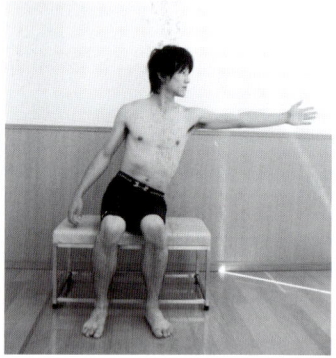

b. 立ち上がり動作

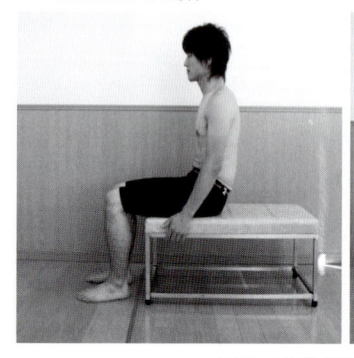

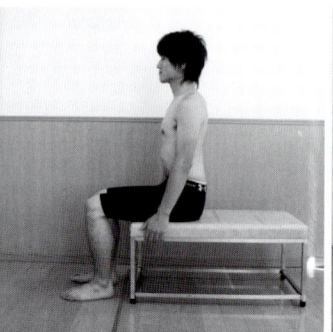

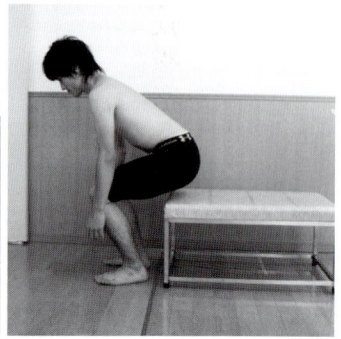

図9：各動作時の骨盤帯と股関節周囲の安定性と運動性

POINT なぜ，座位において骨盤帯や股関節周囲の安定性と運動性が重要なのか？
座位で課題を行うためには支持基底面を変化（広くまたは狭く）させて，上半身の重心移動が行われなければならない．そのためには，骨盤帯が動かなければならない．骨盤帯が動くためには，股関節の支持性や運動性が必要となり，それが得られることで腰椎から胸椎などを伸展させて，重心の低下を抑えることができる．座位での支持基底面の変化を作り，上半身の重心移動を可能にする効率的な運動連鎖には，骨盤帯や股関節の運動性が重要となる．

立位の特徴（図10）

　ヒトは，環境や状況に適応するために移動手段を選択して，中枢神経系の発達および進化を遂げてきた．ヒトの進化の過程では，二足直立位を選択して上肢を空間で自由に動かせることを獲得した結果，道具を使用することやコミュニケーションに手を用いることが容易となった．二足直立位という姿勢をとれるかどうかがヒトと動物の大きな違いである．

　運動力学的には，臥位や座位に比べて支持基底面がより狭くなり，重心位置が高くなる（運動を起こしやすいが，不安定な要素も増える）．また，床反力を検知することや下肢の支持性が必要となる（支持基底面を作っているのは足底面）．健常人でも重心動揺計に乗ると，止まっているように見えても絶えず小さく揺れているのがわかる（姿勢動揺〈postural sway〉）．中枢神経系は絶えず姿勢筋緊張を調節し，身体のアライメントを適切に保ち，立位を保持しようと働きかけている（網様体脊髄路系，前庭脊髄路系などは絶えず働いている）．人によってバランスを保持しようとする戦略は様々であるが，戦略のとりかたによってはパフォーマンスを低下させる可能性がある．立位での偏位に対する姿勢調節には前庭系が関わる．下肢や足底面からの意識に上らない固有感覚情報は脊髄小脳路を介して小脳に上行し，前庭系による調整を助ける準備をする．

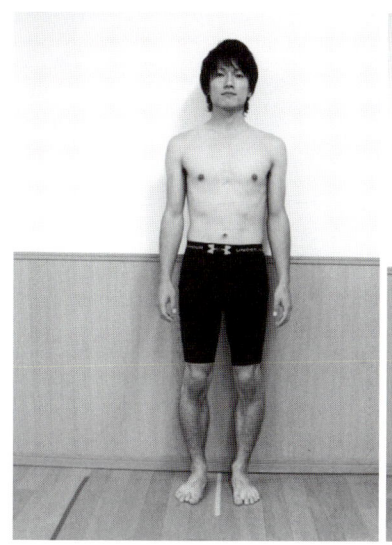

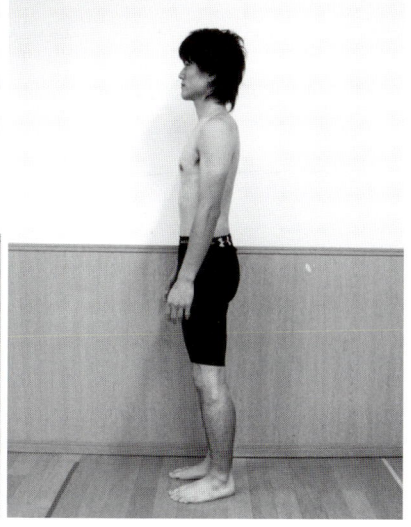

図10：立位姿勢

歩行時の中枢神経系の働き (図11)

　歩行の開始においては，移動するための情動や意識が働くため，大脳辺縁系や前頭前野，補足運動野，一次運動野（皮質脊髄路系）などが働く．また，ヒトには歩行中枢がある．これは視床下核，中脳被蓋部，室頂核などに存在し，主に橋延髄網様体から脊髄の歩行パターン発生器（CPG）へ信号を送り，歩き始めたら歩行のリズムやパターンの生成を意識しなくてもよいように効率的に働いている．しかし，環境や状況に応じて歩行スピードを上げるときや何かしらの外力が加わり，急激に姿勢調節をしなければならないときは，再び上位中枢である背外側系が働く．私たちが考えごとをしながら歩くことや手を使って物を運びながら歩くことが可能なのは，このようなシステムが働いているからである．

> **メモ　CPG（中枢性パターン発生器）**
>
> CPGとは，自動的にリズミカルな協同的動作を発生させるニューロン群やニューロン回路のことを指す．主に脳幹と脊髄に存在し，咀嚼，呼吸，単純なリーチ動作パターンなど，様々な運動パターンの生成に貢献している．
> CPG内の活動やCPG活動の結果引き起こされる運動パターンは，主に以下の3点に影響される．
> ・上位中枢からの入力（ヒトでは大脳皮質などの影響を受けている）
> ・求心性フィードバックの種類（図1）と入力の程度（踵部などからの固有感覚情報など）
> ・求心性フィードバックに影響を及ぼす手足と身体位置（下肢のアライメントや筋の長さ）

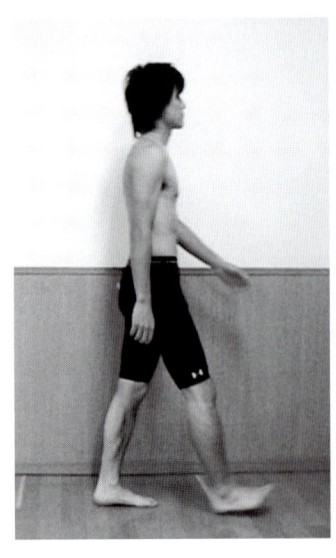

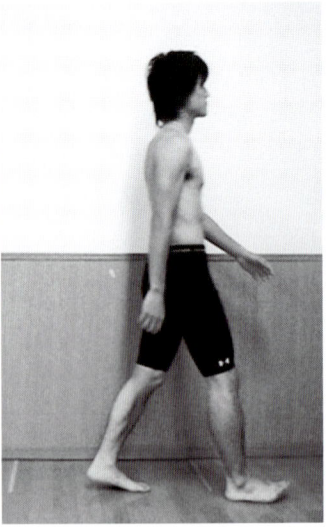

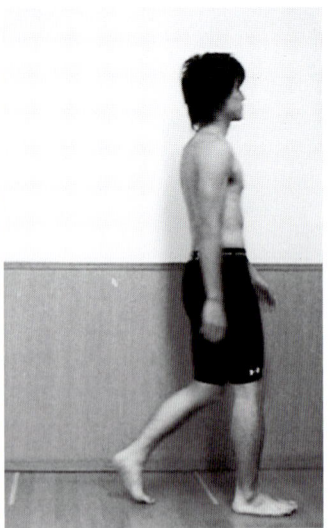

図11：二足直立歩行

歩行とは，片脚立位でのバランスを維持しながら前方への推進力を作るために，下肢の動的な支持性（加速的・抗重力的伸展活動）を発揮しながら慣性に負けないように左右交互に片脚方向への重心移動を反復する移動運動である．
歩行は，新たな環境における歩行や歩容を獲得する際の学習の違いにより，脊髄より上位の学習による意識的な歩行と，意識されない固有感覚情報を基盤にした脊髄小脳路系などの学習による自律的な歩行とに大別できる．重要なことは，私たち健常人はそれらの歩行を環境や状況に応じて使い分けることができ，新たな環境に置かれるたびに学習できるということである．

Advice

臨床場面ではどのようなことに着目すればよいのか？ 評価のポイントを以下にまとめる．

- 視覚的な観察：アライメントと着目している部位との相互関係
- 支持基底面の評価：どのようにして身体接触面を作り，身体を支えているか
- 触診による評価：皮膚の柔軟性，姿勢筋緊張，筋の形状，筋活動のタイミングなど
- 対象者に動いてもらう評価：姿勢調節とパターンの評価（バランス戦略など）
- セラピストが動かして，あるいは誘導して評価：対象者が自分で動いているときとの違い
- 感覚，知覚，認知の評価：どのレベルでバランスを保持しようとしているか？

etc…

文献

1) Schünke M, Schulte E（著），坂井建雄，河田光博（監訳）：プロメテウス解剖学アトラス　頭部／神経解剖，医学書院，2009
2) Massion J：Postural control system. Curr Opin Neurobiol 4：877-887, 1994

●新人理学療法士へひとこと●

いつもとは違うみかた，考えかた，接しかた（声のトーンや接近のしかた，触りかたなども含む）をすることで，対象者がいつもとは違う反応を返してくれることが少なくない．セラピストも対象者にとっては環境の一部であるということを忘れないでほしい．運動連鎖は単なる関節や筋肉のつながりではなく，中枢神経系が環境や状況に応答しようとした結果，起こっている．中枢神経系をシステムとして捉え，理解することにより，運動連鎖の知見・考察をより深めていこう！

Further Reading

①身体適応，土屋和雄・高草木薫・他，オーム社，2010
　☞ 歩行運動の神経機構とシステムモデルについて深く知りたい人への一冊．
②姿勢筋緊張の調節と運動機能．高草木薫，Clinical Neuroscience 28：733-738, 2010
　☞ 運動に先行する姿勢セット精緻運動の神経機構に関する論文．
③モーターコントロール　原著第3版，Shumway-Cook A, et al（著），田中　繁・高橋　明（監訳），医歯薬出版，2009
　☞ 神経科学と運動制御の理論を臨床の実践でどのように生かすかということを考える一冊．
④多関節運動学入門，山下謙智（編著），ナップ，2007
　☞ 多関節運動に関して基礎知識や応用まで理解したい人のための入門書．
⑤動作の起源について．Bernstein NA，デクステリティ　巧みさとその発達（工藤和俊　訳），金子書房，2004
　☞ 動作の巧みさの背景について深く考えるためのきっかけを作ってくれる一冊．

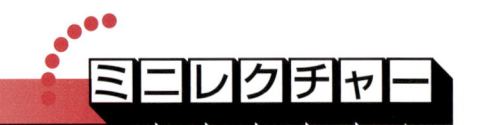

眼球運動と運動連鎖

長井一憲

　眼球は多くの場合自動的に動いており，それに伴い頸部，そして各分節も連鎖的に動いている．ここでは眼球運動が頸部にどのような運動連鎖を起こしているかを実際に体感してみよう．

■頸部回旋と眼球運動（図1）

　座位もしくは立位で，視線は前方に向けたまま頸部を右回旋させる．このとき頸部を回旋しづらいと感じるだろう．では，その姿勢から視線を右後方へ向けてみるとどうだろうか．更に頸部が右に回旋することに気づくと思う．

■頸部屈曲と眼球運動（図2）

　座位もしくは立位で，視線を前方に向けたまま頸部を屈曲させる．顎が引きづらいことがわかるだろう．そこから目線を頸部と同様に下方へ向ける．すると，頸部が更に屈曲することに気づくと思う．伸展の場合でも同様の感覚が得られる．

■眼球運動も頸部の動きに貢献する

　眼球運動を制動することにより頸部の動きに変化が起きることに気づくことができたと思う．眼球が動かなければ十分な頸部の運動はできず，更に影響範囲を考えると体幹やその他の部位の動きにも制限が起こる．例外はあるが，ほとんどの場合，眼球運動は頸部の運動を起こし，逆に，頸部の運動は眼球運動を起こす．そして頸部，眼球の運動のどちらが欠けても正常な運動を起こすことは困難になる．

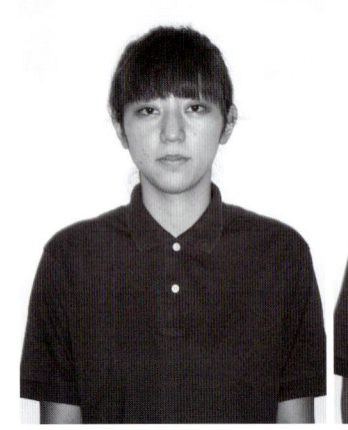

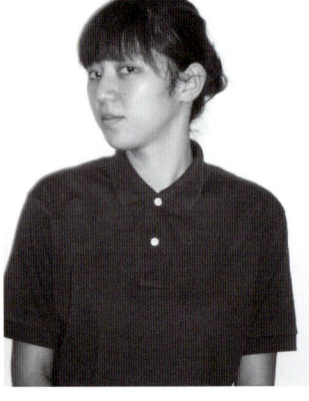

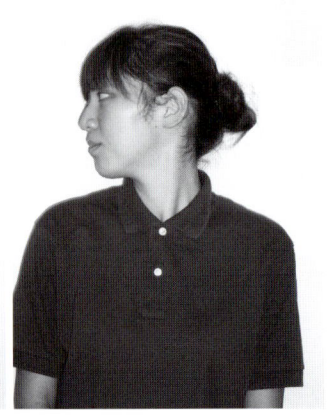

図1：頸部回旋と眼球運動

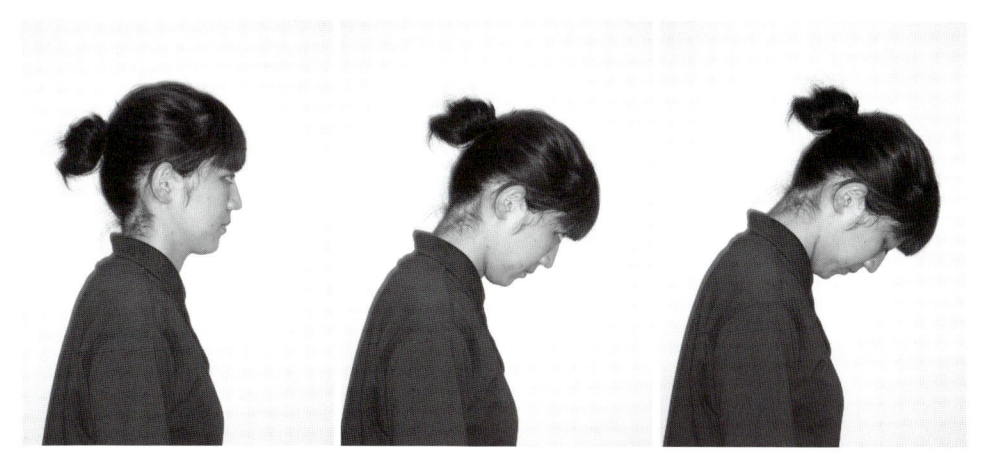

図2：頸部屈曲と眼球運動

　このように，頸部の運動は単に頸椎やその周辺の筋の働きだけで行われているのではなく，眼球運動やその他の器官が協調的に働くことでスムーズな運動を可能にしている．これらのことを知っておくことで臨床での観点が広がり，アプローチ方法も変化していくであろう．

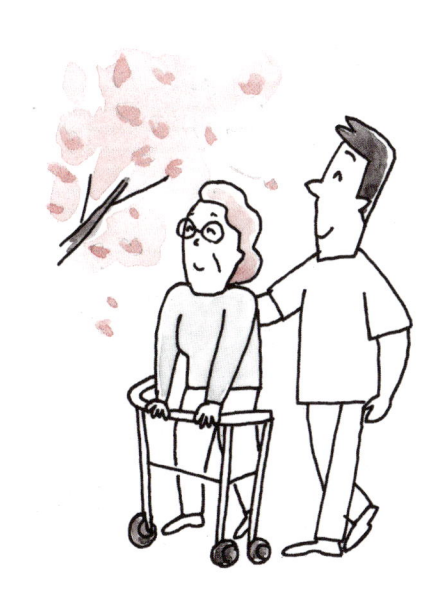

MINI LECTURE

4 こころに影響される身体

山岸茂則

"こころ"の動きは姿勢や筋の緊張を無意識に変化させて，全身の運動連鎖パターンに影響を及ぼす．反対に，姿勢によって"こころ"も変化する．私たちが対象とするのは"こころ"を持った"人"である．姿勢の変化から"こころ"を読み取り，運動療法を介して"こころ"に働きかけることができることを知ろう．

"こころ"と身体の密接な関係

「腰を据える」「肩の力を抜く」「肩を落とす」「胸を張る」など，日本語には"こころ"の状態を表す言葉として，身体に関連したものが多く存在する．また，英語で姿勢を意味する posture も，「身体の構え」としての意と，「心構え」という意を兼ね備えている．

普段私たちが，「今日は○○さん，落ち込んでるな」とか，「○○さん，何だか怒ってるよね？」などと，特に話さなくとも人の感情を読み取れるのはなぜだろうか．本人が抱いている感情が，表情，顔色，視線などと合わせて，姿勢にも無意識に表れるからである．反対に，のけ反ってみたり，うつむいたりと姿勢を変えることにより，抱く感情が変化することもある．

姿勢は「身体の構え」であると同時に「"こころ"の構え」であるとも言える．

POINT　心とは，人間の理性，知識，感情，意志などの働きのもとになるものであり，それが実際に働きを持ったときに心理とされる．しかし，心理を含めて心として表現することもある．

精神は，心や魂と同義に扱われることが多いが，思想的背景により概念が大きく異なる．

感情とは，外的に（他者を含む環境に対して）あるいは内的に（自身に対して）働きかけたり，思考する際に生じたりする心の働きのことで，情動（一時的で急激な感情），気分，好み，評価などに分けられる．

似たような言葉の何ともはっきりしない定義であるが，これらの概念は，心理学者の間でも統一見解が得られているとは言い難い．したがって，本書では，これらすべての用語の概念を包括する形で，あえて"こころ"という表記を用いている．

"こころ"と筋緊張

"あがり"や心的外傷などの精神的ストレスは，肩や腰といった体幹の筋を緊張させる特徴がある．精神的ストレスを持つ人の姿勢は，胸椎屈曲に加えて，肩甲骨外転といったいわゆる猫背の傾向がみられることが多い（図1）．したがって，運動では，体幹の分節的運動や肩甲骨の可動性減少が観察される．この現象は，いわゆる肩こりや腰痛が精神的ストレスと密接な関係を持つことをよく説明していると言える．心的外傷後ストレス障害（posttraumatic stress disorder：PTSD）で，肩こりや腰痛，頭痛などの身体症状が出現している患者に，体幹回旋や肩甲骨内転運動の課題を行わせた研究では，「気持ちが軽くなる」「寝つきが良くなる」「やる気が出る」などの心的変化もみられている．運動療法は"こころ"に対してのアプローチであるとも言える．

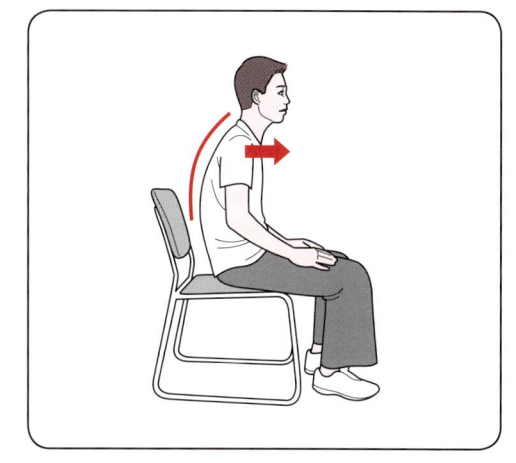

図1：精神的ストレス状態が疑われる姿勢
肩甲骨は，外転に加え，挙上がみられることもある．腰椎アライメントは前彎減少や増大がみられ，一定しない．

"こころ"と姿勢

姿勢の連続が動作である．動作開始時の構えも姿勢であり，その構えはその後の運動連鎖パターンに影響を及ぼす．したがって，**"こころ"は姿勢を無意識に変化させることにより，運動連鎖パターンも変化させることになる．**

図2に，座位姿勢を例に，"こころ"と姿勢の関係を示す．立位においても頭部や体幹の反応に大差はないので参考にしてほしい．このほかにも，右肩が下がっている人は攻撃性が高く，左肩が下がっている人は抑圧感や劣等感が強い傾向があることは興味深い．

> **メモ　身体は"こころ"の表現者**
>
> 患者は本心と異なることを表現したり，自分自身の"こころ"に気づいていなかったりする場合が多いので，問診だけで心理状態を十分に把握することは困難である．
>
> 筋力や可動域などの機能障害以外にも，心理状態が姿勢を変容させる．反対に姿勢が崩れているということは，心理状態にも何かしらの変化がある．したがって，理学療法士といえども，"こころ"への対応を学んでいくべきである．しかし，まずは運動療法の専門家として，"こころ"も姿勢もリセットできるような運動療法を展開しよう．また，患者にも自身の姿勢に気づいてもらい，リセットのしかたを覚えてもらおう．

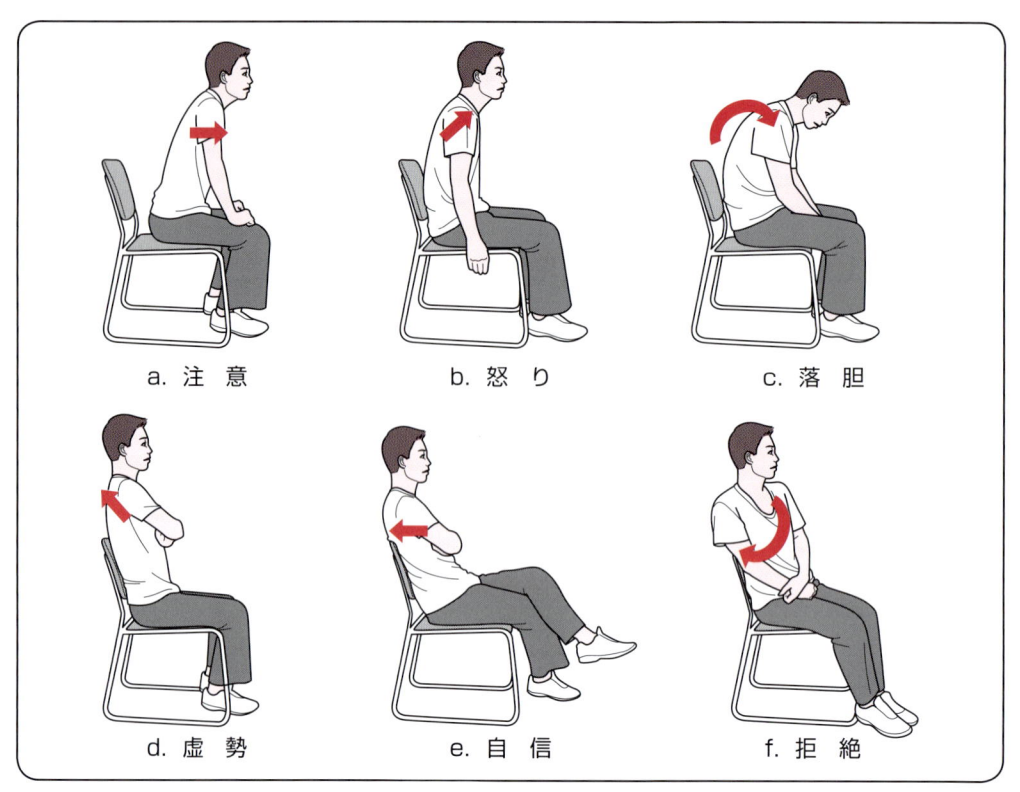

図2："こころ"と姿勢の関係例

a. 注意　　b. 怒り　　c. 落胆　　d. 虚勢　　e. 自信　　f. 拒絶

Advice

"こころ"が引き起こす運動連鎖不全を防止するために，また，非合理的な姿勢保持が"こころ"の問題を引き起こさないように，姿勢をリセットする誘導方法の一つを紹介しよう（図3）．

①端座位において最も坐骨結節を感じることができるところが骨盤の前後傾中間位と考えられるので，この位置でリセット運動を行ってもらう．骨盤を前後傾してもらい，坐骨結節が最も認知できるところを探してもらう．左右坐骨結節の圧も同じになるよう調節してもらう．

②閉眼して顎を引いた状態で，頭頂部が上がっていくようにイメージしてもらう．イメージすると身体はそのように動く．このとき，坐骨結節がきちんと認知できる状態にあることを確認する．肩の力を抜いた状態でゆっくりと呼吸をしながら行えるように，また，緊張してしまうところがあったら，そこの緊張を自分でゆるめられるように，徒手または口頭で誘導する．

③わずかに抵抗を感じたところで，イメージを止めて待ってもらう．抵抗感を越えようとせずに，しばらく待つと抵抗感が消えるので，再び②を行ってもらう．

④②，③を何回か繰り返す．全体を通じて穏やかでゆっくりとした声で誘導を行うこと．今まで，よくとっていた姿勢との違いを気づいてもらえるように誘導すると効果的である．

①前後傾して骨盤中間位を探す

骨盤中間位

②閉眼して頭頂部の上昇をイメージする

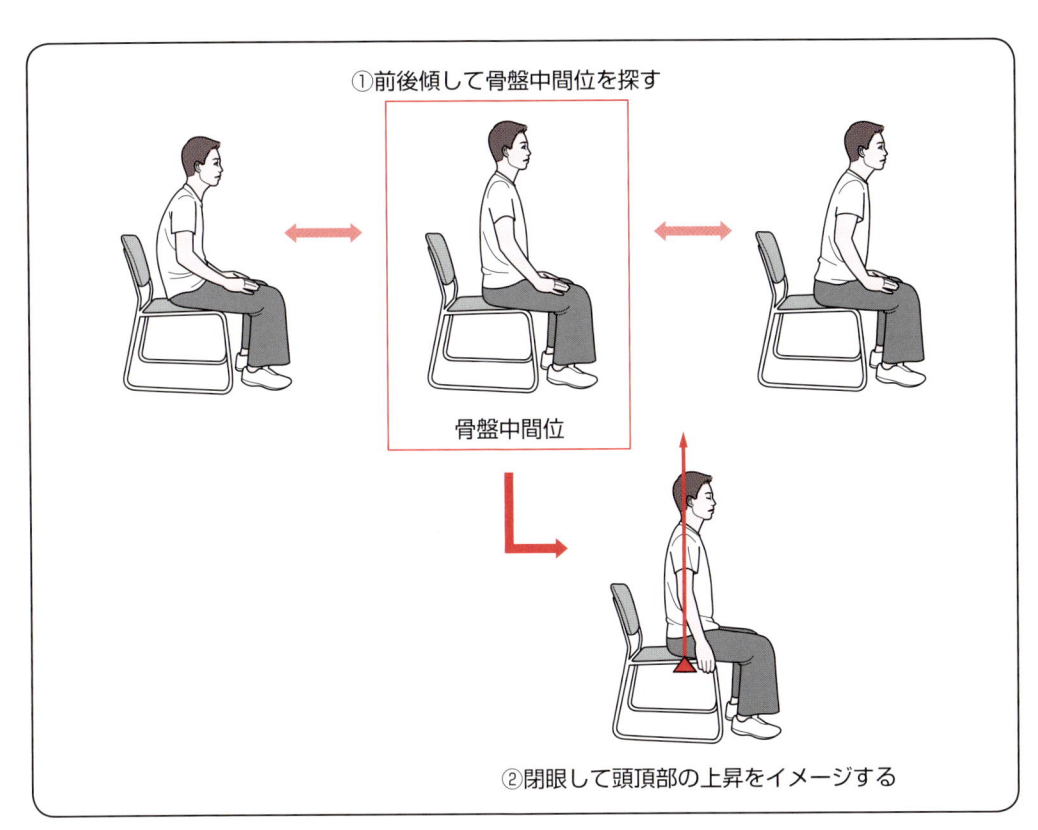

図3：" こころ " と姿勢のリセット
動きの悪いところは，可動性を引き出してから行うとよい．

機能障害としての " こころ "

" こころ " が運動連鎖パターンに影響を及ぼすということは，**" こころ " が運動連鎖不全を引き起こす機能障害になり得るということを意味する．**

　人体は，日常生活の動作からスポーツ動作に至るまで，すべての動作において目的に見合った効率的な全身の運動連鎖パターンで対応する．" こころ " の影響により，ある分節で必要な運動が阻害されると，それ以外の分節に大きなエネルギーが要求されたり，過剰な運動が強要されたりすることになる．

　例えば，いつもは調子が良いスポーツ選手でも，" こころ " に影響を及ぼす出来事があると，突如として「今日はフォームがバラバラだな」ということになってもおかしくなく，その結果，どこかに障害を引き起こすこともある．また，臨床でよく遭遇する症例でも，「今日は何か動きが悪い」とか「今日は重心移動がうまくいかないな」などと感じることがあるのではないだろうか？　そのようなとき，いつもと違う動きの裏には " こころ " の影響が隠れているかもしれない．

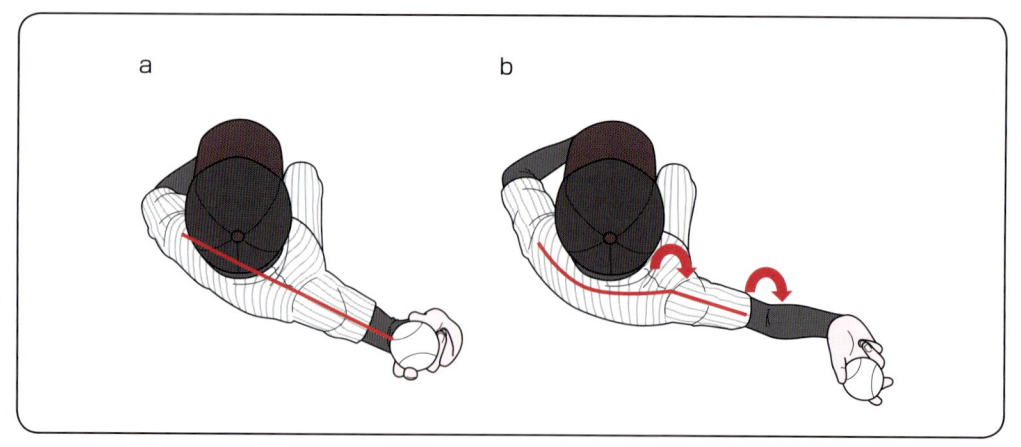

図4：落胆状態で投球するときの運動連鎖不全
通常は胸が自然と張られて両肩を結ぶ線と上腕がほぼ一直線となる(a)．しかし落胆により胸椎が屈曲すると，胸を張ることができずに肩甲骨が前傾する．これにより，肩甲上腕関節には過度の外旋・水平外転が，肘には外反が強要されてしまう(b)．

POINT 　上方リーチや投球動作などの，いわゆるover head activityを例に考えてみよう．例えば，落胆している人は，胸椎が屈曲し，肩甲骨が外転・下方回旋する傾向があるが，これは胸椎伸展と肩甲骨の内転・上方回旋を要するover head activityの運動パターンに逆行するため，多大な運動を強いられた肩や肘などを痛めやすいと思われる（図4）．また，図2fの「拒絶」のパターンを呈している場合は，特に右側で肩甲骨上方回旋が阻害されるので，同じように肩や肘へのストレスが増大する．

　また，精神的ストレスが生じている場合でも，腰痛や肩こりを引き起こすばかりか，筋の過緊張により体幹や肩甲骨の動きが乏しくなるために，多大な運動を強要された肩や肘が障害を引き起こすリスクを高める．

　このように，中立位から外れた姿勢をとるような"こころ"の変化がある場合や精神的ストレスのある状態では，何かしらの運動連鎖不全を引き起こすリスクが高まると考えられる．図2にみられるような姿勢が，それぞれ「どのような運動のときに，どの関節に無理がかかる可能性があるだろうか？」と考えてみよう．

●新人理学療法士へひとこと●
姿勢や動作には"こころ"も反映されている
　私たちが観察している姿勢や動作は，"こころ"の要素も含んだものです．姿勢や動作がどこかいつもと違うときや，一般的な機能障害を治療して運動学習を展開しても良好に変化しないときなどは，"こころ"の動きにも目を向けてみましょう．

Further Reading

①身体心理学，春木　豊（編著），川島書店，2002
　☞ こころと姿勢，こころと動作の関係について，研究結果とともに解説されている．
②姿勢のふしぎ，成瀬悟策，講談社，1998
　☞ 姿勢や動作への介入により心理が良好に変化すること，心理活動に働きかけることによって姿勢や動作が良好に変容することなどが，具体例を挙げて紹介されている．

ミニレクチャー

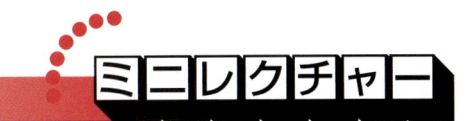

身体運動の右ネジの法則

小田伸午

■はじめに〜投球動作にみる右ネジの法則

　プロ野球のある監督から，右投げと左投げについて面白い話を聞いたことがある．それは，右投手の左腕の使いかたを，左投手の右腕の使いかたにそのまま適用しても，うまくいかない．右投げのコーチは左投手をコーチするのは難しく，その逆もある，という話であった．

　これから記述する内容は，あくまで動作感覚の話である．客観的な学術の分析研究から出てきた知見ではないことを前提に読んでほしい．

　筆者は，投球動作，あるいは野球やテニスなどの打つ動作など，左右どちらかに体幹を回旋させる動作を行う場合，身体は，左方向に回すときにはネジがゆるむように回転し，右方向に回すときにはネジが締まるように回転する，という感覚を持っている．

　この身体の特質を，「右ネジの法則」と呼んでいる．通常ネジは右（時計回り）に回すと締まり，左に回すとゆるむからである．右投げ投手は左回転である．したがって右ネジの法則からいうと，右軸（右）から左軸（左）に向かってネジをゆるめるようにして体重を移していく，という動作になる．右投手の場合，踏み込んだ左に体重を乗せていくと，ネジがゆるんだように身体が左回転するので，投手の背中が打者の方向を向くまで身体が大きく回転する光景がよくみられる．

　一方，左投手は，左軸から右軸に向かってネジを締めるようにして体重を移していくことになる．左投手は，ネジを締めるような感じで前に出ていくので，右股関節に身体を乗せるようにして，きゅっと閉まるように右回転する．ボールのリリース後，身体が大きく回転する投手は少ない．

　本稿では，右と左の世界の性質の違いを感じ取る身体で行う実験をいくつか紹介する．ヒトの身体の動きにおける右と左の感覚の違いを体感していただきたい．

■体感しよう〜左と右の感覚の違い

　身体の後ろで棒を持って両足を肩幅に開いて立つ．そこから，右足→左足の順で「イチ，ニ」と後ろに下がって両足を肩幅に開いて立つ．そのとき，パートナーが棒に対して真下に外力をかけると，あっさり身体が後ろに崩れてしまう（図1a）．ところが，左足→右足の順で下がって立つと，どっしりと立ったまま，バランスを崩さない（図1b）．なぜ，こうなるのだろうか．

　ヒントは次の実験のなかにある．今度は身体の後ろで棒を持ち，両足を肩幅に開いて立って，そこで右に体重をかける．そのときパートナーが真下に外力をかけると，後ろに崩れてバランスを崩してしまう（図2a）．ところが，左に体重をかけて，パートナーが真

a. 右足から下がった場合

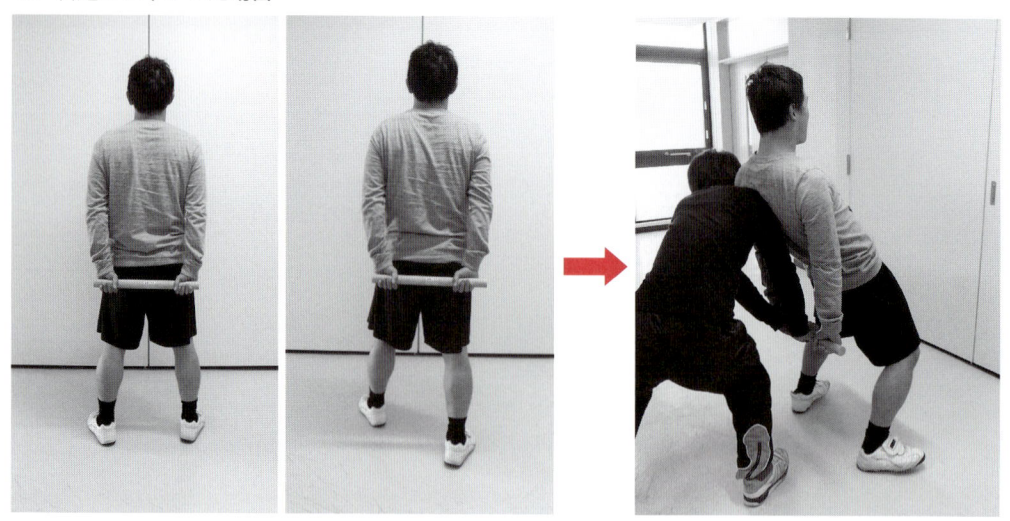

b. 左足から下がった場合

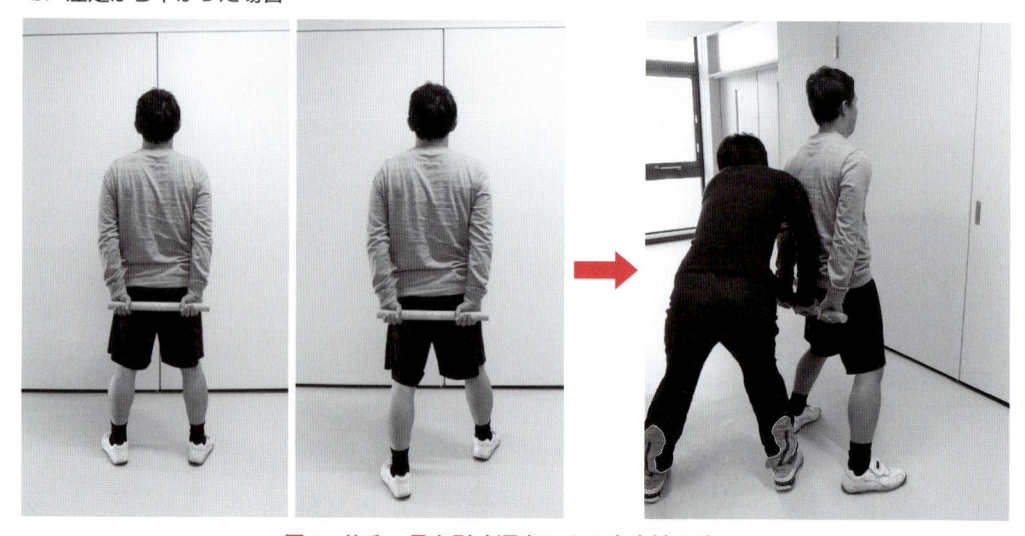

図1：後ろへ足を引く順序による安定性の違い
a：右足から先に下がると崩れてしまう．
b：左足から先に下がると安定して立っていられる．

下に外力をかけたときは，バランスを崩さず，安定して立っていられる（**図2b**）．つまり，右に体重をかけるとバランスを崩し，左に体重をかけると安定する．

　すなわち，右足→左足の順で下がる場合は，右足を後方に一歩踏み出して体重を右足にかけたまま左足を添えることになるので，両脚で立ったときに，右足の方に体重配分が多くかかっている．右足の方に体重配分が多くかかると，図2aで示すように，バランスを崩しやすい．逆に，左足を後方に一歩踏み出して体重を左足にかけたまま右足を添えると，左足の方に体重配分が多くかかり，図2bで示すように，安定して立っていられる．

　同じことは，片脚立ちでも言える．右脚で片脚立ちをしたときは後ろに崩れやすく（**図**

a. 右足に体重をかけた場合

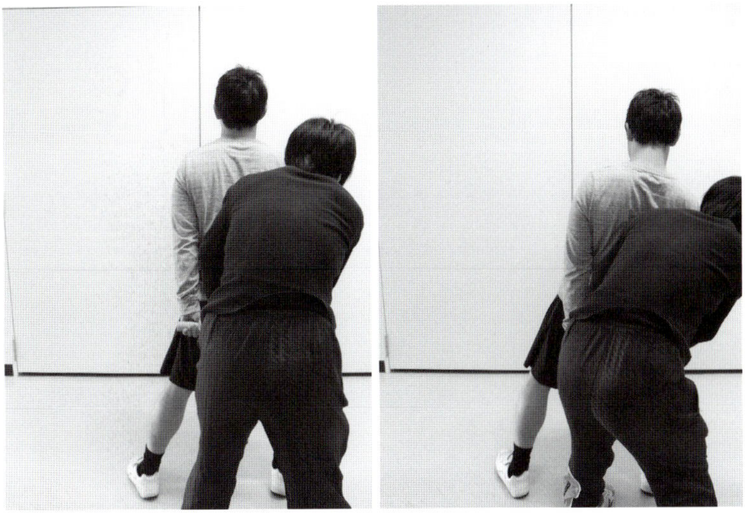

b. 左足に体重をかけた場合

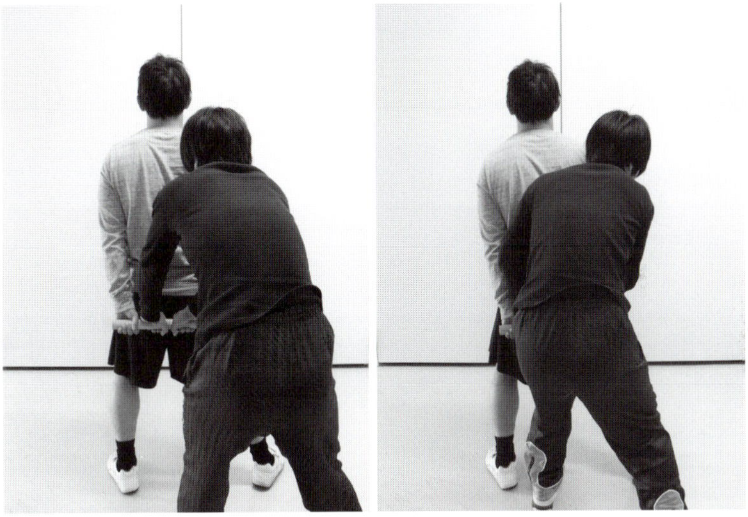

図2：体重をかける足による安定性の違い
a：右足に体重をかけると崩れてしまう．
b：左足に体重をかけると安定して立っていられる．

3a），左脚で片脚立ちをしたときは安定して立っていられる（図3b）．

ところが，身体の前で棒を持って，真下に外力がかかる場合は，上記の左右の現象が，反転する．右足に体重をかけると（あるいは右脚1本で立つと），安定して立っていられる（図4a）．しかし，左足に体重をかけると（左脚1本で立つと），前に倒れてバランスを崩してしまう（図4b）．

■右と左に違いが生じる理由

なぜ右体重と左体重で，現象が反対になるのか．学術的，分析的研究が待たれるところであるが，まずは，こういう現象があることを知っておくことが，理学療法士やスポーツ

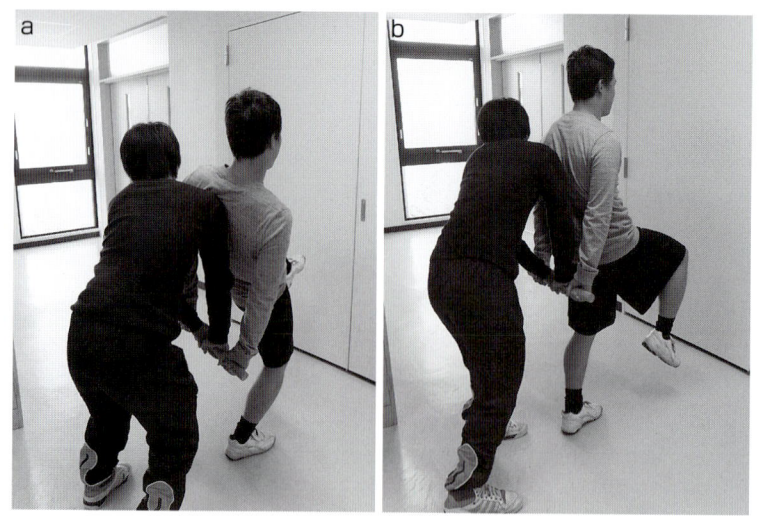

図3：左右の片脚立ちにおける安定性の違い
右脚で立つと崩れる(a)が，左脚で立つと安定して立っていられる(b).

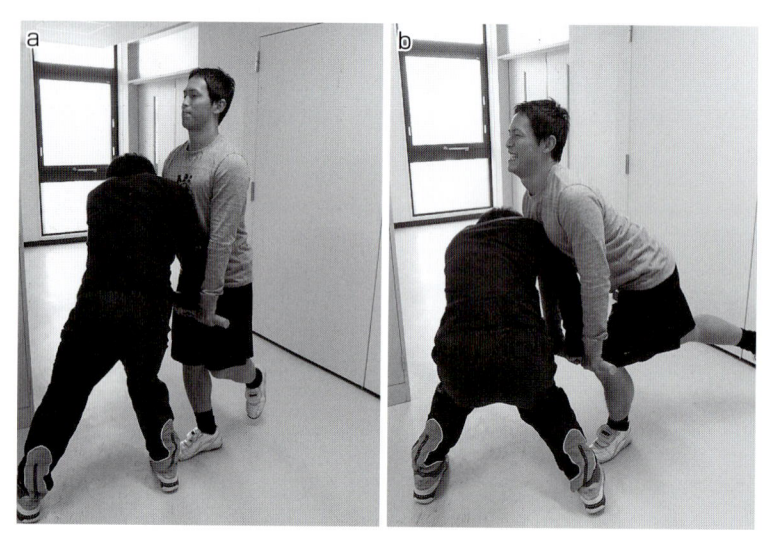

図4：棒を身体の前で持った場合
右脚で立つと安定して立っていられる(a)が，左脚で立つと崩れてしまう(b).

指導者にとっては，重要なことと筆者は考える．

　身体の後ろで棒を持った状態で棒に対して下向きに外力がかかったとき，身体を後ろに倒すモーメントがかかる．右足で体重を支える場合，このモーメントに抗する程度の，身体を前に倒すモーメントを生み出しにくいからバランスを崩すということが推測される．右足で体重を支え，前に棒を持った状態で身体を前に倒すモーメントがかかると，それに抗する程度の，身体を後ろに倒すモーメントを生み出しやすいから立っていられると推測できる．左足で体重を支える場合は，上記と前後が反転した現象が起きるものと考えられる．

MINI LECTURE

野球の投球動作に話を戻そう．右投手は，体重を身体の前に移動させながら踏み込んだ足は左足である．左足は，前に身体を移動させやすい足であるため，体重を乗せたときに，ゆるむような感覚の回転動作を導く．一方，左投手は，踏み出す足が，前に身体を移動させにくい右足なので，その右足に体重をかけたときには，きゅっと締まるような感覚になる．右回転で締まり，左回転でゆるむ，右ネジの性質である．

　通常私たちは，右投げの動きと左投げの動きは，左右を入れ替えたら，同じ投げかたになると頭で考えている．しかし，身体の感覚の世界では，右投げの世界はネジがゆるむ世界，左投げの世界はネジが締まる世界となり，それはまったく反対の世界，別世界と言わざるを得ない．

　ヒトの身体の使いかたには，右の世界と左の世界があると言えるかもしれない．

MEMO

MINI LECTURE

索引

数字・欧文索引

anterior knee pain　58
ATFL　68
balance toy exercise　64
BOS　215
CA　221
CE角　121
center of foot pressure　137
CFL　68
Chopart関節　6, 71
CKC（closed kinetic chain）　3, 132
　　──運動　97
CM　221
COG　215
　　──制御不全　218
COP　137
COPD　165
coupling motion　94
CPG　236
Craigテスト　125, 130
CW　221
dual task　187
Duchenne現象　16
eversion　70
FADIRテスト　126
FAI　119
FTA　109
GMFCS　201
hip-spine syndrome　135
Hooverサイン　166
inner unit　144
inversion　70
irradiation　153
knee out　107
Konno-Mead diagram　162
lateral thrust　108

least packed position　75, 76
Lisfranc関節　71
manual contact　180
midtarsal joint　137
MTJ　137
OCD　33
OKC（open kinetic chain）　3
Osgood-Schlatter病　58, 65
outer unit　144
parallel shift　144
Patrickテスト　126
physical examination tests for detection of occult vertebral fractures　148
Pm　162
postural sway　235
proactive balance control　229
PTFL　69
RDC　136
reactive balance control　229
RICE処置　68
screw home movement　59, 110
Sharp角　121
sidelying spiral exercise　54
steady state　229
STJ　137
subtalar joint　137
swayback姿勢　219
VDT（visual display terminal）作業　91
　　──における労働衛生管理のためのガイドライン　99
zone of apposition　158

和文索引

あ 行

アウターマッスル　19
アウターユニット　142, 144, 145, 153
あがり　241
アーチの低下　155
アライメントの変化　192
安定性限界　171, 176
安楽肢位　194
怒　り　242
移　乗　185
異常な運動連鎖　197
一次性変形性股関節症　136
一動作周期　149
イメージ　117
インソール　21, 143, 155
インテグレーション（側方リーチによる）　89
インテグレーショントレーニング　88
インナーマッスル　19
インナーユニット　144
内がえし　70
運動イメージ　83
運動休止　66
運動軸　36, 40, 51
　　──障害　37, 39
　　──［の］安定化　43, 53
　　──の改善　80
　　──評価　41, 62, 79
　　投球動作の──　34, 35
運動自由度　233
運動出力要因　169
運動制御　215, 232
運動特異性の原則　132
運動連鎖　2

―の衝突　86
―の広がり　87
―不全　12, 73
異常な―　197
エアートラッピング現象　166
エコノミカル・アクティビティー　221
遠隔受容器　221
円　背　150, 185
横隔膜　144, 158
　　―呼吸　160
横足根関節　71, 76, 137

か 行

外在筋　78
回旋運動　52
階段昇降　186
開　張　6
外的トルク　12, 114
回転運動　34, 37, 39
外反捻挫　68
外腹斜筋の活性化　88, 89
開放[性]運動連鎖　3
外乱負荷応答能力　170, 172, 173, 174
カウンターアクティビティー　221
カウンターウエイト　221
　　―の活性化　92
カウンターバランス　7
カウンタームーブメント　221
過可動性　17, 85, 213
下行性の[運動]連鎖　75, 157
　　―不全　77
下肢伸展位保持テスト　63
下肢中間位保持テスト　30
荷重点　116
荷重連鎖　6
過剰運動性　215
鵞足炎　58
家族への理解　203
課題提供　203

肩関節外旋　8
肩関節内旋　8
滑動性　110
滑動不全　72, 73
　　―の改善　80
過度可動性　17, 85, 213
下半身質量中心　140
構　え　240
紙束の法則　210
加齢による姿勢の変化　191
感覚過敏　197
感覚情報　180, 226
感覚入力要因　169
換気運動　158
　　―連鎖の評価　161
眼球運動　238
環　境　105
環軸関節　94
感　情　240
関節可動域練習　152
関節包　206
関節裂隙　111
環椎後頭関節　94
机上作業　94
キーパーソン　198
逆運動連鎖　86
臼蓋形成不全　21
求心路遮断痛　153
急性破壊型股関節症　136
急性腰痛　56
協応性　87
胸郭運動障害　147
胸郭の弾性特性　160
棘下筋活性化運動　88, 89
距骨下関節　6, 71, 76, 137
虚　勢　242
拒　絶　242
距腿関節　69, 71, 75
起立（高齢者の）　183
近位骨端線離開（上腕骨）　35, 36
筋・筋膜性腰痛　46

筋の遊び　19
筋バランス　192
筋連結　86
駆動型　150
頸肩腕症候群　91
痙　性　197
頸部回旋　238
頸部屈曲　238
肩甲胸郭関節　47
　　―安定性低下　85
肩甲骨下方回旋　84
コアスタビリティー　12, 39, 40, 142
コアマッスル　220
後距腓靱帯　68
口腔内圧　162
後脛骨筋　111, 143
後索-内側毛帯系　227
抗重力伸展活動　234
抗重力的適応　217
高齢者　182
　　―の起立　183
股関節インピンジメント　119
股関節外旋　8
股関節開排テスト　30
股関節軸での回旋運動　55
股関節症　119
　　急性破壊型―　136
股関節内旋　8
呼吸機能検査　161
呼吸筋　158
　　―疲労　167
　　―不全　165
　　―力　162
こころ　240
　　―に影響する運動連鎖　203
骨　盤　131
　　―前傾　138
　　―大腿リズム　129
　　―底筋群　144
　　―のアライメント　126

―― の前後傾運動　54
　　　　―― の並進運動　54
コーディネート　115

さ 行

座位姿勢　92
作業関連性上肢筋骨格系障害　91
三角靱帯　69
肢　位　8
支援活動　223
視覚イメージ　82,83
軸の入れ替え（投球動作）　34,35,39
　　　　―― 運動の安定性　44
支持基底面　105,171,176,215
自　信　242
姿勢（高齢者の）　185
姿勢制御　171,232
　　　　―― 機構　100
　　　　予測的 ――　229
姿勢調節障害　100
姿勢調節メカニズム　234
姿勢動揺　235
膝蓋下脂肪帯　66
膝蓋靱帯炎　58
膝窩筋　76
膝関節伸展機構　58
シナジー　215
自閉傾向　197
ジャンパー膝　58
住環境　188
従重力的適応　217
自由度の問題　214
障害受容の程度　198
衝撃緩衝　12
上行性伝導路　227
上行性の［運動］連鎖　75,85,157
上肢挙上固定テスト　29
上半身質量中心　105,140
踵腓靱帯　68

上腕骨の近位骨端線離開　33,35,36
伸筋支帯　69
深筋膜　208
神経因性疼痛　153
心身機能評価　172
身体イメージ　82
身体運動学　2
身体運動制御　141
靱帯骨化　147
身体重心　105,215
身体障害者手帳　199
身体図式　233
心的外傷　241
随意運動能力　170,172,173,175
スクワット　112
　　　　―― 姿勢評価　27
スタビライザー　112
ストレッチング　152
すべり運動　129
スポーツ障害　24
　　　　―― の治療　31
　　　　―― の評価　26
生活様式　128
制御型　150
正常パターン　176
精　神　240
　　　　―― 的ストレス　241
静的安定性　232
静的姿勢保持能力　170,172,174,175
静肺コンプライアンス　165
脊髄視床路　227
脊髄小脳路系　227
脊柱アライメント　147
脊柱可動性テスト　148
脊柱後彎　146
脊柱-骨盤アライメント　135
脊椎後彎　107
前距腓靱帯　68
浅筋膜　208

前脛骨筋　111
前脛腓靱帯　69
先行随伴性姿勢調節　4,229
　　　　―― 機能　97
潜在的運動性　218
染色体異常　202
選択的内旋　117
先天性筋強直性ジストロフィー　201
装　具　199
装　置　199
相反神経支配　225
僧帽筋下部線維の活性化　88
足圧中心　137
足過回内　155
足関節捻挫　68,72
足根中足関節　71,76
足底挿板　143
　　　　―― 療法　117
足底［の］把持能力　74,77
　　　　―― の改善　80
足部過回内連鎖　114
足部クリアランス　108
側方リーチによるインテグレーション　89
側　彎　146
組織修復　75
組織のスライド　210
外がえし　70

た 行

体圧分散　195
第一列　6
対角軸（投球動作）　34,35,39
体幹機能の改善　80
体幹機能評価　51,79
体幹評価　62
体性感覚情報　226
体性-自律神経反射　193
大腿筋膜張筋　61
大腿脛骨角　109
大腿広筋群　114

大腿骨頭被覆率　21
ダイナミック・スタビリゼーション　220
多重感覚入力　232
多裂筋　144
単関節筋　19, 74
弾性特性（肺，胸郭）　160
力発揮　8
知的障害児　202
遅発性神経麻痺　148
注　意　242
中枢神経系　225
中枢性パターン発生器　236
腸脛靱帯炎　58, 62
長腓骨筋　139
長母趾屈筋　143
椎間板ヘルニア　46
椎間板変性　48, 57
椎体圧潰　146
椎体圧迫骨折　146
杖の長さ　150
低栄養　166
低緊張　197
定常的バランス制御　229
適切な課題提供　197
てこの原理　149
テープメジャー法　163
転　倒　182
投球障害肩　33
動作戦略　151
動的安定性　232
頭部前方姿勢　92
特異的な動き　200
特殊感覚情報　226

な 行

内反捻挫　68
二関節筋　19, 61, 74
二次的障害　112
二重課題　187
二足直立位　235
ニュートラルポジション　195

認知的要因　169
寝たきり　190
脳性麻痺　200
脳卒中片麻痺　172
ノルディックウォーキング　151

は 行

背外側系　228, 230
肺気腫　165
肺の弾性特性　160
ハイパフォーマンス　57
発達障害　197
バランス　229
　──制御　229
　──戦略　230, 231
反応的バランス制御　229
非運動性　215
非外傷性腱板断裂　84
　──保存療法　84
腓骨筋群　111
膝OA　107
膝折れ　177
膝伸展　177
皮質網様体路　228
左投げ　245
左の世界　249
被覆度計測　121
皮膚刺激　180, 181
不安定性　14
フィードバック　232
　──システム　225
フィードフォワード　232
　──システム　225
不活性化　85
腹　圧　12, 116
　──テスト　109
腹横筋　144
腹式呼吸　160
腹内側系　228, 230
不良姿勢　92
分回し歩行　177

文脈の問題　214
平衡機能　223
平行四辺形型　107
閉鎖[性]運動連鎖　3, 132
並進運動　34, 37, 39
　──の障害　38
並進バランステスト　29
ヘルニア　48
片脚起立　63
　──姿勢評価　27
変形性股関節症　119
　一次性──　136
変形性膝関節症　107
片側軸（投球動作）　34, 35, 39
片側脳性麻痺　201
縫工筋　61
放　散　153
歩行（高齢者の）　185
ポジショニング　194
補　償　7
ボディーワーク　8
ポールウォーキング　151

ま 行

マッサージ　53
マニュアル・コンタクト　180
マルアライメント　140
慢性呼吸不全　166
慢性進行性の疾患　128
慢性閉塞性肺疾患　165
右投げ　245
右ネジの法則　245
右の世界　249
網様体脊髄路　228
モーターコントロールシステム　233
モビライゼーションアプローチ　152

や 行

野球肘　33
やじろべえ運動　64

床反力　215
腰椎骨盤リズム　141
腰椎前彎　138
腰椎分離症　46, 48
腰椎分離すべり症　137
腰　痛　46
予測的姿勢制御　229
予測的姿勢調節　225
予測的バランス制御　229

ら 行

落　胆　242
ランジエクササイズ　64
ランドマーク　118
ランナーズ膝　58
力学的平衡性　16
離断性骨軟骨炎　33
立位の特徴　235

リバウンド　53
療育手帳　199
両側脳性麻痺　201
リラクセーション　151
連結障害　36, 50, 59, 77
　——の改善　41, 80
練習休止　56

検印省略

実践Mook理学療法プラクティス
運動連鎖〜リンクする身体
定価（本体 5,300 円 + 税）

2011年5月22日 第1版 第1刷発行
2020年8月7日　　同　　第8刷発行

編　者	嶋田 智明・大峯 三郎・山岸 茂則
発行者	浅井 麻紀
発行所	株式会社 文光堂
	〒113-0033　東京都文京区本郷7-2-7
	TEL　(03)3813-5478（営業）
	(03)3813-5411（編集）

Ⓒ嶋田智明, 大峯三郎, 山岸茂則, 2011　　　　　印刷・製本：真興社

ISBN978-4-8306-4373-6　　　　　　　　　　　Printed in Japan

・本書の複製権，翻訳権・翻案権，上映権，譲渡権，公衆送信権（送信可能化権を含む），二次的著作物の利用に関する原著作者の権利は，株式会社文光堂が保有します．
・本書を無断で複製する行為（コピー，スキャン，デジタルデータ化など）は，私的使用のための複製など著作権法上の限られた例外を除き禁じられています．大学，病院，企業などにおいて，業務上使用する目的で上記の行為を行うことは，使用範囲が内部に限られるものであっても私的使用には該当せず，違法です．また私的使用に該当する場合であっても，代行業者等の第三者に依頼して上記の行為を行うことは違法となります．
・JCOPY〈出版者著作権管理機構 委託出版物〉
　本書を複製される場合は，そのつど事前に出版者著作権管理機構（電話 03-5244-5088, FAX 03-5244-5089, e-mail：info@jcopy.or.jp）の許諾を得てください．